临床血细胞检验学
进展与应用

主　编　丛玉隆　李　莉　李绵洋

副主编　蒋显勇　蔡力力

编　者（以姓氏笔画为序）

王　炜　平牧野　田奎朋　丛玉隆　任军伟

关　杰　李　莉　李绵洋　吴　标　周　玉

凌　励　龚美亮　蒋显勇　傅学恺　蔡力力

科学出版社

北　京

内 容 简 介

本书紧密结合临床检验自动化、信息化、智能化的发展，为满足临床检验工作中细胞形态学鉴别诊断的需求而编写。全书共分 7 章，分别阐述血细胞分析仪的发展历史及分析技术原理、血细胞分析全面质量管理、红细胞形态学变化及临床意义、白细胞数量及形态学变化的临床意义、常见造血与淋巴组织肿瘤外周血细胞形态学检验、血小板形态学变化及临床意义、寄生虫或其他病原体引起的血细胞形态变化。本书系统实用，理论新、技术新，结合临床紧密，附有临床病例和血细胞形态图及仪器三维立体图。

本书可供医院检验医师及技术人员参考阅读。

图书在版编目（CIP）数据

临床血细胞检验学进展与应用／丛玉隆，李莉，李绵洋主编． －－北京：科学出版社，2018.6
   ISBN 978-7-03-058091-7

   Ⅰ．①临… Ⅱ．①丛… ②李… ③李… Ⅲ．①血细胞－血液检查－研究 Ⅳ．① R446.11

中国版本图书馆 CIP 数据核字（2018）第 134239 号

责任编辑：马　莉／责任校对：何艳萍
责任印制：赵　博／封面设计：龙　岩

科 学 出 版 社 出版
北京东黄城根北街 16 号
邮政编码：100717
http://www.sciencep.com

北京画中画印刷有限公司印刷
科学出版社发行　各地新华书店经销
*
2018 年 6 月第一版　开本：787×1092　1/16
2018 年 6 月第一次印刷　印张：16
字数：350 000

定价：128.00 元
（如有印装质量问题，我社负责调换）

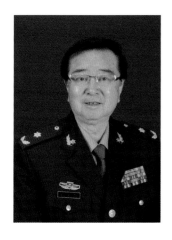

丛玉隆 主任医师、教授、博士研究生导师，全军检验医学质量控制中心主任。解放军总医院专家组成员，中央保健委员会会诊专家。

在医疗、科研、教学、保健等方面都取得了突出的成绩，受到国内外业界的肯定和认可，曾获北京医科大学和解放军总后勤部优秀教师、中华国际医学教育奖、中央保健委员会的先进个人奖。中国医师奖，中华医学科技二、三等奖，解放军科技、医疗、教学二、三等奖，北京市及省级科技成果一、二等奖等共17项。荣获个人三等功三次。

曾先后历任中华医学会理事，检验分会第五、六届主任委员；中国医师协会检验医师分会第一、二届会长；《中华医学检验杂志》第四、五届编委会总编辑；解放军检验医学专业委员会第七、八届主任委员，解放军医学计量委员会标准物质委员会第一届主任委员，全国医学实验室及体外诊断系统标准化委员会第三、四、五届主任委员。中国认证认可委员会医学分会技术委员会第一、二届主任委员。中国医学装备协会临床检验专业技术委员会主任委员；中国老年医学学会检验分会主任委员。中国老年保健医学研究会检验分会主任委员。

发表论文200余篇，主编《实用血液分析技术与临床》《医学实验室管理学》《疑难病血细胞形态学诊断》《检验医学高级教程》《实用检验医学》等专业书籍。组织全国300余位实验室诊断学专家、体外诊断企业研发及科研院所高级技术人员、临床诊治医师编写的《临床检验装备大全》2017年获国家新闻出版总署重点图书。

　　本书撰写的主导思想是为形态学临床检验、教学、科研、研发人员介绍近几年形态学检验技术的自动化、信息化、智能化进展，检验程序的国际化、标准化、规范化管理和技术人员在检验工作中可能遇到的血液或各类细胞形态学特点，鉴别诊断要点，释义引起病理细胞形态学变化的病理、生理机制。从理论和形态学检验经验上提高从事检验工作者的识别能力和诊断水平，旨在使广大的细胞学工作者了解现代化检验技术的先进性和局限性，正确、准确使用先进设备，提高医疗水平；根据临床需求使用适宜装备、适宜技术和合理的项目组合。

　　从 20 世纪 50 年代初，美国 W. H. Coulter 申请了粒子计数法的技术专利，在世界上研发了第一台电子血细胞计数仪至今，血细胞分析仪发展快、精确度高、应用广。近 5 年来，随着第 4 次工业革命时代的到来，检验医学面临着良好的发展机遇和挑战，互联网、智能化、无害化、低能消耗、机器人等技术逐步应用于血细胞分析装备，成为血细胞分析仪研发和生产新的里程碑，数字视觉识别技术、人工智能、专家诊断系统、互联网＋等新思维、新模式不断地被引入血细胞分析仪的研发，"技术新、功能多、易操作、速度快、TAT 短、标准化、信息化、兼容免疫生化技术"是现代血细胞分析仪发展的主要趋势，将为临床不同的需求提供更有效的血液细胞学检测参数，对疾病诊断与治疗有着重要的临床价值。本书阐述了国内外实验室使用的主流产品的仪器进展和各自的特色技术，旨在使年轻一代的检验工作者了解近 60 年血细胞分析仪的发展进程和技术内涵，同时了解我国血细胞分析仪及试剂行业标准与技术要求。

　　技术是发展的基础，结合是发展的方向，管理是发展的保障。全面质量管理中，要求实验室分别对分析前、分析中、分析后 3 个环节进行质量控制，质量是科室的生命、是学科建设永恒的主题。血细胞分析全面质量管理内容编写的目的是使广大的检验医学工作者及相关技术和管理人员了解临床实验室管理理念、模式和方法，提升管理理念、提高管理能力和水平，给临床发出高质量的检验报告。

　　形态学是实验血液学技术之母，细胞形态学变化（质的变化）有重要意义，是许多疾病诊断处理的起点，迄今还没有一类设备完全代替人工镜检进行形态学检查。必须要强化形态学重要性的认识，深刻认识培训形态学技能的迫切性，提高形态学诊断水平。倡导重实践、重技能、重理论的形态学工匠精神。书中外周血细胞形态学部分是根据 2015 年 ICSH 对外周血细胞形态特征命名和分级标准化的建议指南进行编写，同时介绍 2016 年 WHO 造血和淋巴组织肿瘤分类的更新内容及诊断标准等内容。形态学是一门经验学科，因此，编写人员总结临床工作经验，配有简要文字说明及典型的细胞彩色图片，结合案例分析，以达到精练、通俗、大众化、科普性强、拓展思路的目的。为了使基层工作者能方便阅读本书，编者对内容做了精心设计，使重点突出，通俗易懂。

感谢广大检验医学界的前辈、专家、同道们，在本书的编写过程中提供了大量的信息和资料素材并提出宝贵的编写意见；同时也诚挚感谢本书编写人员。书中若存在不足之处请同道们不吝赐教，批评指正。

解放军总医院教授

2018 年 6 月

目 录

绪　论

第一节　血细胞分析仪发展历史与展望

传统的"血液常规"检查，包括白细胞计数和分类计数、红细胞计数、血红蛋白定量 4 项，完全使用手工方法。这些方法操作烦琐费时、主观判断性强，在大批量标本检测时难于及时发出检验报告且不易进行质量控制。20 世纪 50 年代初，美国 W. H. Coulter 申请了粒子计数法的技术专利，研发了世界上第一台电子血细胞计数仪（图 1-1），使血细胞计数的精确度提高了 3~5 倍，开创了血细胞计数的新纪元。同时，利用光电比色法测试碱化血红蛋白的原理，发明了血红蛋白测定仪，嗣后两者结合形成血细胞分析仪的雏形，缩短了"血常规"的检测周期，提高了检验结果的精确性和准确性。

我国应用血细胞计数仪始于 1959 年。北京医院引进了瑞典生产的仪器。20 世纪 60 年代（1964 年），上海研制出了我国第一台血细胞计数仪。20 世纪 70 年代初，南京、济南、辽宁均有此类仪器生产，合资产品 PC-603 等系列仪器一时期在全国各地使用，但终因仪器质量问题未能普及应用。

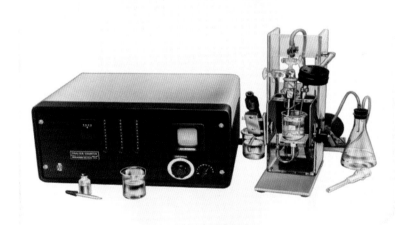

图 1-1　世界第一台电子血细胞计数仪

　　20世纪70年代，第一台血小板计数仪问世，但只是半自动的且只能分离血浆计数血小板，几年以后全自动全血血小板计数仪应用于常规实验室。20世纪80年代初，自动白细胞分类计数技术研制成功（图1-2）。原理是按细胞体积大小分成不同的群体，有分为两个群体的［称为二部法（2-part），简称两分群血液分析仪］，大细胞群相当于中性粒细胞，小细胞群相当于淋巴细胞。有分为3个群体的［称为三部法（3-part），简称三分群血液分析仪］，大细胞群相当于中性粒细胞，中间细胞群相当于单核细胞、嗜酸性粒细胞、嗜碱性粒细胞，小细胞群相当于淋巴细胞。应该指出依据这类原理制造的仪器绝不是根据细胞的形态特征分类，只是根据细胞的体积大小分群。"分群"结果只能在血液检查指标大致正常时作为白细胞分类的参考，但白细胞数量高（低）于参考范围、仪器报告的直方图形异常或有"报警"提示时，均应进一步行镜检血涂片。

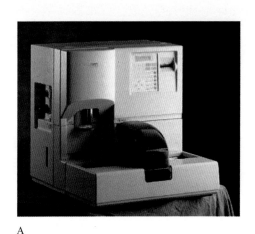
A

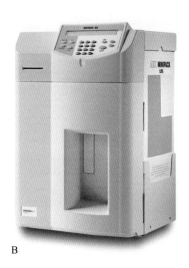
B

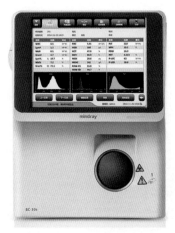
C

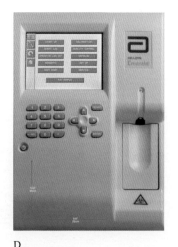
D

图1-2　各种"三分群"血细胞分析仪

A. K-4500；B. ABX-micro-CRP；C. BC-30C；D. Cell-DYN Emerald

20 世纪 80 年代血细胞分析技术进入"爆发期"，基础医学和高科技的应用，特别是计算机软件技术的发展，血液分析仪的检测方法不断创新，检测参数显著增多。突出表现在白细胞分类技术的"百花齐放"，出现了以下技术。① VCS 技术：V 代表用电阻法检测细胞体积，C 代表用电磁波传导性检测细胞内部构成信息，S 代表用激光光散射检测细胞颗粒信息、核分叶情况及细胞表面特性；②多通道阻抗、射频、细胞化学联合检测技术；③多角度偏振光散射分析技术——MAPSS 技术；④过氧化酶细胞化学染色联合激光检测技术；⑤双鞘流细胞化学染色光吸收检测法。其后"多功能血液体液分析一体化系统"进入国内市场，可同时进行血液和体液（脑脊液、胸腔积液和腹水、关节液）内细胞分析，大大提高了细胞学检验自动化、规范化程度。20 世纪 80 年代末发明了网织红细胞计数仪，原理是用荧光素染料与网织红细胞内的 RNA 结合，使网织状结构着染，不同成熟阶段的网织红细胞因 RNA 量不同，经过激光束照射被检细胞时，通过激光折射角与散射角不同，借此可将网织红细胞分成幼稚（HFR）、成熟（MFR）、衰老（LFR）三群，称为网织红细胞分群。这项检查对于肿瘤化（放）疗、骨髓移植、贫血疗效评估有重要临床意义。目前，网织红细胞检验技术多结合在高档血细胞分析仪中，并拓展到网织血小板计数。单机网织红细胞计数仪很少在常规检验中使用。

20 世纪 90 年代中期，一个崭新的理念引入血细胞分析。这类仪器可同时检测同一标本内的血细胞和血浆内的成分。只用 20 μl 的末梢血，1 min 内报告 15 项血液细胞指标，3 min 内报告全血 C 反应蛋白（CRP）的含量，对急症的鉴别诊断很有意义。同时，白细胞分化抗原检测技术也在血细胞分析仪中同机显现。

21 世纪初，血细胞分析全自动工作站或称血细胞分析全自动流水线，逐步在国内应用。据了解，迄今约有上千条流水线在全国应用。其概念就是利用信息化技术将自动血细胞分析仪、自动网织红细胞分析仪、自动血涂片机、染色机组合在一起，再加上条形码及条码识读器，使实验室的分析功能及流水作业完全自动化。最近，有些血液分析流水线中又添加了血涂片机器视觉识别设备。若有需要人工镜检的标本，可先自动识别，如果识别符合实际结果，即可发出检验报告；如有不能识别的细胞，仪器可自动发出信息，通过互联网传送到会诊中心或指定专家的手机上，即时发出报告，这对于形态学检查专业人员匮乏的基层（特别是边远地区）医疗单位有很大的意义。

进入 21 世纪的第二个十年，世界进入第四次工业革命时代，以互联网、物联网、云技术、大数据、人工机器人、3D 打印为技术核心的绿色革命，使智能化成为血细胞分析仪研发和生产新的里程碑，数字视觉识别技术、人工智能、专家诊断系统、互联网＋等新思维、新模式不断地被引入血细胞分析仪的研发，"技术新、功能多、易操作、速度快、TAT 短、标准化、信息化、兼容免疫生化技术"是现代血细胞分析仪发展的主要趋势，将为临床不同的需求提供更有效的血液细胞学检测参数，对疾病诊断与治疗有着重要的临床意义。

第二节　血细胞分析仪分析技术原理

半个多世纪以来，尽管仪器分析技术正在向多元化发展，但归纳起来主要有电阻抗法和流式激光法两大类。

一、电阻抗法血细胞检测原理

20 世纪 50 年代初，美国 W.H. Coulter 发明并申请了粒子计数技术的设计专利，其原理是根据血细胞非传导性的性质，以对电解质溶液中悬浮颗粒在通过计数小孔时引起的电阻变化进行检测为基础。这种方法也被称为库尔特原理（Coulter principle）。

（一）白细胞计数及分群计数

全血标本用稀释液在仪器的外部或内部进行一定比例的稀释，再加入一定量的溶血剂，使红细胞全部破坏，随后被倒入一个不导电的容器中，将小孔管（板），也称为传感器（transducer）插到细胞悬液中，小孔是电阻抗法细胞计数的一个重要成分，其内侧充满稀释液，并有一个内电极，其外侧细胞悬液中有一个外电极。检测期间，当电流接通后，位于小孔两侧的电极产生稳定的电流，细胞悬液通过有固定直径和厚度的小孔向小孔内部流动，计数孔直径一般 < 100 μm，厚度为 75 μm 左右。因为小孔周围充满了具有传导性的液体，其电子脉冲是稳定的。如供给的电流 I 和阻抗 Z 是稳定的，根据欧姆定律，通过小孔的电压 E 也是不变的（这时 $E = I \times Z$）。当悬液中一个细胞通过小孔时，因血细胞有极小的传导性，细胞导电性质比等渗的稀释液要低，在电路中小孔感应区内电阻增加，于瞬间引起了电压变化而出现一个脉冲信号，这被称为通过脉冲，电压增加的程度取决于细胞体积，细胞体积越大，引起的电压变化越大，产生的脉冲振幅越高。通过对脉冲大小的测量可测定出细胞体积，记录脉冲的数目可得到细胞计数的结果；经过对各种细胞所产生脉冲大小的电子选择，可区分不同种类的细胞，并进行分析。

从电阻抗的原理可看出，不同体积的白细胞通过小孔时产生的脉冲大小不同，而不同类型的白细胞（如淋巴细胞、单核细胞、中性粒细胞）经溶血剂作用后会有明显的差异，因此根据脉冲的大小，即可人为地将血内的白细胞分成几群（二分群或三分群），在临床应用中，称之为"二分类""三分类"血液分析仪的概念是不确切的。因为白细胞分类是指在显微镜下，观察经染色的血涂片，根据细胞形态（包括细胞胞体大小，胞质的颜色及量的多少，胞质中颗粒的颜色、大小及数量，核的形状及染色质的特点）综合分析，得出准确均一的细胞群。也就是说，如分类结果淋巴细胞是 25%，意味着分类 100 个白细胞中准确地有 25 个淋巴细胞。而电阻抗法白细胞"分类"实际上是根据溶血剂作用后的白细胞体积大小的分群，其测量的标准只是根据白细胞体积的大小，而体积大小并不是细胞形态唯一的指标。如经溶血剂作用后有些嗜碱性粒细胞可落入小细胞群，而大淋巴细胞可落到"中间"或"大细胞群"。显微镜下，单核细胞较粒细胞体积大，而经溶血剂作用后，粒细胞体积大于单核细胞。因此，在解释血液分析仪白细胞"分类"的结果时，"淋巴"细胞在仪器分类时只认定为体积与淋巴细胞体积相似的小细胞群，在这群体中，可能有 90% 的白细胞是淋巴细胞，而绝不是均一的细胞群体。这种差异在病理情况下更大，这也就是专家们反复强调电阻抗法白细胞"分类"不能代替显微镜涂片检查的原因。

那么，仪器是如何进行细胞分群的呢？目前，很多仪器除给出细胞数据结果外，同时提供出细胞体积分布图形，这些表示细胞群体分布情况的图形称为直方图（histogram）。它可显示出某一特定细胞群的平均细胞体积、细胞分布情况和是否存在明显的异常细胞群。直方图是由测量通过感应区的每个细胞脉冲累积得到，根据库尔特原理可在计数的同时进行分析测量。如图 1-3 所示，左图为示波器显示的所分析细胞的脉冲大小，右图为相应的体积分布直方图，横坐标为体积，纵坐标为相对数量。血液分析仪在进行血细胞分析时，将每个细胞的脉冲数根据其体积大小分类，并储存在相应的体积通道中。从每个通道收集的数据统计出细胞的相对数量（REL No.），表示在"Y"轴上；细胞体积数据以 fl 为单位，表示在"X"轴上。

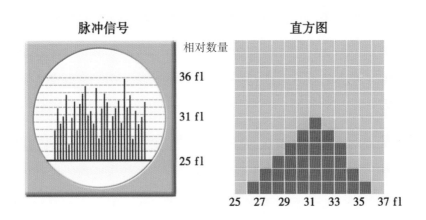

图 1-3　直方图与脉冲信号的关系

例如，在进行白细胞体积分析时，仪器的计算机部分可将白细胞体积从 35～450 fl 分为 256 个通道（channel），每个通道约为 1.64 fl，不同体积的细胞被分别放入相应通道中，从而得到白细胞体积分布的直方图（图 1-4）。不同档次仪器设置的通道数目不同，直方图形也不同。

电阻抗测定方法得到的白细胞分类数据是根据白细胞体积直方图计算得来的，如图 1-5。

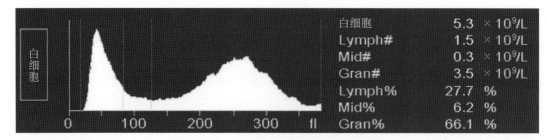

白细胞	5.3	$\times 10^9$/L
Lymph#	1.5	$\times 10^9$/L
Mid#	0.3	$\times 10^9$/L
Gran#	3.5	$\times 10^9$/L
Lymph%	27.7	%
Mid%	6.2	%
Gran%	66.1	%

图 1-4　白细胞体积分布直方图

　　三分群白细胞分类计算方法经过溶血剂处理后的白细胞，根据体积大小可初步确认其相应的种类：第一亚群（小细胞群）主要是淋巴细胞；第二亚群是中间细胞群，也有的仪器在此区域主要是单个核细胞（如单核细胞、幼稚细胞）故称为单个核细胞，在正常情况下有单核细胞、嗜酸性粒细胞、嗜碱性粒细胞，在病理情况下异常淋巴细胞、幼稚细胞、白血病细胞可出现在这个区域；相当于粒细胞大小的细胞位于第三亚群（大细胞群）。从图 1-5 中可以看出，位于 35～90 fl 的颗粒被计数为淋巴细胞（A_L），90～160 fl 的颗粒计数为单个核细胞（A_M），160 fl 以上的颗粒计数为粒细胞（A_G）。仪器根据各细胞群占总体的比例计算出各细胞群的百分比，再与该标本的白细胞总数相乘，即得到各项的绝对值。需要注意的是，因各厂家血液分析仪使用的稀释液和溶血剂成分不完全相同，对白细胞膜的作用程度不同，所以仪器对各类白细胞区分界限的规定也有所不同，在使用时不应随意更换生产厂家试剂，防止造成错误的报告。

　　因白细胞计数池中除加入一定量的稀释液外还加入了溶血剂，此溶血剂一方面使红细胞迅速溶解；另一方面使白细胞胞质经细胞膜渗出，胞膜紧裹在细胞核或存在的颗粒物质周围。经此处理后的白细胞体积与其自然体积无关，含有颗粒的经溶血剂处理后的粒细胞比无颗粒的单核细胞和淋巴细胞体积要大些，但其真实体积与单核细胞相等或更小。白血病细胞、异型淋巴细胞、嗜酸性粒细胞、浆细胞、嗜碱性粒细胞等多出现在单个核细胞区域，少数也可见于淋巴细胞或粒细胞区。所以白细胞直方图并不能代表其自然状况，但可用于判断白细胞各体积群分布情况。

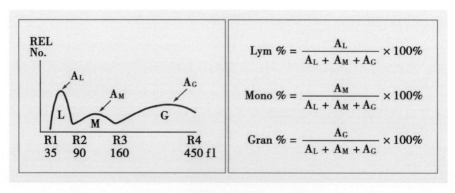

图 1-5　白细胞分类计数计算方法

如标本中有未成熟细胞、异常细胞或非典型细胞，有些三分群的血液分析仪在报告单上可打出报警符号（flags）"R"，并能指出哪一个区域有异常细胞及异常细胞的种类。

（二）红细胞计数和血细胞比容测定原理

迄今，大多数血液分析仪仍使用电阻抗法进行红细胞计数和血细胞比容测定，其原理同白细胞检测一样。红细胞通过小孔时，形成相应大小的脉冲，脉冲的多少即红细胞的数目，脉冲的高度代表单个脉冲细胞的体积。脉冲高度叠加，经换算即可得血细胞比容（hematocrit，HCT）。有的仪器先以单个细胞高度计算红细胞平均体积，再乘以红细胞数，得出血细胞比容。仪器根据所测单个细胞体积及相同体积细胞占总体的比例，可打印出红细胞体积分布直方图。应该指出，被稀释的血细胞混悬液进入红细胞检测通道时，其中含有白细胞，红细胞检测的各项参数均含有白细胞因素。但因正常血液有形成分中白细胞比例很少（红细胞∶白细胞约为 750∶1），故白细胞因素可忽略不计。但在某些病理情况下，如白血病，白细胞明显增加而又伴严重贫血时，均可使所得各项参数产生明显误差。

（三）血红蛋白测定原理

任何类型的血液分析仪，血红蛋白测定原理都是相同的。即被稀释的血液加入溶血剂使红细胞溶解，释放的血红蛋白与溶血剂中有关成分结合形成血红蛋白衍生物，进入血红蛋白测试系统，在特定波长（530~550 nm）下比色，吸光度的变化与液体中血红蛋白含量成正比，仪器便可报告其浓度。不同系列血液分析仪配套溶血剂配方不同，形成的血红蛋白衍生物亦不同，吸收光谱各异，但迄今的血细胞分析仪选择使用的方法血红蛋白衍生物最大吸收均接近 540 nm。这是因为国际血液学标准化委员会（International Committe for Standardization in Hematology，ICSH）推荐的氰化高铁（HiCN）法，HiCN 最大吸收在 540nm。校正仪器必须以 HiCN 值为标准。大多数系列血液分析仪溶血剂内均含有氰化钾，与血红蛋白作用后形成氰化血红蛋白（注意不是氰化高铁血红蛋白）。其特点是显色稳定，最大吸收接近 540 nm，但吸收光谱与 HiCN 有明显不同，此点在仪器校正时应注意。为了减少溶血剂的毒性，避免含氰血红蛋白衍生物检测后的污物处理，近年来，有些血液分析仪使用非氰化溶血剂（如月桂酰硫酸钠血红蛋白，sodium lauryl sulfate，SLS）。实验证明，形成的衍生物（SLS-Hb）与 HiCN 吸收光谱相似，检测结果的精确性、准确性达到含有氰化物溶血剂同样水平。既保证了实验质量，又避免了试剂对分析人员的毒性和环境污染。

（四）各项红细胞平均指数检测原理

同手工法一样，红细胞平均体积（mean corpuscular volume，MCV）、红细胞平均血红蛋白含量（mean corpuscular hemoglobin，MCH）、红细胞平均血红蛋白浓度（mean corpuscular hemoglobin concentration，MCHC）、红细胞体积分布宽

度（red cell volume distribution width，RDW），均是根据仪器检测的红细胞数、血细胞比容和血红蛋白含量检验数据，经仪器程序换算出来的。

RDW 是反映外周血红细胞体积异质性的参数。当红细胞通过小孔的一瞬间，计数电路得到一个相应大小的脉冲，不同大小的脉冲信号分别储存在仪器内装计算机的不同通道，计算出相应的体积及细胞数，统计处理而得 RDW。多数仪器用所测红细胞体积大小的变异系数表示，即红细胞分布宽度 -CV 值（red cell volume distribution width-CV，RDW-CV），也有的仪器采用红细胞分布宽度 -S 值（red cell volume distribution width-S，RDW-S）报告方式。

（五）血小板检测原理

血小板随红细胞一起在一个系统中进行检测，因血小板体积与红细胞体积有明显的差异，仪器设定了特定的阈值，将高于阈值者定为红细胞，反之为血小板，检测数据经仪器内部的计算机处理后分别给出血小板与红细胞数目。一般血小板计数设置 64 个通道，体积范围为 2~30 fl。不同仪器的血小板直方图范围可能不一。平均血小板体积（mean platelet volume，MPV）就是此平整曲线所含的群体算术平均体积，所以，MPV 也就是血小板体积分布直方图的产物。

二、流式法血细胞检测原理

流式法血细胞分析仪有各种类型，使用的分析技术各异且各有自己的专利技术，这就形成了"五分类"血细胞分析仪型号的多样化。这类仪器白细胞计数原理大致相同。即仪器利用"鞘流""扫流"技术，使混悬在样品的细胞单个成束排列通过激光检测器进行细胞计数。本节只介绍白细胞分类计数原理。

（一）流式技术结合物理检测方法检测

在这类检测方法的仪器中，具有代表性的是体积（volume）、传导性（conductivity）和光散射（scatter）。VCS 白细胞分类技术和多角度偏振光散射分析技术（MAPSS）。

1. VCS 白细胞分类技术　VCS 分别是体积（volume）、传导性（conductivity）和光散射（scatter）的缩写，这一分类过程使用专一试剂，对标本进行正确处理。两种试剂（erythrolyse™ 和 stabilyse™）先后加入混匀池内，与血液标本混匀，从而溶解红细胞而使白细胞保持在未改变或"近原态"状态。其中，红细胞溶解剂 erythrolyse™ 的作用是溶解红细胞，然后加入白细胞稳定剂 stabilyse™，作用是中止溶血反应并使留下的白细胞恢复到原态用以进行分析。这一系统包括一个石英晶体制成的流动池，采用液力聚焦术使白细胞通过流动池，使白细胞单个排列呈现在检测系统。在单一通道，采用三个独立的检测技术同时检测一个细胞，在流动池内共检测 8192 个白细胞。将体积、传导性和光散射的参数结合起来，从而直接测量 5 种白细胞的分群。

（1）体积：VCS 利用库尔特的电阻抗原理来测量处于等渗稀释液中的完整原态细

第 1 章　绪　论　9

胞的体积。无论细胞在光路中的方向如何,这种方法都能准确地测量出所有细胞的大小。这一信息可用来纠正传导性和光散射信号,给出强有力的库尔特独特的双重测量数据。

(2)传导性:电磁波范围内的交流电可通过细胞膜穿透细胞。利用具有强大潜能的探针,用以收集有关细胞大小和内部构成的信息,包括细胞的化学组成和核体积。通过纠正传导信号使它不受细胞大小影响,可获得只与细胞内部构成相关的测量信息。这种新的测量技术,也叫作阻光性,使得 VCS 技术可利用细胞内部构成的不同,将大小相近的细胞区分开来。同时,仪器通过计算出细胞核/细胞质比值,用来区分异型淋巴细胞和正常淋巴细胞。

(3)光散射:VCS 系统内的氦-氖激光发出的一束椭圆形的光束,可用来收集细胞颗粒信息、核分叶情况及细胞表面特性。库尔特血液分析仪消除了光散射信号中的有关体积的部分,给出了一个叫作旋转光散射(rotated light scatter,RLS)的新测量参数。这样,就可选择每种细胞最佳的光散射角度并设计出能覆盖这一范围(10°～70°)的散射光检测器。VCS 技术利用这种方法无须经数学处理便可准确地把混合的细胞(如中性粒细胞和嗜酸性粒细胞)区分成不同的细胞亚群,这种方法还能提高非粒细胞群之间的分离。VCS 分析原理,见图 1-6。

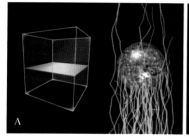 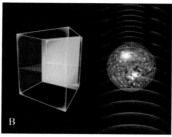 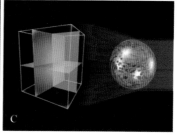

图 1-6　VCS 分析原理
A. 体积(V)检测;B. 传导性(C)检测;C. 光散射(S)检测

每个细胞通过检测区域时,根据它的体积(Y 轴)、传导性(Z 轴)和光散射(X 轴)特点,被定义到三维散点图中的相应位置(图 1-7)。在散点图上,所有单个细胞的位置就形成了相应细胞的群落。最后得出白细胞分类计数的结果。

2. 多角度偏振光散射分析技术血液分析仪原理　仪器结合流式细胞仪中的液流聚焦技术——双鞘液原理,以氦氖激光为光源,利用其独特的多角度偏振光散射(multiangle polarized scatter separation,MAPSS)分析技术对细胞进行检测分析。

当全血标本经过鞘液稀释形成细胞悬液,与鞘液分别进入流动室。因两者流速及压力均不一样,从而形成一个直径约 30μm 的液体管道,使细胞悬液中的细胞颗粒单个排列,一个接一个地通过激光检测区,这就是流式细胞仪中常采用的液流聚焦原理。仪器通过检测细胞颗粒,对垂直入射的激光在 4 个独特角度的散射强度来检测细胞。其中:① 0°(1°～3°)前向散射光强度检测反映细胞大小,同时检测细胞数量;

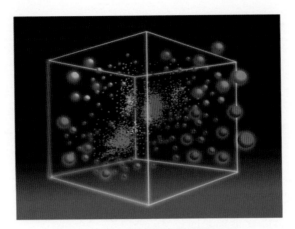

图 1-7　VCS 检测三维立体空间

② 10°（7°～11°）小角度散射光强度检测反映细胞结构及核质复杂性；③ 90°（70°～110°）垂直角度散射光强度检测反映细胞内部颗粒及分叶状况；④ 90°D（70°～110°）垂直角度消偏振光散射强度检测，反映的是基于嗜酸性粒细胞的嗜酸颗粒可将垂直角度的偏振光消偏振的特性，从而将嗜酸性粒细胞从中性粒细胞中分辨出来。仪器将每个细胞的 4 个角度散射光的数据进行综合分析，从而完成白细胞分类。

（二）流式技术结合化学方法检测

1. 流式细胞术结合核酸染色血液分析技术　　新一代的五分类血液分析仪不仅强调分类的准确性，而且更加突出对异常标本的筛选能力，这必然会促进五分类方法学的改进。原理则是更多地加用生物化学法或细胞化学染色的方法进行多参量检测。单纯采用物理方法进行五分类检测，不能有效地对形态各异的原始细胞或异常细胞进行分析，而借助生物化学的方法，根据不同细胞在不同成熟时期对各种溶血试剂、组化染料和荧光染料的反应性不同，将其细胞生物特性转化为差异较大的物理学特征之后，再进行物理学方法检测。

例如，有的仪器使用了核酸荧光染料以增强细胞检测的敏感性。仪器以半导体激光器为光源，波长 633 nm。为了配合红色波长的半导体激光器，采用近蓝色的荧光染料聚次甲基（polymethine），它可对细胞胞质中的核酸物质（RNA/DNA）进行染色。在检测侧向散射光时，XE-2100 检测侧向 90° 散射光，以提高对细胞核形态的分辨能力，同时也可满足侧向 90° 荧光的检测。此类仪器使用了两个通道检测五类白细胞。在 DIFF 通道中，根据不同白细胞类型和不同成熟度的细胞对荧光染料的着色能力不同，检测散射光信号和荧光信号就可区分出淋巴细胞、单核细胞、嗜酸性粒细胞、中性粒细胞／嗜碱性粒细胞。为了区分中性粒细胞和嗜碱性粒细胞，设立了单独的 BASO 通道，其中加入表面活性剂，使除嗜碱性粒细胞以外的白细胞溶解破碎，只剩下裸核，而嗜碱性粒细胞可抵抗表面活性剂的溶解保持细胞的完整。因完整的嗜碱性粒细胞和裸核之间的体积差异可表现为散射光信号的差异，因此检测散射光信号可准确区分中性粒细胞和嗜碱性粒细胞。

此外，在自动血液分析中低值血小板的检测一直是个难点。采用传统的阻抗法检测技术，单纯靠细胞体积一个检测参数，无法有效区分其他干扰物质，特别是无法区分病理标本中的大血小板、小红细胞、红细胞碎片和大的网织红细胞，XE-2100除采用常规的阻抗法外，还采用核酸荧光染色技术检测血小板，得到光学法血小板参数，仪器可根据光学血小板的检测结果，对病理标本阻抗法检测的血小板数自动加以校准。

2. 激光过氧化物酶染色分析技术　这类仪器检测原理是利用激光散射和过氧化物酶染色技术进行白细胞计数及分类。仪器有 4 个测量通道：①过氧物酶测量通道（白细胞分类）；②嗜碱性粒细胞／分叶核测量通道；③红细胞／血小板测量通道；④血红蛋白测量通道。

（1）过氧化物酶通道白细胞检测原理：因嗜酸性粒细胞有很强的过氧化物酶活性，中性粒细胞有较强的过氧化物酶活性，单核细胞次之，而淋巴细胞和嗜碱性粒细胞无此酶。将血液经过过氧化物酶染色，胞质内部即可出现不同的酶化学反应。当这类细胞通过测量区时，因酶反应强度不同和细胞体积大小差异，激光束射到细胞上的前向角和散射角不同，以透射光检测酶反应强度的结果为 X 轴，以散射光检测细胞体积为 Y 轴，每个细胞产生两个信号结合定位在细胞图上，近而得到白细胞分类结果。

（2）嗜碱性粒细胞／分叶核通道的测量原理：此通道用于嗜碱性粒细胞计数和中性粒细胞核分叶程度的分析，分析过程中利用"时间差"与红细胞／血小板检测使用共同的检测通道，ADVIA 系列仪器则采用化学反应与激光技术结合原理，提高了自动化仪器进行白细胞分类的准确度。

三、血液分析流水线

（一）血液分析流水线的概念

一台或多台全自动血细胞分析仪通过特制的轨道系统或管道系统与一台或多台全自动推片、染色仪连接，在特定软件的控制下，对血细胞分析仪检测后需要推片、染色的血液样本进行全自动的推片和染色。

1. 血液分析流水线的组成模式　目前在市场上比较常见的血液分析流水线主要有以下几种组成模式。

（1）台式血液分析流水线：一般由一台全自动血细胞分析仪和一台推片染色仪组成，这种血液分析流水线的主要特点是组成模式固定，不能进行系统的扩展。

（2）柜式血液分析流水线：一般由一台或多台全自动血细胞分析仪和一台或多台推片染色仪组成，这种血液分析流水线的主要特点是整个系统可以根据发展的需求进行不断的扩展。

2. 血液分析流水线的工作模式

（1）轨道输送样本模式：在血细胞分析仪检测完血液样本后，通过轨道系统，将样本管自动传送到推片、染色仪，推片染色仪在软件控制下自动选择需要推片的样本进行取样、推片、染色。

（2）管道输送样本模式：在血细胞分析仪检测血液样本时，吸取一定量的血液样本，部分样本用于血细胞分析仪检测，剩余样本在负压吸引下，通过管道将样本传送到推片染色仪，在软件控制下，自动选择需要推片的样本进行推片、染色。

（3）单机独立工作模式：在血细胞分析仪检测完血液样本后，通过人工或软件判断后，由操作员将需要推片的样本管放置在推片染色仪上，由推片染色仪上完成取样、推片和染色。德国西门子公司的 ADVIA 2120、美国贝克曼库尔特、中国迈瑞、日本希森美康和日本厚利巴 ABX 公司的推片染色仪均采用此工作模式。

（二）推片染色仪的工作原理

1. 日本希森美康公司 SP 系列推片染色仪工作原理

（1）进样：利用空气负压泵产生的负压，将样本管中的血液样本吸入采样针，再用正压将血液样本点放在载玻片上。SP-1000i 具有三种进样方式：全自动轨道式穿刺进样模式、单个样本闭盖穿刺进样模式和微量血开盖吸样模式。

（2）推片：由机械手模拟人工方式，利用楔形专用推玻片（wedge type）对已加载到载玻片上血液样本进行推片。用户可选择 8 个 HCT 不同水平条件设置条件，再由 LASC 集成管理软件自动接收 XE-2100 仪器检测的 HCT 值，并据此控制仪器的点血量、推片的角度和速度。

（3）玻片运送：机器采用机械手将已制备好的血涂片送入专用玻片盒，通过内置传送轨道将血涂片传送至染色槽。

（4）染色方式：SP-1000i 采用专用试剂针，加染液和缓冲液分别加入单个玻片盒内，根据不同的染色要求，可任意设定染色时间，并内置有 7 种染色方法可供选择：瑞氏染色（Wright stain）、甲醇预固定瑞氏染色（Wright stain with methanol pre-fix）、梅氏染色、吉姆萨染色、甲醇预固定梅-吉染色（May Grünwald-Giemsa with methanol pre-fix）、瑞-吉染色（Wright-Giemsa stain）和刘氏染色。

（5）玻片标识：SP-1000i 内置条码打印机，可直接在载玻片上打印患者条码或样本号和日期等信息，使玻片保存具有唯一性。

2. 中国迈瑞公司 SC-120 自动血涂片制备仪工作原理

（1）进样：SC-120 具备独立的进样机构，设备即可单独对样本进行操作，也可配合迈瑞血液分析流水线，自动将血细胞分析仪判断为需要复检的样本制备成涂片。支持手工开盖试管进样，闭盖试管穿刺进样，试管架自动进样，流水线轨道自动进样多种进样模式。同时支持急诊与微量血模式，只需吸样 20 μl 即可分析。

（2）玻片提取：自动对提取的玻片进行正反检测，清洁玻片，自动装载。采用热转印技术打印玻片信息及高精度二维码。

（3）推片：SC-120 可由用户个性化定制或自动根据血细胞分析仪 HCT 参数计算血液黏稠度自动调整推片的角度推片。支持"一吸多推功能"一次吸样可进行 5 次推片。推片完成后，自动对血膜展开程度进行检测。

（4）玻片烘干与运送：采用恒温恒流气体沿血膜展开方向送风将血膜吹干，机械手将玻片精准夹取送入染色盒。

（5）染色：SC-120 使用的染料均为 Romanowsky 类染料，此类染料由亚甲蓝和（或）亚甲蓝氧化产物(天青 B)及卤化荧光素(通常为伊红 B 或 Y)组成。在 pH6.4~7.0条件下，染料与细胞中特定成分(细胞核和细胞质特殊颗粒)相互作用，产生典型的颜色。支持瑞氏染色、吉姆萨染色、梅氏染色、刘氏染色及其组合等 7 种染色方式，颜色时间可根据不同染色要求由用户自行设置。

SC-120 具备染色盒免维护清洗技术：染色盒循环应用机构，染色盒可自动清洗，免人工干预。

（6）干燥及玻片输出：机械手将玻片从玻片盒中取出，放入专用的玻片篮，与染色盒彻底分开，杜绝生物污染风险，每个玻片篮中最多可放置 10 片染好色的玻片，由恒温恒流暖风将染好的玻片烘干，完成后轨道推动玻片篮，输出玻片。

3．美国贝克曼库尔特公司 DxH SMS 推片染色仪工作原理

（1）进样：分为自动试管架进样、手动闭盖穿刺试管进样、手动开盖试管进样三种模式。样本针吸样后，吸取的样品通过 Hemasphere 进行血液黏稠度检测，最终传输至分装探针中。分装探针移动至液滴定位位置，血液液滴（约 4 μl）被放置于涂片穿梭机上的载玻片中。涂片抓手提起的第二个载玻片覆盖在第一个载玻片的血液液滴上，然后进行涂片。制备好的载玻片从涂片穿梭机传输至打印穿梭机中打印样本信息标签，然后再传输至玻片篮升降机进行烘干。

（2）载玻片标签：将载玻片从涂片穿梭机推至打印穿梭机中。打印穿梭机旋转90°，然后移动至载玻片打印机头下方。样品标识和其他信息将通过热打印方式打印在载玻片上信息打印区域。

（3）涂片烘干：将已完成打印的载玻片装载在任一玻片篮升降机（两个玻片篮升降机）的玻片篮中。在玻片篮升降机中，载玻片将被烘干。可使用风扇或加热器／风扇组合烘干载玻片。

（4）玻片篮传送：烘干结束时，根据测试请求，玻片篮将通过机械手从玻片篮升降机传送至染色仪反应池中（推片＋染色模式），或传送至 I/O 抽屉（仅推片模式）。

（5）染色循环：含准备染色的载玻片的玻片篮将通过机械手从玻片篮升降机移动至染色仪中。根据有效的染色方案，玻片篮将在各反应池中进行预染色。各反应池容量最大为 250 ml。反应池的染色液液面低时，可自动执行加满染液程序。一旦染色完成后，玻片篮中的载玻片将会进行染色后的烘干循环。然后，机械手将玻片篮移至左侧玻片篮烘干机，在此处使用风扇／加热器组合完全烘干载玻片。

DxH SMS 检测速度快速，每次上样可最多吸样 4 次，最多推 12 张血涂片；支持急诊样本优先功能；染液自动排放、添加等。

四、血细胞分析技术进展

近 5 年来，随着第 4 次工业革命时代的到来，"绿色制造"成为 IVD 企业的关注热点，互联网、智能化、无害化、低能消耗、机器人等技术逐步应用于血细胞分析装备。下面详细介绍发展快、市场主流的三类设备。

（一）希森美康血细胞分析技术进展

Sysmex XN 系列血细胞分析仪在血细胞分析技术上实现了多项核心技术的突破，使血细胞分析更具智能化、自动化和绿色环保。

1. XN 检测原理　使用半导体激光的流式细胞技术，以波长 633 nm 激光照射细胞所得到的前向散射光（FSC）、侧向散射光（SSC）、侧向荧光（SFL），将细胞进行计数和分类。两种散射光（FSC、SSC）反映细胞大小、表面构造、颗粒形状、核形、折射率和反射率等。一般情况下，细胞越大，FSC 的信号就越强，细胞内部构造越复杂，SSC 的信号也越强。另外，侧向荧光主要反映细胞内核酸和细胞器的种类及数量。针对这三种信号，运用独创性的数字技术和演算法，将白细胞、有核红细胞、网织红细胞、血小板进行分类和计数，同时检出异常细胞和幼稚细胞，如图 1-8。

（1）WNR 通道：在 WNR 通道中进行白细胞的计数、分类，计数嗜碱性粒细胞和有核红细胞。试剂 Lysercell WNR 中的表面活性剂在使红细胞溶血的同时，使白细胞膜轻微受损。白细胞的外形和内部构造因各自的细胞特性而异。利用散射光（FSC）可捕捉其形态的差异，凭此将嗜碱性粒细胞和其他白细胞区别、计数。试剂 Fluorocell

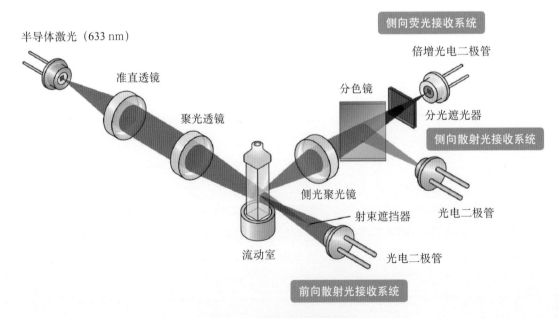

图 1-8　核酸荧光染色原理

WNR 对白细胞及有核红细胞的核酸和细胞器进行荧光染色。在 Lysercell WNR 中白细胞与有核红细胞相比，存在的染色部位较多，其荧光强度也较强。根据该荧光量的差异，将有核红细胞和其他白细胞进行区别、计数，如图 1-9。

（2）WDF 通道：在 WDF 通道中，对白细胞进行计数并分类为中性粒细胞、淋巴细胞、单核细胞及嗜酸性粒细胞，同时检出幼稚白细胞及异型淋巴细胞等异常细胞。试剂 Lysercell WDF 中的表面活性剂使红细胞和血小板溶血、溶解，同时使白细胞的细胞膜轻微受损。白细胞的细胞形态因各自的特征而异，用侧向散射光可区别该差异。然后试剂 Fluorocell WDF 中的荧光染料进入细胞内，对核酸及细胞器染色。由于核酸及细胞器的种类和多少不同，各种白细胞的荧光强度也会产生差异。通过使用独创的演算法来对各种白细胞具有的散射光和荧光强度的差异进行分析，对各类细胞进行计数、分类及检出异常细胞并报警，如图 1-10。

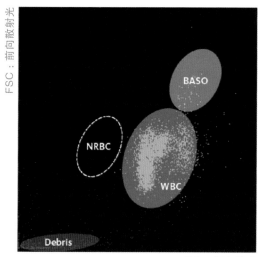

图 1-9　WNR 散点图

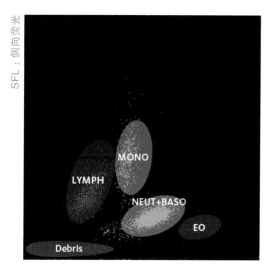

图 1-10　WDF 散点图

（3）WPC 通道：在 WPC 通道中，检出原始细胞、淋巴细胞系的异常细胞。试剂 Lysercell WPC 中的表面活性剂使红细胞及血小板溶血、溶解，另外还可以使白细胞的细胞膜轻微受损。然后试剂 Fluorocell WPC 中的荧光染料进入细胞内，将核酸及细胞器染色，根据细胞内含核酸量不同，来检出白细胞及异常细胞。由于血液中出现的髓系原始细胞和淋巴系的异常细胞的细胞特性有差异，它们在对试剂 Lysercell WPC 中的表面活性剂和试剂 Fluorocell WPC 中的荧光染料的反应也会有差异，通过散射光强度和荧光强度来反映，根据独创的演算法可检测出不同的异常细胞，如图 1-11。

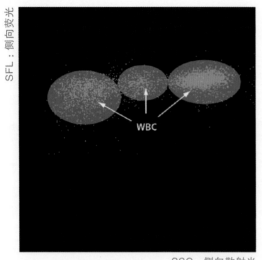

图 1-11 WPC 散点图

（4）RET 通道：在 RET 通道中，试剂 Fluorocell RET 中的荧光染料对由试剂 CELLPACK DFL 处理的网织红细胞及白细胞的核酸等进行荧光染色，根据荧光强度的差异来区分成熟红细胞并对网织红细胞计数和分类，如图 1-12。

（5）IPF 通道：在 PLT-F 通道中，试剂 Fluorocell PLT 中的荧光染料对由试剂 CELLPACK DFL 处理的血小板进行特异性的染色并且计数。另外，将荧光强度较强的区域划分为 IPF，如图 1-13。

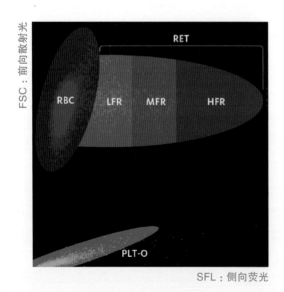

图 1-12 RET 散点图

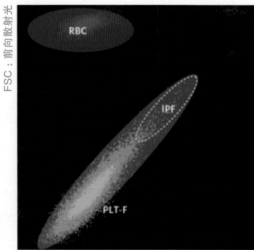

图 1-13 PLT-F 散点图

2．Sysmex XN 优点

（1）模块化：模块化体现在 2 个方面。一是仪器模块化，单台仪器的体积更小，以节约空间。不同实验室可以根据自身样本量的多少来配置不同的模块。从一台仪器可以扩展到最多 9 台仪器的模块。二是功能模块化，所谓功能模块化的最基本功能模块是 CBC+DIFF，其他的功能模块，如网织红细胞的计数与分群，低值血小板检测，外周血祖细胞、干细胞检测，未成熟血小板比例检测等，不同实验室可以根据自身面对患者的特点进行配置，从而降低实验室的检测成本。

（2）智能化：XN 系列血细胞仪都配备上"3R"自动复检功能，"3R"包括：Repeat、Rerun 和 Reflex。Repeat 是指在检测过程中，仪器动作异常（故障）时，仪器会自动执行初检；Rerun 是指检测结果可信度低时，仪器会在保留初检结果的同时再次分析样本；Reflex 是指仪器检测的某项检测结果因干扰或异常细胞出现引起低可信度结果时，会自动采用其他模式进行再次检测。

（3）高效化：XN 系列血细胞分析设备还配备了以下设备来提高实验室的检测效率。① RU-20 浓缩试剂稀释系统，一盒 4L 的 CELLPACK 浓缩试剂，相当于普通 20L CELLPACK 试剂的 25 倍，一套浓缩试剂稀释系统可同时供 3 台血细胞分析仪工作时使用，这样不但能减少试剂更换的频率，更为临床试验节约了仓储空间，如图 1-14。② RR-10 试剂缓存系统，该试剂缓存系统可在仪器对试剂的监控报警后，再提供 50 个 CBC+DIFF 检测试剂，从而实现了不用停机更换试剂的目的，如图 1-15。

3．Sysmex 血液分析流水线技术进展　新一代的 XN 血液分析流水线除配置不同数量的血细胞分析仪与 SP-10 自动血涂片制备仪外，还可连接全血样本一管通设置 (TS-10) 和全自动血细胞形态分析仪 (DI-60)，达到血细胞分析真正的自动化和智能化。

（1）TS-10 全血一管通系统：TS-10 的主要功能包括以下几方面。①检测前自动分检、排序、生成流水号，实现全血一管通，解决患者抽血多的问题；实现自动扫码、自动编号，解放分析前人力劳动；实现误码样本自动定位、归档，解决误码样本查找

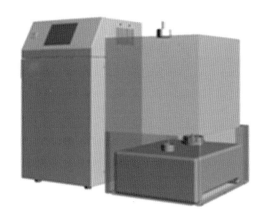

图 1-14　RU-20 浓缩试剂稀释系统

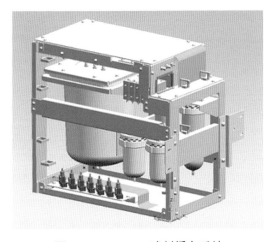

图 1-15　RR-10 试剂缓存系统

问题；实现医嘱自动读取，解决非血常规医嘱样本误检问题。②检测中优化检测流程，实现触发镜检规则样本集中处理，提高检测效率。③检测后实现自动归档、样本定位，科室可自定义规则进行样本归档，实现复检样本定位查找，解决原来复检样本查找难的问题，如图1-16。

（2）DI-60全自动血细胞形态分析仪：DI-60全自动血细胞形态分析仪包含一套涂片传送装置，一套包含显微镜和照相机的光学装置（也称之为涂片扫描装置），以及包含采集和分类软件（CellaVision® DM软件）的计算机系统，并可通过轨道与SP-10全自动血涂片制备仪连接，实现了从进样、扫描、加油、对焦至分类的完全自动化操作，如图1-17，图1-18。

4. Sysmex 细胞远程即时诊断系统进展　为了保证使用该系统的医院信息安全，该系统租用中国移动通信集团上海有限公司的物联网专线，采用M2M（设备对设备）的无线上网技术，同时为客户端（医院实验室）安装Laboman6.0远程即时诊断软件，

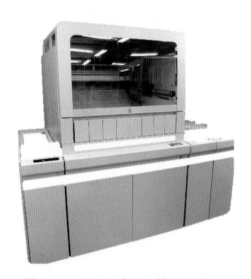

图 1-16　TS-10 全血一管通系统

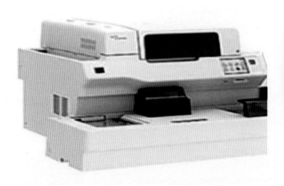

图 1-17　SP-10 自动血涂片制备仪

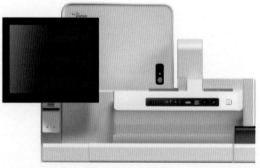

图 1-18　DI-60 全自动血细胞形态分析仪

在使用带摄像头的显微镜时，连显微镜的电脑要能被 Laboman 电脑访问到（在医院 LIS 局域网内），上传的样本信息必须包含患者基本信息（性别、年龄）、仪器结果（常规参数、报告新参数、RET/NRBC 参数、体液）、直方图散点图、镜检细胞图（DI60 或 DM-96 中的细胞图片或显微镜摄像头拍摄的细胞图片）。会诊中心专家可以用各自的用户名和密码登录会诊中心网站或通过手机客户端（安卓或苹果），根据客户发送的相关信息，对该病例的细胞形态进行判别，并结合其他信息提出咨询意见。

（二）迈瑞：光散射结合荧光染色多维分析核心技术平台（SF Cube）

迈瑞凭借在检验领域的技术积累，汇集国际先进技术和临床专家的丰富经验，突破多项国际技术封锁，建立了"光散射结合荧光染色多维分析核心技术平台"（SF Cube），并以此为核心，集成鞘流阻抗技术、低值样本统计量提升技术、系统化温控技术、抗干扰光吸收检测技术等，开展面向高端血细胞分析技术的产品研发（包括仪器、配套试剂、质控物和校准品等）。

迈瑞于 2011 年成功研制出中国首台具备有核红细胞和网织红细胞检测功能的高端血细胞分析仪 BC-6800。2014 年我国首套全自动血细胞分析仪、特定蛋白免疫分析仪、糖化血红蛋白分析仪、血细胞推片染色机和轨道系统组成的迈瑞血液分析流水线 CAL-8000 上市，可同时检测同一管血标本内的血细胞和血浆内的成分。同时报告血常规五分类结果、糖化血红蛋白、全血 C 反应蛋白（CRP）的含量，对急症、炎症的鉴别诊断很有意义。

应用独特的 SF Cube 细胞 3D 识别技术，BC-6X 系列分析仪能通过对细胞粒子前向散射信息、侧向散射信号及核酸荧光信号的分析，实现对白细胞、有核红细胞、网织红细胞精准的检测及高效的报警功能，为临床检验带来效率和价值的双重提升。

SF Cube 技术是试剂技术（包含荧光染色技术）、光散射检测技术、荧光检测技术、多维数据分析技术的综合运用。该技术结合了核酸荧光染色技术和细胞形态、结构处理技术，并充分发挥了光散射检测技术、荧光检测技术、多维数据分析技术的优势，在白细胞计数及分类、未成熟和异常细胞识别（包含网织红细胞、有核红细胞识别）、老化样本检测、血小板计数、脂类样本检测、疟疾样本检测等方面，呈现出优异的特性。

1. 荧光染色及细胞形态、结构处理技术　细胞发育过程中细胞核变化是区分不同发育阶段细胞的主要特征，核酸荧光染色是直接标记，并显示细胞核化学组成特征最有效的方法。迈瑞与中国精细化工国家重点实验室强强联合，共同研发、合成、筛选，成功突破了国际知识产权封锁，合成并筛选出满足血液细胞分析仪应用的核酸靶向荧光染料，并成功获得国际知识产权。

SF Cube 试剂技术采用三种新型花菁类荧光染料（图 1-19），分别用于白细胞分类检测、网织红细胞检测与有核红细胞检测，具有特异性好、抗干扰能力强、量子产率高等特点，其中两种染料已获得美国专利权，另一种染料在中国和美国的专利申请已公开。

　　这三种花菁类染料具有自身信号、荧光信号较弱的特点，血液细胞检测过程不会产生荧光本底干扰。染料一旦与核酸物质结合后，被 635 nm 激发光源激发后荧光迅速增强，于 650 nm 发射出荧光。生物体内存在很多内源的荧光分子，如血红蛋白中的卟啉分子、含芳香氨基酸的蛋白质、胆红素等，这些分子的激发波长均小于 600 nm，其他大部分具有荧光特性的药物分子激发光波长也都在 600 nm 以内，采用红光 635 nm 激发的花菁类荧光染料对细胞进行染色，有效地避免了来自生物体内和药物荧光分子的信号干扰。图 1-20 显示了迈瑞花菁类荧光染料白细胞染色的共聚焦显微镜检测结果，以及染料分子与 DNA 结合的示意模型。

　　采用激光散射法进行白细胞分类检测过程中，各类细胞主要依靠细胞体积、复杂度特征进行区分。为了增加细胞间区分特征，试剂处理需要保留一部分细胞原始形态、结构，因血液细胞离体后易受温度与 pH 变化影响，细胞代谢老化会导致血液细胞产生较剧烈的形态、结构变化，这使试剂处理效果受到干扰，影响了细胞的分类检测结果的准确性。

　　SF Cube 试剂技术采用选择性的形态、结构处理技术，针对不同细胞的形态、结构和细胞膜化学特性，利用选择性功能成分对细胞进行较强形态、结构处理，将不同种类的细胞处理成具有差异的形态、结构特征，处理后的细胞形态、结构达到相对极限状态，极大地提高了对老化和不同环境温度放置样本的检测能力。SF Cube 试剂形态、结构处理技术，也在细胞荧光染色过程起到关键作用。荧光染色过程细胞染色质（主要核酸物质）位于细胞膜内，荧光染料需要通过细胞膜、核膜进入细胞核内才能实现染色质的染色。为了达到快速检测目的，染色只能在几十秒、甚至几秒内完成，必须通过试剂处理改变细胞膜的通透性来加速染色过程。染色过程中细胞膜的结构特征、细胞核的致密程度和大小，都与染色的效率有关。细胞核酸荧光染色程度是细胞的核酸量、细胞核的形态特征、细胞膜的化学特性等因素共同决定的，这决定了细胞核酸

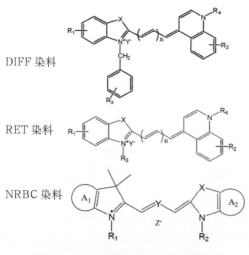

图 1-19　迈瑞花菁染料结构通式

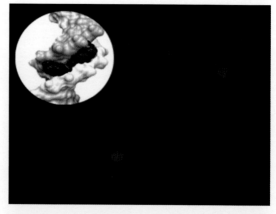

图 1-20　染料分子染色白细胞共聚焦荧光显微镜检测结果（插图为染料分子嵌于 DNA 分子的示意模型）

荧光染色程度不仅反映了细胞核酸特征，也在一定程度上反映了细胞形态、结构信息。

2. 白细胞五分类检测　BC-6X 系列仪器通道采用了白细胞形态、结构处理结合荧光染色的试剂技术。细胞发育过程中细胞的核酸量、细胞核的大小、染色质的致密度、细胞膜复杂度的差异导致细胞被染色程度有所不同。细胞膜的复杂度与染料进入细胞的效率有关，而细胞核酸量、细胞核的大小、染色质的致密度则与染料结合的数量和效率相关。通过染色荧光强度可以获得不同发育程度细胞的区分特征，如未成熟粒细胞、部分原始细胞和异常淋巴细胞，其染色程度会明显强于正常细胞。试剂与细胞的作用过程如图 1-21 所示：在溶血剂的作用下，血液中的红细胞被裂解，试剂中的功能成分对白细胞进行处理，使不同种类白细胞在体积和复杂度上产生一定程度差异；在溶血剂作用的同时，白细胞被染色液中一种新型不对称花菁类荧光物质标记。

细胞体积大小差异可以表征在低角度散射光信号（forward scattering，FS）上，细胞内部颗粒复杂程度差异可以通过高角度散射光信号（side scattering，SS）表征，荧光信号（fluorescence，FL）强度则反映了细胞内核酸物质被染色的程度。DIFF 通道通过识别试剂处理过细胞的三维空间的信号差异，实现了白细胞亚群（淋巴细胞、单核细胞、中性粒细胞、嗜酸性粒细胞）的区分，并就幼稚粒细胞、异常淋巴细胞、原始细胞等异常细胞进行识别和报警（图 1-22）。

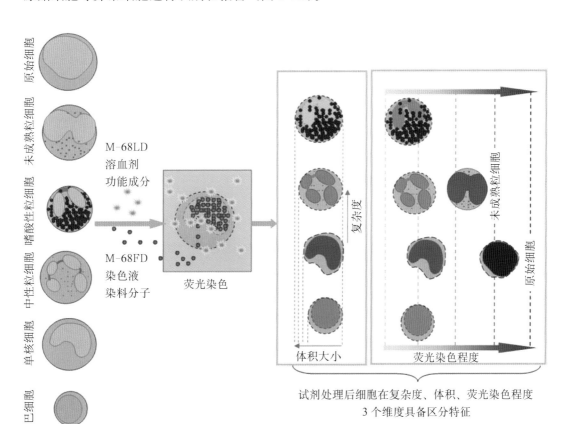

图 1-21　白细胞分类的 DIFF 通道试剂与白细胞的作用原理

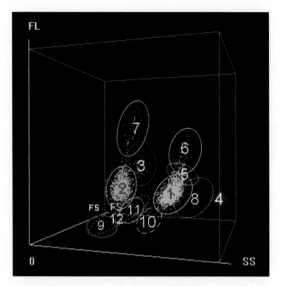

图 1-22　白细胞分类的 DIFF 通道检测三维散点图形

图中"1"代表中性粒细胞分布区域,"2"代表淋巴细胞分布区域,"3"代表单核细胞分布区域,"4"代表嗜酸性粒细胞分布区域,"5"代表杆状核细胞分布区域,"6"代表幼稚粒细胞分布区域,"7"代表异淋/原始细胞分布区域,"8"代表感染红细胞分布区域,"9"代表血影细胞分布区域,"10"代表嗜碱性粒细胞分布区域,"11"代表有核红细胞分布区域,"12"代表血小板聚集细胞分布区域。图中坐标"SS"为高角度散射光信号强度,"FS"为低角度散射光信号强度,"FL"为荧光信号强度

BASO 通道采用白细胞形态、结构处理试剂技术。根据嗜碱性粒细胞内颗粒较多、细胞结构相对复杂、稳定的特征,M-68 LB 溶血剂采用特定的试剂成分裂解血液样本中的红细胞,并选择性地将嗜碱性粒细胞以外的白细胞破坏,形成近似裸核结构。试剂处理后的嗜碱性粒细胞与其他白细胞相比体积较大、内部复杂度较高,这使嗜碱性粒细胞与其他细胞得以有效区分(图 1-23),并能够通过低角度散射光信号(体积)、高角度散射光信号(复杂度)进行识别,实现嗜碱性粒细胞的区分,如图 1-24。

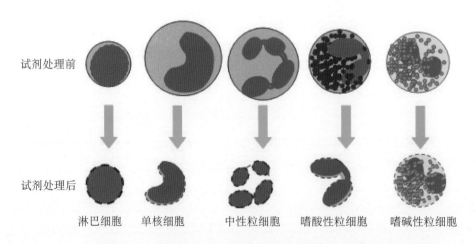

图 1-23　白细胞分类的 BASO 通道试剂与白细胞的作用原理

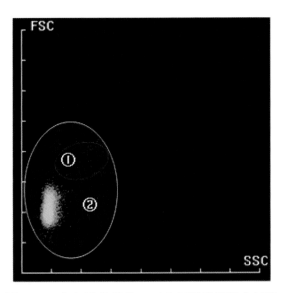

图 1-24 白细胞分类的 BASO 通道检测散点图形

图中"1"代表嗜碱性粒细胞分布区域,"2"代表白细胞分布区域。图中坐标"SSC"为高角度散射光信号强度,"FSC"为低角度散射光信号强度

3. 网织红细胞检测 BC-6X 系列仪器网织红细胞的检测是由能够染色 RNA 的荧光染色液(M-68FR)和具有球形化、促染功能的稀释液(M-68DR)共同实现。网织红细胞是尚未完全成熟的红细胞,它由骨髓释放到外周血,在成熟过程中细胞内的 RNA 含量逐渐减少,直至完全消失。细胞内 RNA 的含量体现了网织红细胞的成熟程度。BC-6X 系列仪器 RET 通道(网织红细胞检测通道)采用可以染色 RNA 的阳离子花菁类荧光染料对网织红细胞中的 RNA 进行标记,试剂(M-68DR)成分中的促染剂对染色作用进行了有效的加速,使荧光染料可以快速与网织红细胞内的 RNA 结合。通过荧光强度的检测,实现了成熟红细胞和网织红细胞的区分。试剂与红细胞、网织红细胞的作用原理如图 1-25 所示。网织红细胞又进一步根据荧光强度划分为高荧光强度(HFR)、中荧光强度(MFR)、低荧光强度(LFR)三部分,如图 1-26 中 2、3、4 区域所示。在进行网织红细胞检测、分类的同时,通过该检测通道还可以获得 RBC 和 PLT 计数结果,即 RBC-O 和 PLT-O 如图 1-26 中 1、6 区域所示。

在网织红细胞荧光染色的同时,试剂(M-68DR)中的球形化成分使红细胞(RBC-O)在形态上趋向于球形,增强了体积的均一性,在体积特征上与血小板(PLT-O)的区分度增加,有效提高了该通道的红细胞及血小板的计数准确性。白细胞由于核酸含量远远高于网织红细胞,其染色程度远远高于网织红细胞,分布在图 1-26 所示荧光强度较高的区域 5。

4. 有核红细胞检测 全自动血液细胞分析仪(BC-6X 系列)使用单独的有核红细胞通道,M-68LN 溶血剂与 M-68FN 染色液的共同应用实现了有核红细胞的识别,并有效地避免了脂类的干扰。有核红细胞即幼稚红细胞罕见于外周血中,其在外周血中

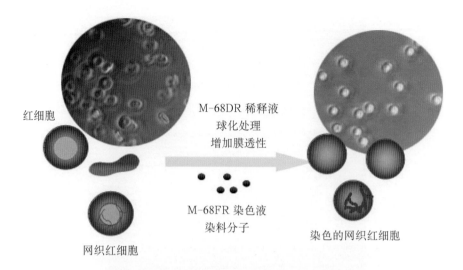

红细胞

M-68DR 稀释液
球化处理
增加膜透性

M-68FR 染色液
染料分子

染色的网织红细胞

网织红细胞

图 1-25　RET（网织红细胞）通道试剂与细胞作用原理

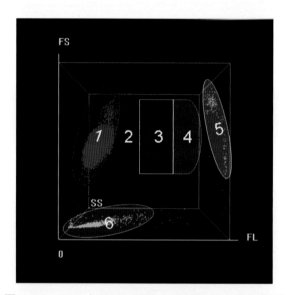

图 1-26　RET（网织红细胞）通道检测三维散点图

图中"1"代表红细胞分布区域，"2"代表低荧光网织红细胞分布区域，"3"代表中荧光网织红细胞分布区域，"4"代表高荧光网织红细胞分布区域，"5"代表白细胞分布区域，"6"代表血小板分布区域。"SS"为高角度散射光信号强度，"FS"为低角度散射光信号强度，"FL"为荧光信号强度

数量的增加与很多重大疾病相关。在有核红细胞的检测过程中，溶血剂裂解成熟红细胞，并对白细胞进行形态、结构处理；有核红细胞和白细胞中的核酸物质被染色液中碱性花菁类荧光染料染色，由于有核红细胞的核酸含量及其细胞结构特征与白细胞有明显的差异，试剂处理过的有核红细胞染色程度小于白细胞（图 1-27 所示），通过荧光程度可有效识别有核红细胞和白细胞类群。

单纯的核酸染色方法在检测有核红细胞的过程中易受到血脂颗粒的干扰，血脂颗粒往往分布在荧光强度相对较低的有核红细胞分布区域（图 1-28 所示 1 区域），干扰有核红细胞的识别。迈瑞 NRBC 染料通过合成、筛选获得，该染料既能结合核酸，也能结合脂类颗粒；在激发条件下，其与脂类颗粒结合后的荧光强度高于与核酸结合后的荧光强度，如图 1-28 中 3 区域所示。

综合以上特点，根据试剂处理后细胞荧光染色特征和体积特征的差异，通过检测细胞的荧光信号（FL）和低角度散射光信号（FS）有效地实现了有核红细胞的分类和计数。

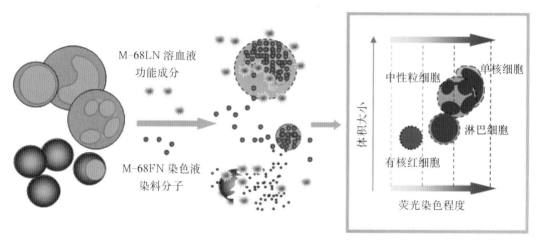

图 1-27　NRBC（有核红细胞）通道试剂与细胞作用原理

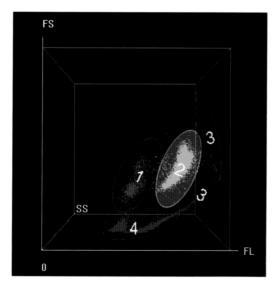

图 1-28　NRBC（有核红细胞）通道检测三维散点图

图中"1"代表有核红细胞分布区域，"2"代表白细胞分布区域，"3"脂类颗粒分布区域，"4"代表血影细胞分布区域。图中坐标"SS"为高角度散射光信号强度，"FS"为低角度散射光信号强度，"FL"为荧光信号强度

5. 含二次加速的流式细胞技术   SF Cube 采用了二次加速流式细胞技术，为形成稳定有效的鞘流奠定了坚实的基础。鞘流技术可以有效减免由于细胞重合导致的漏检和误检，同时，规范细胞流过检测区的路径，使细胞在检测区产生的脉冲信号更加规整，为细胞体积、内容物的精确分析提供了必要的条件，而稳定有效的鞘流技术是激光散射检测法实现的关键技术前提之一，如图 1-29。

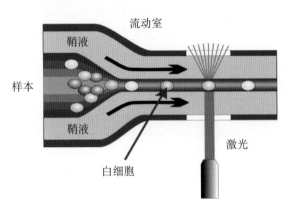

图 1-29   鞘流及激光散射检测原理

6. 激光散射结合荧光检测技术   SF Cube 采用高角度散射光（SS）、低角度散射光（FS）、荧光（FL）三维信号检测技术。传统的激光散射技术在血液细胞五分类检测分析中，已有广泛的应用，该技术主要通过识别细胞形态、结构信息，实现细胞的区分；而针对形态、结构区分不明显的异常样本识别，如核酸量表达差异的原始或幼稚细胞，具有很大的局限性。SF Cube 采用激光散射结合荧光检测技术的光学检测技术，经过试剂处理及荧光染色的细胞通过流动室时，在激光的照射下产生散射光；根据米氏散射原理，低角度的散射光强度（FS）与细胞的体积信息相关，而高角度的散射光强度（SS）与细胞的内部结构和复杂度信息相关。荧光染色及试剂处理的细胞通过流动室时，同时被激发出荧光，荧光强度与细胞被染色的程度相关（FL）。通过体积（FS）、复杂度（SS）、染色程度（FL）3 个维度信息收集和识别，从而更准确地获得不同种类细胞的可区分特征，实现血液细胞的分类检测，以及异常细胞的识别，如图 1-30。

7. SF Cube 的多维分析技术   SF Cube 采用了智能三维（3D）分析技术，综合利用高角度散射光（SS）、低角度散射光（FS）、荧光（FL）的信息，对检测数据进行运算分析，并采用多个通道的数据互相校验，为临床特殊样本的检测提供了精确定量与智能警示能力。

SF Cube 的智能 3D 分析技术，在原始细胞、异型淋巴细胞、幼稚粒细胞、有核红细胞、血小板聚集、高血脂样本、红细胞碎片等细胞或异常血样的识别方面有突出的优势。以间日疟样本、含异常淋巴细胞的有核红细胞样本检测为例：疟原虫入侵宿主红细胞，进入裂殖期，疟色素大量沉积于红细胞内部，此时 DIFF 通道样本检测结果如图 1-31 所示，在 2D 散点图上的红色散点（图 1-31B、C、D），很难同时准确实现白

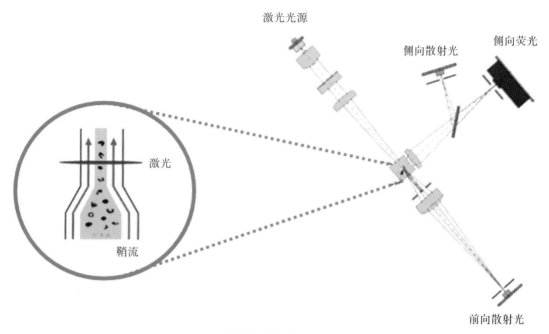

图 1-30 激光散射结合荧光检测光学

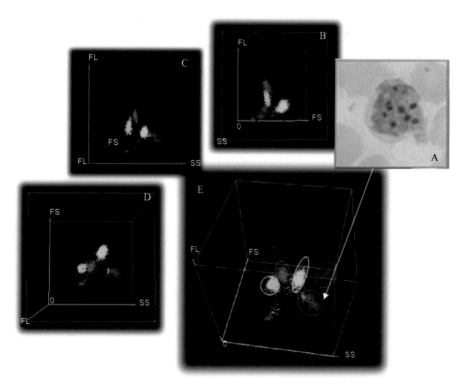

图 1-31 SF Cube 识别间日疟样本示例

图 A 为间日疟细胞瑞氏染色镜检照片，B、C、D 为 DIFF 通道检测 2D 散点图结果，E 为 DIFF 通道 3D SF Cube 图结果。图中箭头指示区域为间日疟样本特征。图中坐标"SS"为高角度散射光信号强度，"FS" 为低角度散射光信号强度，"FL"为荧光信号强度

细胞亚类和疟原虫感染红细胞类群的识别和区分；而采用 3D 散点图分析（如图 1-31E 所示），可以有效识别出明显的疟疾样本特征，从而对疟疾样本给出正确的提示；在含有异常淋巴细胞的有核红细胞样本检测结果中，异常淋巴细胞在图 1-32 所示的 2D 散点图中出现在有核红细胞分布区域干扰有核红细胞的检测，而在 3D SF Cube 图形中（图 1-32 右图），有核红细胞和异常淋巴细胞呈现出显著的区分特征，因而有效地排除了异常淋巴细胞对有核红细胞的干扰，获得了准确的有核红细胞计数及分类信息。

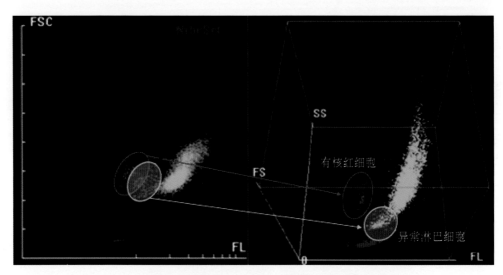

图 1-32　SF Cube 识别含异常淋巴细胞的有核红细胞样本示例

左图为 2D 散点图结果，右图为 3D SF Cube 图结果

综上所述，经过数十万例临床样本的检验，SF Cube 是一个综合型高端技术平台，其在异常样本的识别和预警能力上呈现出优异的特性。

（三）贝克曼 DxH600/DxH800 最新原理及技术

目前，经典的 VCS 技术又有了创新性发展，升级为 VCSn 技术，主要对激光散射信号进行了进一步细分，细化为 5 个角度的光散射，分别为：轴向光吸收（AL2）、低角度光散射（LALS）、中位角光散射（MALS）、低中位角光散射（LMALS）和高中位角光散射（UMALS）。因此，对细胞内部复杂的结构检测更为精细，同时可获得 10 倍以上细胞内部结构和颗粒情况数据和信息，联合先进的计算机数据融合技术，使得对白细胞的分类更加精确，同时对异常细胞的检出能力大大增强。

1. VCSn 分析原理　通过使用由同一个专利的二极管激光器模块、流动池和 2 个光学传感器部件构成的多参数转换器模块，血细胞标本直接通过流动池，包括细胞特征大小、形状和形态在内的 7 个参数在此进行检测。这 7 个参数（电阻抗、射频电导率及 5 个激光散射光检测）在每个细胞通过流动池的过程中同时被检测。这些检测加上检测时间等能为每个细胞提供总计 29 项独特的参数，如图 1-33。

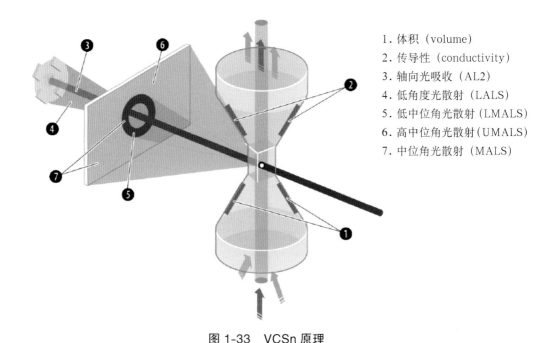

1. 体积（volume）
2. 传导性（conductivity）
3. 轴向光吸收（AL2）
4. 低角度光散射（LALS）
5. 低中位角光散射（LMALS）
6. 高中位角光散射（UMALS）
7. 中位角光散射（MALS）

图 1-33　VCSn 原理

电阻抗测量（体积）作为三维细胞大小的指示标志。射频检测（传导性）提供关于细胞内部结构的信息，如细胞密度。除体积和传导性检测外，另外还有 5 种光散射检测——轴向光吸收（AL2）、低角度光散射（LALS）、低中位角光散射（LMALS）、高中位角光散射（UMALS）、中位角光散射（MALS）——来识别每个细胞的颗粒性和分叶特性，如图 1-34。

一个典型的 WBC 分类分析包含 8192 个细胞颗粒，这样接近大量的相关细胞大小、形状和形态方面特征的信息被获取；同时结合体积、传导性和光散射的细胞检测，就可以提供一个全面的既包括单个细胞又包含细胞群落的数字图像分析结果。

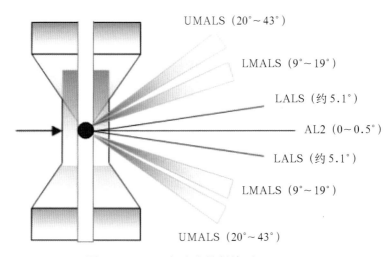

UMALS（20°～43°）

LMALS（9°～19°）

LALS（约 5.1°）

AL2（0～0.5°）

LALS（约 5.1°）

LMALS（9°～19°）

UMALS（20°～43°）

图 1-34　不同角度光散射检测

2. **数据转换技术**　为了更好地区分细胞群落，数据转换推动了分析检测的能力。数据转换在最大化地区分细胞群落和识别更多的细胞亚群方面提供了无限的可能性。如 MALS (median angle light scatter, 中位角光散射) 到 RMALS (rotated MALS, 旋转后的中位角光散射) 的数学模型转换消除了细胞重叠，更清晰地识别中性粒细胞、淋巴细胞、单核细胞和嗜酸性粒细胞群落，得到了最优化的分析和视觉效果。电流内部和光学分类数据转换包括 RMALS (MALS 旋转)、不透明性 (传导性减去体积方面参数)、SOP (由不透明性延伸出的参数) 及非线性 AL2 的转换，如图 1-35。

3. **分水岭概念**　分水岭概念是搜寻细胞群落的一项独特的技术。分水岭，原指山谷在高地之间接收雨水，在这里概念化地类似于数据散点图中细胞群落的峰谷值。把分水岭概念运用在结果的散点图中，不仅可以突出易见的群落，还能揭示较少的、通过其他技术手段而无法识别的细胞群体，如图 1-36。

4. **模板匹配技术**　模板匹配旨在提供数字可视化和可比较的数据模型，从而为每个样品提供最理想的分类和旗标。模板匹配将样品数据模型图与典型的正常和异常的多重数据模型图比较，从而建立一个匹配分数和检测数据模型中存在的任何漂移变化。

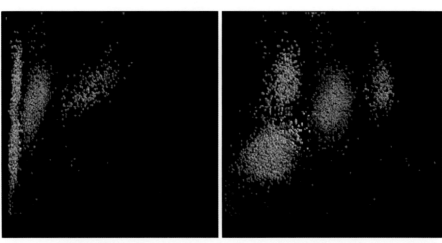

体积 vs MALS　　　　　　　　体积 vs RMALS

图 1-35　数据转换技术

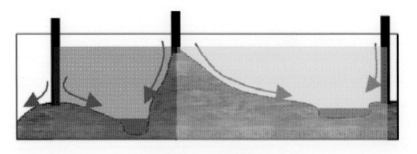

图 1-36　分水岭技术

图 1-37 演示了一个正常样品与多重模板（1，2，…N）比较的过程。当模板图像与样品图像比较时，会生成一个输出图像。匹配分数，通过输出图像的峰值幅度检测得出，提示模板和样品的相似度。通过峰值定位检测确定数据 X 轴和 Y 轴漂移变化。样品数据直接进入一个特殊模型的基础处理模块，这个处理模块是建立在最高的匹配分数和漂移信息的基础上的。模板匹配程序提供了对独特数据模型进行特定的分析和旗标模块的一种方法，如图 1-37。

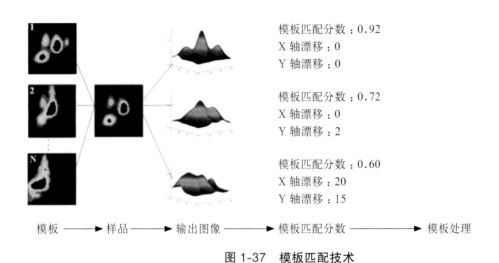

模板匹配分数：0.92
X 轴漂移：0
Y 轴漂移：0

模板匹配分数：0.72
X 轴漂移：0
Y 轴漂移：2

模板匹配分数：0.60
X 轴漂移：20
Y 轴漂移：15

模板 ⟶ 样品 ⟶ 输出图像 ⟶ 模板匹配分数 ⟶ 模板处理

图 1-37　模板匹配技术

5. 数据融合（data fusion）　数据融合是指将血液分析仪中的不同检测通道的数据进行融合分析。这些类似于"大数据"概念，并且体现了最新的"智能""环保""互联"等新设计理念。以往的检测分析模式都是独立的，细胞计数通道用于计数细胞数目，细胞分类通道用于白细胞分类，网织红细胞通道用于检测网织红细胞；但数据融合技术能实现各通道间的数据互联共享和优势互补，节省通道和试剂，并增加检测准确性。

以血小板分析为例，在已有的血液分析仪上，通过分析血小板直方图及拟合曲线等专利技术，能在绝大多数情况下准确计数血小板并对异常干扰情况进行报警，提醒操作人员涂片镜检。但 DxH600/DxH800 血液分析仪可以通过数据融合技术，将NRBC 通道准确定位的巨大血小板、聚集血小板、红细胞碎片等干扰物质信息与血小板直方图综合判断，既能提高血小板计数的准确性，又能降低复片率。

6. 细胞形态学参数　由于 DxH600/DxH800 采用 VCSn 原理，可获得血细胞的三类反映细胞特征的参数：体积 V（反映细胞的大小）、传导性 C（反映细胞核质比、核密度等）及光散射 S（反映细胞表面结构及细胞质颗粒特性等），所以 DxH600/DxH800 在检测每一个血常规样本的同时，也能获得该样本的细胞形态学参数。如图 1-38，中性粒细胞、淋巴细胞、单核细胞及嗜酸性粒细胞群的细胞形态学参数，通过对单独白细胞群特征及它们相关联的异常细胞类型的研究，扩展了实验室在研究相关细胞特性方面的能力。这在某些疾病的早期辅助诊断中尤为重要，如多个实验室发现

	Ne		Ly		Mo		Eo	
	Mean	SD	Mean	SD	Mean	SD	Mean	SD
V	148	16.65	93	14.47	164	17.83	142	13.50
C	151	4.14	120	6.79	128	4.27	153	3.81
MALS	145	9.84	66	15.42	86	13.35	202	8.03
UMALS	139	11.07	67	17.59	92	12.32	214	9.74
LMALS	146	11.27	60	19.03	77	18.20	187	9.77
LALS	177	28.45	39	10.85	94	27.74	147	43.72
AL2	154	10.54	100	13.73	162	15.83	128	8.78

图 1-38　白细胞群落参数

中性粒细胞的平均体积在细菌感染特别是脓毒症感染的早期升高明显，其灵敏度及特异性甚至高于 C 反应蛋白（CRP）；也有实验室发现使用单核细胞和淋巴细胞的体积 SD 这两个参数联合检测，可得到灵敏度和特异性均高的检测疟疾的疟疾因子，这非常有利于疟疾流行区域的疾病筛查。此外，这些细胞形态学参数的获得均是零花费的，由于在检测血常规的同时就可获得这些参数，因此也无须额外的实验操作及实验试剂消耗。

五、血细胞分析仪测量参数

随着测量技术不断创新，血细胞分析仪提供的测量参数不断增多，最多可达 40 个以上。这些参数有的是用于临床疾病诊治的（如白细胞计数、分类计数、血红蛋白定量），有的是用于特殊专科（如网织红细胞分群），有的多用于科研工作（如 CHr），有的仅是计算机根据测量数据计算出的参数，但迄今尚无充分的证据证实它的临床意义（如 PDW）。因此，实验室应根据本实验室的任务、主要病种的患者群，选择拟购买的仪器，切不可盲目追风、赶"时髦"，造成不必要的浪费。以下介绍目前所提供参数的中英文名称，以及常规血液检查以外、具有特殊临床应用意义的参数。

（一）血细胞分析仪可提供的检测参数

1. 红细胞参数　红细胞计数（RBC）、血红蛋白定量（HGB）、血细胞比容（HCT）、红细胞平均体积（MCV）、红细胞平均血红蛋白含量（MCH）、红细胞平均血红蛋白浓度（MCHC）、红细胞体积分布宽度（RDW）、红细胞血红蛋白分布宽度（HDW）、红细胞体积直方图、红细胞体积与血红蛋白含量综合分析九分图、有核红细胞计数（NRBC），以及低血红蛋白密度（LHD）、小细胞贫血因子（MAF）、平均球形细胞体积（MSCV）、红细胞体积因子（RSF）等。

2. 网织红细胞参数　网织红细胞绝对值和百分数（RET#，%）、未成熟网织红细胞比率（IRF）、低荧光强度网织红细胞比例（LFR）、中荧光强度网织红细胞比例（MFR）、高荧光强度网织红细胞比例（HFR）、高光散射网织红细胞（HLR），以及网织红细胞血红蛋白浓度（CHr 或 RET-He）、网织红细胞体积分布宽度（RDWr）、网织红细胞生成指数（RPI）等。

3. 白细胞参数 白细胞计数（WBC）、白细胞两（三）分群或白细胞五分类计数（DC）、白细胞核象（分叶指数）、白细胞髓过氧化酶指数（MPOX）、淋巴细胞亚群、CD34 阳性相关细胞（HPC）、中性粒细胞体积分布宽度（NDW）、中性粒细胞平均体积（NCV）、淋巴细胞传导（LYD）、白细胞群落参数（CPD 参数）等。

4. 血小板参数 血小板计数（PLT）、血小板平均体积（MPV）、血小板比容（PCT）、血小板体积分布宽度（PDW）、大血小板比率（P-LCR）、网织血小板分群计数（IPF）和血小板体积分布直方图。

5. 其他 另外，有的仪器使用微量血液，在短时间（1 min 内）同时报告常用的血细胞参数和血液内 C 反应蛋白（CRP）的浓度、糖化血红蛋白。

（二）"特殊"参数临床意义

血细胞分析仪实验室应用时，"约定俗成"将可检测报告的参数分成两部分，即 WBC、RBC、HGB、Hct、PLT 及白细胞分类最常用的项目；具有特殊诊断意义的指标，如 MCV、MCH、MCHC、RDW、HDW、CH、CHr、RDWr、MNV、NDW、LYD 等。前者是常规最常用的，临床意义读者均已熟悉，本节仅对后一部分参数检查的临床意义做扼要阐述。

1. MCV、MCH、MCHC 的临床意义 根据在同一病例中 3 个指数的变化，可将贫血分为正常细胞正色素性贫血、大细胞正色素性贫血、小细胞低色素性贫血及单纯小细胞性贫血，其诊断标准及导致该类贫血的病因见表 1-1。

表 1-1 贫血的形态学分类鉴别

形态学分类	MCV（fl）	MCH（pg）	MCHC（g/L）	病因
正常细胞正色素性贫血	80～100	27～34	320～360	急性失血、急性溶血、再生障碍性贫血
大细胞高（正）色素性贫血	＞100	＞34	320～360	叶酸及维生素 B_{12} 缺乏引起的巨幼细胞贫血
小细胞低色素性贫血	＜80	＜27	＜320	缺铁性贫血、慢性失血性贫血
单纯小细胞性贫血	＜80	＜27	320～360	慢性炎症、尿毒症

2. 红细胞体积分布宽度（RDW）的临床意义

（1）用于缺铁性贫血和轻型 β 珠蛋白生成障碍性贫血的鉴别诊断：IDA 患者 RDW 增高，患者 RDW 多在正常参考范围内，因此 RDW 可作为两类贫血的鉴别诊断指标。RDW 对 IDA 诊断的灵敏度达 95%，但特异性仅为 54.5%，鉴于 RDW 对小细胞性贫血中 IDA 诊断有较高的敏感性、较高的特异性，因此，RDW 可作为 IDA 的筛选指标，即小细胞低色素性贫血且 RDW 正常者，一般可除外 IDA。

（2）用于缺铁性贫血的早期治疗：由于各种原因造成机体铁缺乏，导致血红蛋白（Hb）合成障碍而引起的小细胞低色素性贫血，其病程可分为隐性缺铁前期、隐性缺铁期及缺铁性贫血 3 个阶段。MccLure 等观察了非贫血患者 RDW 变化，认为 RDW 对诊断隐性缺铁有一定判断价值。从缺铁性贫血发病过程分析，铁蛋白开始缺乏到 MCV、RDW 明显变化，是红细胞形态从量变到质变的过程，因此，少数隐性缺铁患者可表现红细胞体积异质性变化。

（3）用于贫血形态学分类：目前临床医师多使用 MCV、MCH、MCHC 三指数贫血分类法，这种分类法对贫血鉴别诊断有一定意义。但实践证明此法忽视了由于红细胞体积的异质性对指数（MCV）准确度的影响，不能全面反映红细胞的病理变化。1983 年 Bassmen 提出了 MCV/RDW 新的分类法，根据不同病因引起贫血的红细胞形态特点的不同，将贫血分成 6 类（表 1-2）。这种分类法对贫血的病因分析及某些慢性病贫血的病因分类有一定的临床意义。

表 1-2　贫血的 MCV/RDW 分类法

分类	MCV	RDW	常见贫血
小细胞均一性	减低	正常	轻型 β 珠蛋白生成障碍性贫血
小细胞不均一性	减低	增高	缺铁性贫血
正细胞均一性	正常	正常	急性失血性贫血、慢性肝病、肾病贫血
正细胞不均一性	正常	增高	部分早期铁缺乏、混合型营养缺乏性贫血、骨髓纤维化
大细胞均一性	增高	正常	骨髓增生异常综合征、部分再生障碍性贫血
大细胞不均一性	增高	增高	巨幼细胞贫血

（4）用于缺铁性贫血的疗效观察：为了了解 IDA 患者治疗过程中 RDW 变化，丛玉隆等动态观察了一组 IDA 患者治疗前、后（口服铁剂）不同时间 Hb、MCV、MCHC、RDW、血清铁蛋白和骨髓可染铁的变化，结果显示服药后首先 Hb 恢复正常，MCV、MCHC 次之，RDW 最晚，这与 IDA 的病程一致。RDW 的动态变化实际反映了治疗中红细胞形态变化。治疗前，RDW 高于正常是由于缺铁性贫血产生的红细胞体积异质性变化。服药 1 周后，骨髓红细胞增生，外周血少量新生正常细胞和网织红细胞增加，RDW 也随之增加，但 MCV、MCHC 变化不明显。3 周后，由于铁的补充，大量正常红细胞群释放入外周血，而病态红细胞（小细胞低色素）仍有部分残存，使血中出现两群红细胞，即 RDW 明显升高，此后由于病态红细胞逐步地消失，RDW 逐渐减低。但直至服药 3 个月后，HGB、MCV、MCHC 仍未降至正常水平，可能是由于骨髓储存铁还没得到完全补充（尽管此时血清铁蛋白已恢复正常）。因此，RDW 对

在缺铁性贫血治疗中动态变化监测用药可能有一定临床价值。

（5）RDW 与不良心血管事件的发生存在密切关系：RDW 已被认为是一种新的反映炎性反应及氧化应激的标志物。RDW 增高可能反映了炎性反应，参与冠状动脉粥样硬化形成、斑块破裂及血栓形成的全过程，炎性应激可导致心力衰竭的发展，而 RDW 的增高与炎症因子 IL-6 有密切联系，IL-6 是冠状动脉粥样硬化斑块稳定性的重要标志物之一。国内外有文献表明，冠心病患者 RDW 水平越高，冠状动脉病变越严重，发生冠状动脉急性事件的可能性越大，临床预后差。

3. 网织红细胞"特殊"参数的临床意义　网织红细胞血红蛋白含量（CHr/RET-He），目前已经被认为是具有许多诊断和疗效观察价值的新的网织红细胞测定参数。其主要临床应用于以下几个方面。

（1）用于铁缺乏和缺铁性贫血的诊断：特别是在诊断儿童铁缺乏、孕妇铁缺乏的评估和慢性病贫血时功能性铁缺乏的诊断等方面可以提供早期和更有价值的信息。王建中（2004 年）、李淑兰（2009 年）等报道了 CHr 对缺铁性贫血的诊断价值。研究结果表明，CHr 诊断铁缺乏的灵敏度和特异性很高，可准确地诊断铁缺乏和缺铁性贫血，可广泛用于铁缺乏的筛查。

在应用 CHr 或 RET-He 诊断铁缺乏时可能受其他红细胞疾病的影响，产生假阳性或假阴性，需要注意密切结合患者的临床情况进行分析，如有无最近输血、铁剂治疗、叶酸和维生素 B_{12} 缺乏、珠蛋白生成障碍性贫血等可影响结果评价的因素。

（2）用于缺铁性贫血铁剂治疗后疗效的观察：治疗前，IDA 患者的网织红细胞参数 CHr、MCVr、CHCMr 及红细胞相应参数 CH、CHCM、MCV 明显低于正常值是其体内铁缺乏所致。在红细胞生成过程中，从早幼红至晚幼红，幼红细胞在不停地利用骨髓内的储存铁合成 HGB。IDA 时患者体内的储存铁减少或消失，使骨髓内幼红细胞合成 HGB 明显低于正常，导致骨髓释放入外周血与 HGB 量有关的网织红细胞参数 CHr、MCVr、CHCMr 及随后的红细胞相应参数低于正常。从红细胞的发育过程看，网织红细胞（成长中红细胞）参数的这种变化早于成熟红细胞参数。服药 1 周后，骨髓红细胞增生、外周网织红细胞增加，表现为网织红细胞参数 RET# 及 CHr、MCVr、CHCMr 明显升高，而此时成熟红细胞参数除 RDW 轻度升高外，CH、CHCM、MCV 均无明显变化。由于补充了铁，骨髓幼红细胞内血红蛋白合成恢复正常，使与血红蛋白量有关的网织红细胞 CHr、MCVr、CHCMr 很快恢复正常。HGB 需要 4 周后恢复，而成熟红细胞参数 CH、CHCM、MCV 最快也需要 7 周后才能恢复。

Brugnara 等研究已证实，IDA 患者铁剂治疗后 RET# 及 CHr 恢复最快，并认为 CHr 是 IDA 患者对铁剂治疗反应最敏感的指标。

（3）用于慢性肾功能不全患者 EPO 治疗后铁缺乏的监测：用重组人红细胞生成素（rHuEPO）治疗血液透析患者的贫血已成为临床最常用的手段之一，但由于 rHuEPO 具有较强的快速促进骨髓红系细胞造血的能力，可导致机体不能及时从网状内皮系统动员储存铁满足红系细胞合成血红蛋白的需要，从而出现功能铁缺乏状态。因此，监测血液透析患者的铁状态的变化，对及时补充铁剂、观察静脉给铁剂的治疗效果和避免过多补铁所致的铁相关性中毒等有非常重要的临床意义。Fishbane、Tessitore 等学者的研究表明，CHr 和 %Hypo 具有较高的预测铁缺乏的诊断价值。

鉴于 CHr/RET-He 和 %Hypo 指标在血液透析患者的贫血管理方面出色的表现，2004 年欧洲临床应用指南（EBPG）将这两个参数收录；2006 年全国肾病基金会（NKF）临床实践指南也将 CHr 参数收录，作为临床慢性终末期肾病（ERSD）补铁治疗的推荐指标。中国肾性贫血诊断与治疗专家共识（2014 修订版）中，用于患者铁的利用状态的评估参数定义为：常规使用血清铁蛋白（SF）和转铁蛋白饱和度（TSAT）作为铁状态的评价指标；有条件的单位可用网织红细胞血红蛋白含量作为血液透析患者铁状态的评价指标，目标值 > 29 pg/cell；接受稳定 ESAs 治疗的 CKD 患者、未接受 ESAs 治疗的 CKD 3~5 期非透析患者及未接受 ESAs 治疗的维持性血液透析患者，应每 3 个月监测铁状态 1 次。

4. 白细胞群落参数的临床意义　LH700 系列血细胞分析仪基于 VCS 原理对"近于原态"的白细胞所获得的反映细胞形态学变化的测量参数，称为"白细胞群落参数"（cell population data，CPD）。白细胞群落参数共 24 项，包括白细胞分类中的中性粒细胞、嗜酸性粒细胞、淋巴细胞和单核细胞等 VCS 测量参数的均值（mean）和标准差（SD）。

（1）用于急性细菌性感染的诊断：中性粒细胞 VCS 参数，如中性粒细胞平均体积（MNV）、中性粒细胞体积分布宽度（NDW）及中性粒细胞平均光散射（MNS）。国内外学者先后使用 LH700 系列血细胞分析仪对急性感染病例外周血白细胞的 VCS 参数进行了相关研究。如 Chaves F（2005 年、2006 年）、施新颜（2008 年）、王佳（2009 年）、乐家新（2010 年）等研究结果显示，在细菌感染时，MNV 和 NDW 明显增高，MNS 降低。说明在急性细菌感染时，中性粒细胞不仅在体积上发生改变，而且体积及形态的差异性也更大，提示中性粒细胞核左移（杆状核增多，未成熟粒细胞增多），细胞核复杂程度较成熟粒细胞低。因此，对辅助诊断急性细菌感染有一定的价值。MNV 和 NDW 与中性粒细胞绝对值成正比，可间接反映中性粒细胞核左移现象，在急性细菌性感染时其敏感性和特异性明显高于白细胞总数和分类计数。

急性细菌感染时，检测外周血发现的中性粒细胞体积、传导性和光散射这一系列 VCS 参数变化。其原因是由于细菌感染时骨髓在炎性因子刺激下不成熟粒细胞释放增加，同时外周边缘池中中性粒细胞在炎性介质作用活化，外周血中出现多种中性粒细胞亚群。成熟的多形核中性粒细胞体积约为 360 fl，而中性杆状核粒细胞体积为 415 fl，晚幼粒细胞体积约为 470 fl，原始粒细胞、早幼粒细胞核中幼粒细胞约为 490 fl。活化的粒细胞主要表现为伪足形成，可更好发挥黏附、吞噬功能。外周血中出现体积、形态不同的不成熟粒细胞、活化粒细胞及成熟粒细胞，导致中性粒细胞平均体积增大、体积大小不一、细胞异质性增大，即表现出 MNV 和 NDW 升高。因此，中性粒细胞 VCS 参数，特别是 MNV 和 NDW，将有可能作为诊断急性细菌感染时实用的临床指标。

（2）淋巴细胞 VCS 参数：如淋巴细胞传导（LYD）、淋巴细胞平均体积（LYCV）可用于慢性淋巴细胞白血病、淋巴细胞增殖性疾病和病毒感染引起的异常淋巴细胞增多等疾病的鉴别诊断。

（3）白细胞群体参数在疟原虫感染诊断方面提供有价值的判断。疟原虫寄生累及红细胞，同时也会产生白细胞的变化，这种变化是由于疟色素刺激而导致淋巴细胞反应性体积增加，单核细胞体积增加成为吞噬细胞或有活性的单核细胞。同时在白细胞的分类散点图和白细胞直方图均可发现变化。CPD 相应的改变是淋巴细胞体积分布宽度增加。因此，白细胞群体参数可在疟原虫感染诊断方面提供有价值的判断。

（三）检测参数结果显示

血液分析仪检测结果显示主要包括临床报告参数和异常报警。结果显示有两大意义：一是直接筛检和报告检验结果（包括正常标本检测结果和符合仪器认定范围内的异常标本检测结果）；二是在出现超出仪器设定外的异常检验结果时，发出报警。血液分析仪检测结果显示通常有 3 类形式：数据、图形（直方图和散点图）和报警（图示、符号或文字）。

1. **数据**　一般均以检验报告单的形式显示，紧邻标本检测结果的数据旁，多显示相应参数的参考值。检测结果超出参考值范围内时，常有提示。

2. **图形**

（1）直方图：①白细胞直方图。小细胞峰左侧区域异常可能有血小板聚集、巨大血小板、有核红细胞、未溶解红细胞、白细胞碎片、蛋白质或脂类颗粒；中间细胞峰异常可能有异型淋巴细胞、浆细胞、原始细胞，嗜酸性粒细胞、嗜碱性粒细胞增多，核左移。大细胞峰异常可能有中性粒细胞增多。②红细胞直方图。异常红细胞直方图主要有小红细胞且大小不均、巨红细胞且大小不均、巨幼细胞贫血治疗有效（呈双峰直方图）。③血小板直方图。异常血小板直方图常发生于存在大血小板、小红细胞、红细胞碎片、血小板聚集、红细胞残骸等。

（2）散点图：有白细胞、红细胞和血小板散点图。不同型号血液分析仪因检测原理组合不同，散点图表达形式也有明显差别。平面散点图只显示二维（X、Y 轴）图像，而三维（X、Y、Z 轴）图则显示立体图像。在二维坐标系，横坐标（X 轴）和纵坐标（Y 轴）分别表示一种检测原理或检测角度的细胞信息，在坐标中任何位置的一个散点信息（细胞或颗粒的性质）可反映在 X 轴和 Y 轴上。

3. **报警**

（1）报警概念：报警是指所检测的标本不能满足仪器定义或不能满足用户所设定的检测标准。报警的主要意义在于：①告知检验人员。仪器已经无能力确定检验结果是否准确。②提醒检验人员。必须对检验结果做进一步复核后才能报告。

（2）报警来源：主要来自检测结果超出预先设定的参考值或复检标准。故须特别注意来自 WBC、DC、RBC、PLT、NRBC、RET 及相关参数数量和形态异常的报警。

六、血细胞分析仪的方法学评价

1. 细胞计数

（1）仪器法在细胞计数的许多环节都可自动化，这就避免了人工法的随机误差。

（2）仪器法细胞计数的数目较人工法多几倍到几十倍，大大减少人工法因计数细胞少造成的固有误差。

（3）仪器计数的准确性除本身性能外，决定于校准。经准确校准的仪器计数结果应比常规条件下人工计数更准确。

（4）每台仪器有自己的计数报告范围，超出此范围，必须用人工计数法。

2. 白细胞分类计数

（1）三分群分析仪结果只是细胞体积大小分群，不是实际意义的细胞类型分类；在直方图正常的情况下，其结果只表示淋巴细胞、中性粒细胞大致的数目。

（2）五分类分析仪可报告白细胞五种类型计数结果，其分类准确性取决于仪器的档次和检测原理。但对于有形态异常的标本，必须经显微镜检查后才能报告。

3. 分析仪其他优势

（1）检测速度快，缩短了试验周期（TAT），及时发出报告。

（2）自动标码识别、自动编号、自动进样，减少了实验室内分析前误差。

（3）可实行检测全程自动化，减少了检测人员与血液接触的机会，有利于生物安全管理。

第三节　我国血细胞分析仪及试剂行业标准与技术要求

一、血细胞分析仪行业标准技术要求（摘自 YY/T 0653-2008）

1. 正常工作条件

（1）电源电压：220 V ± 22 V、50 Hz ± 1 Hz。

（2）环境温度：18～25℃。

（3）相对湿度：≤ 80%。

（4）大气压力：厂家制定的大气压力条件。

2. 空白计数　$WBC \leqslant 0.5 \times 10^9/L$，$RBC \leqslant 0.05 \times 10^{12}/L$，$HGB \leqslant 2 \ g/L$，$PLT \leqslant 10 \times 10^9/L$。

3. 线性　分析仪的线性范围和线性误差应符合表 1-3 的要求。

4. 半自动分析仪技术要求

（1）仪器可比性：偏差 WBC 不超过 ±5%，RBC 不超过 ±2.5%，HGB 不超过 ±2.5%，PLT 不超过 ±8%，HCT/MCV 不超过 ±3%。

（2）重复性：分析仪的重复性应符合表 1-4 的要求。

（3）携带污染率：WBC ≤ 1.5%，RBC ≤ 1.0%，HGB ≤ 1.0%，PLT ≤ 3.0%。

表 1-3 分析仪线性要求

参数	线性范围	线性误差
WBC	$(1.0 \sim 10.0) \times 10^9 / L$	不超过 $\pm 0.5 \times 10^9 / L$
	$(10.1 \sim 99.9) \times 10^9 / L$	不超过 $\pm 5\%$
RBC	$(0.30 \sim 1.00) \times 10^{12} / L$	不超过 $\pm 0.05 \times 10^{12} / L$
	$(1.01 \sim 7.00) \times 10^{12} / L$	不超过 $\pm 5\%$
HGB	$20 \sim 70 \, g/L$	不超过 $\pm 2 \, g/L$
	$71 \sim 240 \, g/L$	不超过 $\pm 3\%$
PLT	$(20 \sim 100) \times 10^9 / L$	不超过 $\pm 10 \times 10^9 / L$
	$(101 \sim 999) \times 10^9 / L$	不超过 $\pm 10\%$

表 1-4 半自动分析仪重复性要求

参数	检测范围	精密度
WBC	$(4.0 \sim 10.0) \times 10^9 / L$	$\leqslant 6.0\%$
RBC	$(4.00 \sim 5.50) \times 10^{12} / L$	$\leqslant 3.0\%$
HGB	$120 \sim 160 \, g/L$	$\leqslant 2.5\%$
PLT	$(100 \sim 300) \times 10^9 / L$	$\leqslant 10\%$
HCT/MCV	$(35 \sim 50)\%$	$\leqslant 3.0\%$
	$(80 \sim 100) \, fl$	$\leqslant 3.0\%$

（4）直方图：①二分群分析仪。对正常人新鲜血测量的直方图上应能明确显示大、小两群细胞，并可报告百分比结果。②三分群分析仪。对正常人新鲜血测量的直方图上应能明确显示大、中、小三群细胞，并可报告百分比结果。

5．全自动血细胞分析仪技术要求

（1）仪器可比性：偏差要求，WBC 不超过 $\pm 5\%$，RBC 不超过 $\pm 2.5\%$，HGB 不超过 $\pm 2.5\%$，PLT 不超过 $\pm 8\%$，HCT/MCV 不超过 $\pm 3\%$。

（2）五分类血细胞分析仪白细胞分类准确性试验：血细胞分析仪对中性粒细胞、淋巴细胞、单核细胞、嗜酸性粒细胞和嗜碱性粒细胞测量结果应在按照附录 A 试验方法所得结果的允许范围之内（99% 可信区间）。

（3）重复性：血细胞分析仪的重复性应符合表 1-5 的要求。

（4）携带污染率：WBC $\leqslant 3.5\%$；RBC $\leqslant 2.0\%$；HGB $\leqslant 2.0\%$；PLT $\leqslant 5.0\%$。

6．分析仪基本功能

（1）应提供中文报告。

（2）具有异常报警功能。

（3）具有与实验室信息系统进行通信的功能。

表 1-5　自动分析仪重复性要求

参数	检测范围	精密度
WBC	$(4.0\sim10.0)\times10^9/L$	$\leqslant 4.0\%$
RBC	$(3.50\sim5.50)\times10^{12}/L$	$\leqslant 2.0\%$
HGB	$110\sim160\,g/L$	$\leqslant 2.0\%$
PLT	$(100\sim300)\times10^9/L$	$\leqslant 8.0\%$
HCT/MCV	$(35\sim50)\%$	$\leqslant 3.0\%$
	$(80\sim100)\,fl$	$\leqslant 3.0\%$

7．外观

（1）文字和标志应清晰可见，表面应色泽均匀、无磕碰、无划痕等缺陷。

（2）紧固件连接应牢固可靠，不得有松动。

8．安全　符合 GB 4793.1 中适用条款的要求。

9．环境试验　符合 GB/T 14710 中适用条款的要求。

二、稀释液行业标准（摘自 YY/T 0456.3—2003）

1．外观　稀释液应为无色透明液体，不得有沉淀，颗粒或絮状物。

2．外部标志　稀释液产品外部标志应符合标准 7.1 的要求。

3．净含量　稀释液净含量应符以下规定：①规格，$1\,L\leqslant V\leqslant 20\,L$；②最大允许负偏差，1.0%。

4．pH　稀释液在（25℃ ±1℃）的 pH 应不超过标称值的 ±0.20。标称值应根据适用血细胞分析仪的设计要求在制造商的注册产品标准中明确规定。

5．电导率　稀释液在（25℃ ±1℃）的电导率（ρ）应不超过标称值的 ±0.50 mS/cm。标称值应根据适用血细胞分析仪的设计要求在制造商的注册产品标准中明确规定。

6．渗透浓度　稀释液的渗透浓度值应不超过标称值的 ±10 mmol/L（± 10 mOsm/kg）。标称值应根据适用血细胞分析仪的设计要求在制造商的注册产品标准中明确规定。

7．空白值　使用血细胞分析仪测定时,测量结果白细胞计数(WBC)$\leqslant0.3\times10^9/L$、红细胞计数（RBC）$\leqslant0.05\times10^{12}/L$、血小板计数（PLT）$\leqslant10\times10^9/L$、血红蛋白含量（HGB）$\leqslant2\,g/L$。

8．准确性

（1）原装稀释液：白细胞（WBC）计数的相对偏差应不超过 ±10%，红细胞（RBC）计数的相对偏差应不超过 ±5%，血红蛋白（HGB）含量的相对偏差应不超过 ±5%，血小板（PLT）计数的相对偏差应不超过 ±15%，红细胞平均体积（MCV）的相对偏差应不超过 ±5%。

（2）替代稀释液：白细胞（WBC）计数、红细胞（RBC）计数、血红蛋白（HGB）含量、血小板计数（PLT）、红细胞平均体积（MCV）均应落在由原装试剂所得结果的 $\bar{x} \pm 2\,s$ 范围之内。

9. 菌落数　微生物数量 < 50 CFU/ml。

10. 批间差　pH 批间差应 ≤ 0.20；电导率 ≤ 0.50 mS/cm；渗透浓度批间差应 ≤ 10 mmol/L（10 mOsm/kg）。

11. 稳定性　稀释液应规定有效期，取到期后 3 个月内的留样检测。

三、溶血剂行业标准（摘自 YY/T 0456.2–2003）

1. 外观　溶血剂应为透明液体，不得有沉淀、颗粒或絮状物。

2. 外部标志

（1）溶血剂产品包装箱（盒）上的标志应符合标准 7.1 的要求。

（2）溶血剂产品单包装（瓶）上的标志应符合 7.2 的要求。

3. 使用说明书　使用说明书应符合标准 7.4 的要求。

4. 净含量　溶血剂净含量应符合表 1-6 要求。

表 1-6　净含量要求

规格	最大允许负偏差
1 L ≤ V ≤ 20 L	1.0%
500 ml ≤ V < 1 L	1.5%
100 ml ≤ V < 500 ml	3%
V < 100 ml	6%

5. 吸收峰波长　溶血剂溶血后血红蛋白衍生物的吸收峰波长 λ_{max} 应不超过产品标称值的 ±10nm。

6. 吸光度值　溶血剂作用于新鲜人血后在 750 nm 处的吸光度值应 ≤ 0.012。

7. 空白值　使用血细胞分析仪测定时，测量结果白细胞计数（WBC）≤ 0.3×10^9/L，血红蛋白含量（HGB）≤ 2 g/L。

8. pH　溶血剂的 pH 应不超过产品标称值的 ±0.20。

9. 准确性

（1）原装溶血剂：白细胞（WBC）计数的相对偏差应不超过 ±10%，血红蛋白（HGB）含量的相对偏差应不超过 ±5%，大细胞分群结果的相对偏差应不超过 ±5%，小细胞分群结果的相对偏差应不超过 ±8%。

（2）替代溶血剂：白细胞（WBC）计数、血红蛋白（HGB）含量、大细胞分群结果、小细胞分群结果均应落在由原装试剂所得结果的 $\bar{x} \pm 2\,s$ 范围之内。

10. WBC 直方图　在适用的血细胞分析仪上测试正常人的新鲜血液，所得的 WBC 直方图应符合以下要求。

（1）具备小细胞及大细胞两个群体峰。

（2）符合该血细胞分析仪相应的 WBC 峰群形及其峰位标志范围。

（3）35 fl 以内不应有干扰峰出现。

11. 批间差　吸收峰波长、pH 批间差应应符合 $\Delta \lambda_{max} \leqslant 10$ nm，$\Delta pH \leqslant 0.20$。

12. 稳定性　溶血剂应规定有效期限，取到期后 3 个月内的留样检测。

四、血细胞分析仪清洗液行业标准要求（摘自 YY/T 0456.1−2003）

1. 外观　清洗液应为透明液体，不得有沉淀、颗粒或絮状物。

2. 外部标志　清洗液产品外部标志应符合 7.1 的要求。

3. 净含量　清洗液净含量应符合表 1-7 要求。

表 1-7　净含量要求

规格	最大允许负偏差
1 L ≤ V ≤ 20 L	1.0%
500 ml ≤ V < 1 L	1.5%
100 ml ≤ V < 500 ml	3%
V < 100 ml	6%

4. pH　清洗液的 pH 应符合下列要求

（1）不含蛋白酶的清洗液在 (25 ± 1)℃时的 pH $\geqslant$ 7.0。

（2）含蛋白酶的清洗液 pH 应在标称值的 ± 0.5 以内。

5. 空白计数　使用血细胞分析仪测定时，测量结果白细胞计数（WBC）$\leqslant 0.3 \times 10^9$/L、红细胞计数（RBC）$\leqslant 0.10 \times 10^{12}$/L、血小板计数（PLT）$\leqslant 20 \times 10^9$/L。

6. 洗净率　清洗液的洗净率应符合下列要求。

（1）A 类清洗液的洗净率不小于 30%。

（2）B 类清洗液的洗净率不小于 90%。

7. 批间差　pH 的批间差应符合：$\Delta pH \leqslant 0.50$。

8. 稳定性　清洗液应规定有效期限，取到期后 3 个月内的留样检测。

五、校准物行业标准（摘自 YY/T 0701−2008）

1. 外观　校准物应为一种足够均匀的类同人血液样物质，不得有凝块。校准物的外包装应完整、标签标识清晰。

2．**装量**　校准物的装量不少于标示量。

3．**均匀性**

（1）瓶内均匀性：校准物瓶内均匀性不低于适用的血细胞分析仪检测正常水平新鲜血批内声称的重复性要求。

（2）瓶间均匀性：瓶间均匀性应满足表 1-8 的要求。

表 1-8　瓶间均匀性

参数	WBC	RBC	HGB	HCT	MCV	PLT
CV/%	≤ 2.5	≤ 1.0	≤ 1.0	≤ 1.0	≤ 1.0	≤ 4.0

4．**溯源性**

（1）实验室要求：①实验室对校准物进行赋值应采用国际权威机构认可或颁布的参考方法；②实验室必须具备能满足参考方法运行的仪器设备，仪器设备的技术指标应达到采用标准的要求；③参考方法测量结果的相对不确定度应满足 WBC ≤ 4%、RBC ≤ 2%、Hb ≤ 2%、PCV ≤ 2%、PLT ≤ 9%。

（2）赋值程序：提供赋值程序文件及至少一个批次的赋值记录。

（3）校准物的互换性（计量溯源校准的确认）：制造商需提供校准物互换性的技术文件。

（4）赋值的准确性：偏倚满足表 1-9 的要求。

表 1-9　允许偏倚范围

参数	允许偏倚范围
WBC	± 5.0%
RBC	± 2.0%
HGB	± 2.0%
PLT	± 9.0%
HCT/MCV	± 2.0%

（5）生物安全性：校准物的 HBsAg、HIV-1/HIV-2 抗体、HCV 抗体检测应为阴性。

（6）校准物应规定有效期（至少 30 d）及开瓶有效期。在标示的有效期及开瓶有效期内，校准物的偏倚范围应满足要求。

六、质控物（品）行业标准（摘自 YY/T 0702-2008）

1．**外观**　质控物应为一种足够均匀的类似人血液样物质，不得有凝块。质控物的外包装应完整、标签标识清晰。

2. 装量　质控物的装量不少于标示量。

3. 均匀性

（1）瓶内均匀性：质控物瓶内均匀性不低于适用的血细胞分析仪检测正常水平新鲜血批内声称的重复性要求。

（2）瓶间均匀性：瓶间均匀性应满足表1-10的要求。

表 1-10　质控物瓶间均匀性的要求

参数	WBC	RBC	HGB	HCT	MCV	PLT
CV/%	≤ 2.5	≤ 1.0	≤ 1.0	≤ 1.0	≤ 1.0	≤ 4.0

4. 质控物定值及范围

（1）定值质控物的赋值程序：制造商需提供参考值的赋值方法，确定参考范围的文件，并提供赋值程序文件及至少一个批次的赋值记录。

（2）定值质控物赋值的准确性：在用校准物校准后的血细胞分析仪检测系统上测试定值质控物，应符合制造商指定的参考范围要求。

5. 生物安全性　质控物的 HBsAg、HIV-1/HIV-2 抗体、HCV 抗体检测应为阴性。

6. 质控物应规定有效期　至少 90 d，开瓶有效期至少 7 d。

7. 定值质控物的偏差范围　应满足制造商规定的参考范围。

第 2 章

血细胞分析全面质量管理

医学实验室管理的第一要素就是检验报告的质量，质量是科室的生命、是学科建设永恒的主题。质量管理好坏是通过评价检验结果准确性来体现的，因为数据的准确与否直接影响到医疗水平，涉及患者切身利益，像血细胞计数这样高精度的检验项目尤为突出。为了保证质量，促进标准化、规范化、国际化管理，国家标准委员会曾将 2007 年版的 ISO 15189 等同转化为国家标准《医学实验室质量和能力的专用要求》(GB/T22576-2008/ISO 15189：2007)（以下简称《国标 22576》），已于 2008 年 12 月颁布并定于 2010 年 2 月 1 日实施。2012 年国际标准化组织又对 2007 年版进行了修订，颁布了第 3 版 ISO 15189。我国"全国医用临床检验实验室和体外诊断系统标准化技术委员会 (TC136)"随即也将其"等同转化"为国标，这将对加强医院质量管理力度，提高医学实验室整体技术素质和学术水平起着重要的推动作用。

ISO 15189 内容的核心是建立全面质量管理体系，实施过程控制，即利用系统性和方法论的原理分析每一类检查的全过程，找出影响检测的环节和要素，进而有的放矢地制定出控制的方法，制成程序文件和流程，供操作者使用，保证检验、检查结果质量。通常分成分析前质量管理、分析中质量管理和分析后质量管理。

第一节 分析前质量管理

分析前是指按照时间的顺序，从临床医师开出医嘱开始，到分析检验程序启动时终止的步骤，包括检验申请、患者准备、原始样品的采集、标本运送到实验室并在实验室内进行传输的过程。分析前质量控制是实验室管理研究的热点，但分析前质量控制是需实验室、临床医师、护理、卫勤人员共同完成的工作，这造成了：①标本质量缺陷的隐蔽性；②检验科对标本的非可控性；③错误报告责任的难确定性。分析前质量控制成为我国质量管理最薄弱的环节，是影响检验结果的重要因素，也是临床医师和护理人员最难控制的，但又必须控制的环节。Plebani M 报告了多家实验室造成检验结果误差的原因分析，发现分析前产生的误差占总误差的 46%～68.2%，分析中产生的误差占总误差的 18%～46%，分析后产生的误差占总误差的 15% 以下（表 2-1，表 2-2）。

试验过程中分析前各阶段产生误差的环节，如图 2-1 所示。从图中可以看出，在这个阶段又分成实验室外分析前和实验室内分析前两部分。

45

表 2-1　急诊检验的误差：种类和发生率

	绝对发生例数		相对发生率（%）	
	1996 年	2006 年	1996 年	2006 年
总计	4667	3092		
分析前	3186	1913	68.2	61.9
分析中	617	464	13.3	15.0
分析后	864	715	18.5	23.1

表 2-2　各科室急诊检验的误差：种类和发生率

科室	检验前		检验中		检验后	
	例数	百分率（%）	例数	百分率（%）	例数	百分率（%）
重症监护室	39	67	6	10	13	23
外科	26	81	5	16	1	3
内科	33	61	9	17	12	22
肾内科	31	69	5	11	9	20
总计	129	68.2	25	13.3	35	18.5

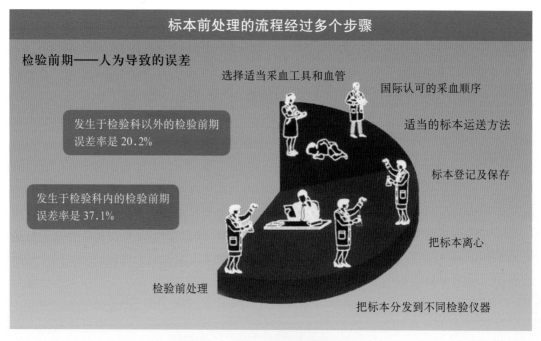

图 2-1　产生分析前差错的环节

分析前实验室影响检验结果准确因素分为实验室外因素和实验室内因素，实验室外分析前因素，包括标本采集部位、抗凝剂种类、标本保存、胆红素、溶血、脂血、血凝块（包括血小板凝块）干扰、血液收集管的质量；实验室内分析前因素包括标本接收、验收、拒收反馈、标本登记、标本编号、上机检测。

一、实验室外分析前质量管理

实验室外分析前工作的特点是大部分工作由医师、护士、卫勤人员完成，因此实验室工作人员对他们进行标本采集知识的培训、交流、检查、沟通是非常重要的。出了问题要互相谅解、互相弥补。

（一）检验申请

检验申请是整个检验过程的开始。临床医师必须对试验项目的试验原理、临床意义有深入的了解，以便根据有效性、时效性和经济性的原则，结合患者的病史、临床表现、体征及家族史和相关的试验临床诊断原理综合分析，申请最直接、最有效、最合理、最经济的项目和组合。医护人员应详细、认真、完整地填写检验申请单，包括：①患者的唯一标识；②报告的目的地；③原始样品的类型；④申请的检验项目；⑤患者的相关临床资料，以备解释检验结果之用；⑥原始样品采集日期和时间；⑦实验室收到样品的日期和时间。在申请血细胞分析、血栓性疾病、出血性疾病检验时要求医护人员特别注意填写"临床诊断"或"临床表现"栏内的相关内容，如是否发热，是否贫血、出血等。要准确填写样本采集日期和时间、实验室收到样品的日期和时间。

（二）标本采集

1. 制定《标本采集手册》　实验室管理层应与临床医师、护士共同探讨、规范每一类试验项目的标本采集和处理程序并制定相应的流程，编制成《标本采集手册》，可供负责采集原始样品者使用，也可作为管理者评价标本采集者工作质量的重要依据，还可作为实验室人员决定"接收"还是"拒收"标本的判断标准。

2. 《标本采集手册》应用　样本采集手册应作为实验室文件控制体系的一部分，按照实验室文档管理程序要求进行管理。在《国标22576》5.4.3 节内对如何编制《标本采集手册》有详细要求。

（三）标本采集和运送

1. 血液标本　一般要求用抗凝的静脉血，毛细血管采血较少，特别是一些全自动的仪器，不易采到足够用量，更不能在有疑问时重复核查。除了少数不易取得静脉血（如婴儿、大面积烧伤者）及某些需要经常采血检查的病例，均应用静脉血检测。

2. 采血容器　为了保证血液质量，防止操作者受血液感染，可采用真空采血系统，既可使血液分析达到自动化又能进行质量控制和保证操作者安全。定期验证真空采血管的质量，特别是采血量是否符合要求。

3. 抗凝剂　ICSH 推荐用 EDTA-K_2，其含量规定为 $1.5\sim2$ mg/ml 血。此抗凝剂不影响白细胞数目及体积大小，对红细胞形态的影响也最小，而且可抑制血小板的聚集。

4. 监控　实验室应监控样品向实验室的运送，以使其运送达到如下要求：

（1）根据申请检验项目的性质在一定时间内运送，同时应考虑实验室的相关规定。

（2）在原始样品采集手册中规定的温度范围内运送，并使用指定的保存剂以保证样品的完整性。

（3）应以确保对运送人员、公众及接收实验室都安全的方式运送，并且应符合国家、地区及当地法规的要求。

5. 血液贮存　上述抗凝血在室温（$18\sim22$℃）下，WBC、RBC、PLT 可稳定 24 h，白细胞分类可稳定 $6\sim8$ h，血红蛋白可稳定数日，但 2 h 后粒细胞形态即有变化，故需做镜检下分类者，应及早推血片。4℃条件可延长血液贮存期，WBC、RBC、RLT 稳定 48 h，白细胞分类可稳定 $8\sim10$ h；而 30℃环境下保存血标本，尽管 WBC、RBC、RLT 基本稳定 12 h，但白细胞分类及 MPV 值限在 4 h 内保持稳定。因此，当血标本不能及时检验时，应将其放在温度较低的环境下保存。

附：《国标 22576》5.4.3 节原始样品采集手册内容

1. 以下资料的备份或参考资料

（1）实验室提供的检验项目目录。

（2）知情同意书（适用时）。

（3）原始样品采集之前，向患者提供有关自我准备的信息和指导。

（4）对实验室服务的用户提供相关医学指征的信息，以帮助其合理选择现有的程序。

2. 下述程序

（1）患者准备（如为护理人员或负责静脉穿刺的医生提供指导）。

（2）原始样品的确认。

（3）原始样品采集（如静脉穿刺，皮肤穿刺，血、尿及其他体液），注明原始样品采集所用的容器及必需添加剂。

3. 下述说明

（1）申请表或电子申请表的填写。

（2）原始样品采集的类型和量。

（3）特殊采集时机（如需要）。

（4）从样品采集到实验室接收样品期间所需的任何特殊的处理（如运输要求、冷藏、保温、立即送检等）。

（5）原始样品标记。

（6）临床资料（如用药史）。

（7）提供原始样品患者的明确标识。

（8）原始样品采集人员的身份标识。

（9）对样品采集过程中所使用的材料进行安全处置。

4. 其他说明

（1）已检样品的贮存。

（2）申请附加检验项目的时间限制。

（3）附加的检验项目。

（4）因分析失败而需重新进行检验，或对同一原始样品进一步检验。

【例1】血常规标本的采集与处理程序（摘自解放军总医院临检科质量手册）

1. 目的　有效地指导血液常规标本的采集、接收及保存，使标本中的待测成分不受影响，保证检测结果准确可靠。

2. 范围　适用于血液白细胞计数及分类、红细胞计数、血红蛋白定量、血小板计数、血细胞比容、红细胞体积分布宽度、红细胞平均血红蛋白含量、红细胞平均血红蛋白浓度、红细胞平均体积、血小板体积分布宽度、血小板压积、网织红细胞计数与分类、嗜酸性粒细胞计数等标本的采集、接收及处理。

3. 职责

3.1　静脉血液标本由临床医护人员采集，末梢血液标本由临床检验科检验人员采集。检验人员有义务向临床提供各检验项目标本采集的类型、标本量、保存条件、注意事项、生物参考区间及临床意义等。

3.2　血液标本的运送应由患者本人或家属、临床专职外送卫生员、临床检验科检验人员进行运送及标本物流传输装置自动传送。

3.3　检验后血液标本由检验人员或检验科卫生员进行处理。

4. 工作程序

4.1　患者准备及原始标本识别

4.1.1　患者血液采集前，应避免跑步、骑自行车、爬楼梯等剧烈的运动，要求患者休息 15 min 后进行采血。冬季保持血液循环通畅；化疗患者要求在化疗前采集标本，以保证检测结果准确。

4.1.2　静脉血常规标本由临床医护人员采集，遵照医嘱准备好标本采集前所用的容器以及消毒器材、一次性注射器等备用。首先确认患者姓名，并将姓名和（或）标本标识写在（贴于）标本采血真空试管上。

4.1.3　末梢血常规标本由检验人员采集。末梢血标本采集的消毒采用 75% 乙醇溶液即可。

4.1.4　采血前应向患者做适当解释，以消除疑虑和恐惧。如遇患者采血后发生晕厥，可让患者平卧，通常休息片刻即可恢复。必要时可嗅芳香胺酊，针刺或指掐人中、合谷等穴位。

4.1.5　原始标本以"申请序号"为唯一标识。

4.2　临床医师的指导

4.2.1　临床医师必须对患者讲清楚血液标本检验的目的、采血时间及注意事项。

4.2.2　临床医师应向患者讲清楚采集血液标本前，服用以下药物可能会影响检验结果；如果服用下列药物，应该提醒临床医师在分析实验结果时予以注意。

白细胞计数禁止服用的药物：①解热镇痛药，如氨基比林（匹拉米洞）、安替比林（非那宗）、安乃近（诺瓦经）、对乙酰氨基酚（扑热息痛）及含有上述药物的各种复方镇痛片；②抗风湿药，如保泰松、吲哚美辛、金盐等；③精神抑制药和抗抑郁药，如吩噻嗪类包括氯丙嗪（冬眠灵）、丙嗪（普马嗪）、硫利达嗪（甲硫哒嗪）、三氟拉嗪（甲哌氯丙嗪）、甲哌啶嗪、异啶嗪、甲丙氨酯（眠尔通）、氯氮䓬（利眠宁）、丙米嗪、阿米替林、脱甲丙米嗪等；④抗甲状腺药，如甲基硫氧嘧啶、丙基硫氧嘧啶、卡比马唑（甲亢平）、甲巯咪唑（他巴唑）等；⑤抗感染药，如磺胺类、氯霉素、甲砜霉素、复方磺胺甲噁唑（复方新诺明）、青霉素、新青霉素Ⅰ、氨苄西林、羧苄西林、头孢菌素、链霉素、新生霉素、利托菌素、呋喃妥因（呋喃呾啶）等；⑥抗结核药，如对氨基水杨酸、异烟肼、氨硫脲等；⑦抗疟药，如卡莫喹、羟氯喹等；⑧抗麻风药，如氨苯砜等；⑨抗凝血药，如苯茚二酮；⑩抗心律失常药，如普鲁卡因胺、阿吗灵（西萝芙木碱）、奎尼丁、普萘洛尔（心得安）等；⑪抗癫痫药，如苯妥英、三甲双酮、乙琥胺等；⑫抗糖尿病药，如氯磺丙脲、甲苯磺丁脲等；⑬利尿药，如乙酰唑胺、氯噻酮、依他尼酸（利尿酸）、氢氯噻嗪（双氢氯噻嗪、双氢克尿塞）、莫鲁来和其他汞制剂等；⑭抗组胺药，如安他唑啉、曲吡那敏（扑敏宁）等；⑮其他，如左旋咪唑、泼尼松、别嘌醇等。

红细胞计数禁止服用的药物：甲氨蝶呤、苯妥英钠、齐多夫定。

血小板计数禁止服用的药物：奎尼丁、头孢菌素。

嗜酸性粒细胞计数禁止服用的药物：肾上腺类固醇、促肾上腺素。

4.3　申请单的填写、处理及保存

临床医师在填写检验申请单时，应采用计算机程序进行申请，填写完整，门诊患者包括患者姓名、性别、出生日期或年龄、申请科室、病人 ID 号、申请日期、申请序号、标本类型、临床诊断、申请检验项目及特殊说明如应用的药物等；住院患者除上述内容外应增加住院号和床号。

临床医护人员：根据检验申请单中的检验项目，做好标本采集的准备。

检验人员：必须在收到临床医师电子打印的检验申请单时，方可接收标本并实施相应的检验。

检验申请单：至少保存 3 个月。

4.4　血常规标本采集的容器及必需添加剂、原始标本采集的类型和量

4.4.1　静脉血液标本采集的容器是一次性含 $EDTA-K_2$ 抗凝剂的真空采血管（规格：13 mm×75 mm，紫色）；血液标本必需添加剂是 $EDTA-K_2$ 抗凝剂；原始

标本采集的类型是静脉血；标本量是抗凝血 2 ml。

4.4.2　末梢血液标本采集的容器是含有相应稀释液的试管或配套塑料杯，必需添加剂是各分析仪要求的稀释液或 $EDTA-K_2$ 抗凝剂，原始标本采集的类型是末梢血，采血量为 20 μl 或 40～80 μl。

4.5　血常规标本采集方法

4.5.1　静脉血常规标本采集方法

4.5.1.1　血常规标本采集过程：收取检验申请单→审核合格后，检查真空管标识与检验申请单是否一致→患者做好准备→找好采血静脉并消毒→使用装有 $EDTA-K_2$ 的真空管采集静脉血 2 ml→干棉签压迫穿刺处→充分混匀标本（在检验申请单上注明标本采集日期和时间）→送至临床检验科检测。此过程由临床医护人员完成。

4.5.1.2　血液标本采集部位：通常采用肘部静脉；如肘部静脉不明显时，可改用手背静脉或内踝静脉，必要时也可从股静脉采血。小儿可用颈外静脉采血，但有危险性，以少用为宜。为保证检测结果准确性，不能在静脉输液同侧臂或输液三通处采集静脉血液标本。

4.5.1.3　真空采血法：采用真空采血装置（备有软橡皮套管式止血装置），穿刺回血后，即可将另一端的硬插管插入真空定量的采血试管内，采集血液足量后，拔出硬插管即止血，当插另一真空定量试管时又可采血。整个采血过程无血液外溢和污染。

4.5.2　末梢血常规标本采集方法

4.5.2.1　末梢血标本采集过程：门诊患者由检验科人员收取检验申请单（住院患者由临床专职卫生员送检验申请单至临床检验科）→审核合格后，编号（填写与相应试管编号一致）→患者做好准备→审核患者身份与检验申请单的姓名是否一致，相符后→找好采血部位并消毒→采集末梢血样 20 μl 或 40～80 μl→加入装有相应稀释液的试管或塑料小管（充分混匀标本），与此同时用一次性载玻片取末梢血一滴，推片（编号，与申请单序号一致，在检验申请单上注明标本采集日期和时间）→干棉球压迫穿刺处→标本送回临床检验科检测。此方法整个过程由临床检验科人员完成。

4.5.2.2　末梢采血法：采集部位通常采用环指，婴幼儿手指太小可用踇趾或足跟采血。末梢采血法操作方便，但血循环较差，受气温影响较大，检查结果不够稳定，特别是冬季波动幅度更大，一般情况下不宜使用。

4.5.3　标本采集注意事项

4.5.3.1　严格按照无菌技术操作（除按规定穿戴工作服外，还应戴一次性手套和口罩），防止患者采血部位感染，保证一人一针，杜绝交叉感染。真空采血过程一般情况无血液外溢和污染，如果有血液标本外溢应立即对其用 0.2% 过氧乙酸溶液或 75% 乙醇溶液消毒处理。标本采集过程中，对所使用的采集材料应妥善处置，严格执行无菌操作，使用合格的材料，使用前进行严格检查，保证安全；采血人员对所采集的标本应做好登记，并签名。标本采集过程完成后，对所使用的采集材料应及时、妥善处置，保证环境和人员安全。

4.5.3.2　静脉采血时，止血带压迫时间宜 <1 min，若止血带压迫超过 2 min，大静脉血流受阻而使毛细血管内压上升，可有血管内液与组织液交流，能使分子量 < 5000 Da（道尔顿）的物质逸入组织液；随着压迫时间的延长，局部组织发生缺氧而引起血液成分的变化，检查结果会出现不应有的增高或减低。

4.5.3.3　抗凝管采集血液标本后，立即将试管轻轻颠倒 5~6 次，使血液与抗凝剂充分混匀。

4.5.3.4　皮肤采血时，应尽量避开有炎症、化脓、冻伤等皮肤损害处。皮肤出汗时，应先用干棉签擦干，以免血液稀释。采取末梢血时，不要用力挤压，血液应自然流出。

4.6　安全处置

4.6.1　锐利（注射器）器具

4.6.1.1　不把用过的锐利器具（注射器等）传递给别人。

4.6.1.2　不要向用过的一次性注射器针头上套针头套，也不要用手毁坏用过的注射器。

4.6.1.3　把用过的注射器直接放到专门的桶或盆中，统一处理。

4.6.1.4　勿将锐利废弃物同其他废弃物混在一起。

4.6.1.5　勿将锐利废弃物放在儿童可以接触到的地方。

4.6.2　废弃物

4.6.2.1　处理废弃物必须采用适当的防护设施，常用的防护设施包括乳胶手套、口罩、防护眼镜、隔离衣等。

4.6.2.2　没有被污染的废弃物可以按一般性废弃物（装入黑色袋）处理；污染的废弃物可以按医疗废弃物（感染性废弃物，装入黄色袋）处理。

4.6.3　意外情况的处理

4.6.3.1　针刺和切割伤

4.6.3.1.1　皮肤有损伤或针刺时，建议尽可能挤出伤口血液，用大量的水冲洗；然后用灭菌生理盐水彻底清洗伤口处，并用 75% 乙醇溶液消毒；最后用防水的敷料包扎伤口。

4.6.3.1.2　当皮肤损伤或针刺时，怀疑可能 HIV、HBV、HCV 感染，立即进行医疗处理，采取有效的医学预防措施如立即注射乙肝疫苗。专家建议在 4~6 周检测抗体，并周期性复查（6 周、12 周、6 个月），并上报有关部门。

4.6.3.2　眼睛、黏膜和皮肤污染的处理

4.6.3.2.1　如果被血液或体液喷溅眼睛、黏膜，立即用大量清水或生理盐水冲洗 15~20 min；如果被血液或体液喷溅皮肤，用肥皂液和流动水清洗污染的皮肤，

再用 75% 乙醇或 0.5% 碘伏进行消毒。

4.6.3.2.2　怀疑接触 HIV、HBV、HCV 感染者的血液、体液时，立即进行医疗处理，采取有效的医学预防措施如立即注射乙肝疫苗。专家建议在 4~6 周检测抗体，并周期性复查（6 周、12 周、6 个月），并上报有关部门。

4.6.3.3　溢出物的处理

4.6.3.3.1　处理溢出物必须采用适当的防护设施，常用的防护设施包括乳胶手套、口罩、防护眼镜、隔离衣等。

4.6.3.3.2　环境被患者标本污染时，用卫生纸将溢出物吸收，然后用 0.2% 过氧乙酸溶液或次氯酸钠（有效氯约 5000 mg/L）溶液消毒，必要时采用紫外线对环境进行消毒处理。

4.6.3.3.3　衣物被患者标本污染时，尽快脱掉污染衣服以防止感染物触及皮肤并防止进一步扩散，将已污染的衣物进行适当的消毒处理。如果被患者标本污染的衣服触及皮肤时，应尽快脱掉污染衣服并进行淋浴；如怀疑标本有传染性疾病，应同时采取有效的医学预防措施（同 4.6.3.2.2）。

4.7　血液标本的运送

4.7.1　门诊患者的血液标本由患者本人或家属运送及物流传输装置自动传送；住院患者的血液标本由临床专职外送卫生员运送，末梢血液标本由临床检验科检验人员运送。

4.7.2　送检地点。门诊患者：一般标本送至临床检验科门诊检验室（门诊部楼三层），急诊标本送到临床检验科急诊检验室（门诊部楼一层）；住院患者：白天送到住院部临床检验科（住院部楼二层东单元），夜间送到门诊临床检验科急诊检验室（门诊部楼一层）。

4.7.3　常规血液标本采集后应立即送检，如不能及时送检或分析，必须采取保存措施，常用冷藏方法（冰箱 2~8℃ 保存），保存时间应 <12 h（该冷藏方法经过多年实践经验总结得出，对细胞计数影响不明显）。

4.7.4　血液标本的运送必须保证运送过程中的安全，防止溢出。标本溢出后，应按 4.6.3.3 处理。

4.8　静脉血液标本的接收与拒收的标准

4.8.1　实验室接收合格血液标本的标准

4.8.1.1　检验申请单应为电子格式，内容必须齐全，血液标本容器标识应符合本程序 4.1.5 要求，标本标识应与检验申请单的相应内容完全一致。

4.8.1.2　标本种类（EDTA-K$_2$ 抗凝剂的静脉血）、标本量（抗凝血 2 ml）符合所申请实验的要求。

4.8.1.3　血液标本采集后应立即送检，不能及时送检的标本采取保存措施，参照本程序 4.7.3。

4.8.2　实验室拒收血液标本的标准

4.8.2.1　在一般情况下，血液标本不符合上述 4.8.1 要求之一的，血液标本拒收。

4.8.2.2　标本凝血、溶血者拒收。

4.8.2.3　血液标本在运送过程中，容器破裂、标本外溢者，血液标本拒收。

4.8.3　实验室接收不合格血液标本的说明

在下列情况下：如休克、昏迷患者及婴幼儿等特殊情况，血液标本不足 0.5 ml。

上述情况必须与临床医师联系，经临床医师同意后，临床检验科方可接收血液标本并检验，并在检验结果报告单中注明。

4.8.4　拒收标本及时通知临床医师或护士，但原始标本由检验科保存，其他人员未经允许不得取走。

4.9　生物参考区间及临床意义

白细胞计数：成人为（$3.5 \sim 10.0$）$\times 10^9$/L[末梢血：（$4.0 \sim 10.0$）$\times 10^9$/L]，新生儿为（$15.0 \sim 20.0$）$\times 10^9$/L，6 个月至 2 岁为（$11.0 \sim 12.0$）$\times 10^9$/L。白细胞分类：中性粒细胞为 $0.50 \sim 0.70$，淋巴细胞为 $0.20 \sim 0.40$，单核细胞为 $0.03 \sim 0.08$，嗜酸性粒细胞为 $0.01 \sim 0.05$，嗜碱性粒细胞为 $0 \sim 0.01$。嗜酸性粒细胞计数：（$0.05 \sim 0.3$）$\times 10^9$/L。

红细胞计数：男性为（$4.30 \sim 5.9$）$\times 10^{12}$/L，女性为（$3.9 \sim 5.17$）$\times 10^{12}$/L，新生儿为（$6.0 \sim 7.0$）$\times 10^{12}$/L。红细胞形态：瑞氏染色血涂片成熟红细胞形态呈双凹圆盘形，细胞大小相似，平均直径为 $7.2 \mu m$（直径范围为 $6.0 \sim 9.5 \mu m$），淡粉红色，中央 1/3 为生理性淡染区，胞质内无异常结构。血红蛋白：男性为 $137 \sim 179$ g/L，女性为 $110 \sim 150$g/L，新生儿为 $170 \sim 200$ g/L。血细胞比容：$0.35 \sim 0.52$。红细胞平均指标：MCV $80 \sim 100$ fl；MCH $27 \sim 34$ pg；MCHC $320 \sim 360$ g/L。红细胞体积分布宽度 <0.145；网织红细胞数 $0.004 \sim 0.021$；低荧光网织红细胞比例为 $0.768 \sim 0.954$，中荧光为 $0.032 \sim 0.194$，高荧光为 $0 \sim 0.046$。

血小板计数：（$100 \sim 300$）$\times 10^9$/L。

血常规检查实验项目的临床意义见临床检验科《实验项目指南》。

4.10　已检标本存放

4.10.1　血液常规检查过的静脉血标本在室温条件下保存 24 h。一般情况下保存至次日上午 8：00 进行处理。

4.10.2　末梢血液常规检查过的标本不保存。

4.11　附加检验项目及时间限制

4.11.1　静脉血液标本的附加检验项目为静脉抗凝血有关的附加检验项目如网织红细胞、嗜酸性粒细胞计数等；若原始标本有足够的标本量，在血液标本收到后 2 h 内可提出检测申请。

4.11.2　末梢血液常规标本无附加检验项目。

4.12　因分析失败而需再检验标本的处理

4.12.1　血液常规分析某一项目因检测结果超过该项目的检测线性如白血病患者白细胞，导致血细胞分析仪检测不出结果，应采取相应的稀释液 2 倍、4 倍等稀释方法对原血液标本稀释后重新进行测试，结果以测定值的基础乘以稀释倍数。

4.12.2　血液常规分析因仪器运行异常或仪器没有吸到血液标本，导致血细胞分析仪检测不出结果，应重新对原始血液标本进行测试。

4.12.3　血细胞常规分析因仪器的原因（如温控器误判试剂温度过低），导致血细胞分析仪检测不出结果，应先检查仪器失误原因，纠正后对原血液标本进行测试或采用其他血细胞分析仪进行测试。

4.13　检查后血液标本及废物的处理

4.13.1　完成检验过的血液标本按本程序 4.10 进行保存。

【例2】标本管理程序（摘自解放军总医院临检科质量手册）

1. 目的　规范实验标本的采集、接收及保存，以保证原始标本在采集、接收及保存过程中方法适当，原始标本中的待测成分不受影响。

2. 范围　适用于科室所有检测标本的采集、接收及保存。

3. 职责

3.1　质量管理小组负责标本管理的指导和监督。

3.2　检验人员负责各自检测标本的管理和标本采集手册的编制。

4. 工作程序

4.1　编制标本采集指南

4.1.1　由各专业实验室负责人组织实验室成员编制各自实验室的标本采集指南。标本采集指南包括以下文件：

4.1.1.1　实验室检验项目指南。

4.1.1.2　各种标本采集作业指导书。

4.1.1.3　各检测项目的检验程序文件。

4.1.2　技术管理小组对标本采集手册的内容进行审查，如发现不合格内容可责令实验室负责人修改。

4.1.3　由技术主管征求患者和临床医护部门的意见进行修改，修改后内容经科主任批准后，分发给各标本采集部门和个人。

4.1.4　标本采集手册应作为科室文件，遵循《文件控制程序》，由质量管理小组保存。

4.1.5　技术管理小组应就标本采集手册内容定期征求患者和临床医护部门的意见，并对标本采集手册内容进行审查。

4.2　标本的唯一标识　患者原始标本识别以"申请序号"为唯一标识（个别没有以计算机打印的检验申请单以"患者门诊号"为唯一标识）。

4.3　标本的接收　各专业实验室指派专人接收送达临床检验科的标本，并登记入《标本接收记录》，记录由实验室负责人保存。登记的内容至少包括时间、患者姓名、科室、待检项目、送检者、接收者。

一般不接收无书面申请单的标本，如在患者病情危急等特殊情况下可接收医师的口头申请并处理、检测标本，但必须在接收到书面申请后，方可报告检验结果。

4.4　标本的拒收

4.4.1　除检验申请者有特殊要求外，下列情况，应对标本进行拒收：

4.4.1.1　标本量过多或过少。

4.4.1.2　标本经肉眼观察已不适合检验或变质。

4.4.1.3　标本未在规定时限内送达。

4.4.1.4　未标记采集时间的标本。

4.4.1.5　缺乏唯一识别码的标本。

4.4.2　在拒收标本前，标本接收者应立即通知标本采集部门或个人，共同商榷标本的处置。在此之前，如标本的待分析成分不稳定、标本不可替代、标本很关键，检测者可先行处理标本。在患者与标本采集部门或个人均书面同意使用本次标本进行检测，并明确责任后，实验室可进行检测，并在结果报告单中加以说明。

4.4.3　标本接收者将拒收标本登记入《实验室日志》，记录由实验室负责人保存。记录内容至少包括：标本唯一标识、患者标识、标本采集人姓名、标本采集时间、不合格原因及性状描述、识别者签名及时间。

4.5　检测过程中发现的不合格标本的处理　检测过程中发现的不合格标本，其处理原则同 4.4.2、4.4.3，记录见《实验室日志》。

4.6　检测报告发出后发现的不合格标本的处理遵循《不符合项控制程序》。

4.7　急诊标本的处理　各专业实验室应优先处理急诊标本，优先检测、审核检测结果、发布报告。急诊检测结果报告时限控制在 1 h 以内。急诊检测结果应以最快的方式发布，包括电话通知等。

4.8　标本检测　标本检测应严格按各检验程序文件的规定执行。取自原始样品的部分样品必须可追溯到原始样品。

4.9　检测后标本的处理

4.9.1　各实验室制定各自检测后标本的保存时限。如患者或临床医护部门认为检测结果有差错存在，可在标本保存时限内申请复查，超过时限，实验室拒绝复查。具体时限参见各类标本的采集与处理程序。

4.9.2　超过保存时限的检测后标本通过安全方式进行销毁。具体操作参见《废物处理制度》。

5. 相关文件

5.1　《文件控制程序》

5.2　《不符合项控制程序》

5.3　《实验室日志记录程序》

5.4　临床检验科检验项目指南和各类标本采集作业指导书。

5.5　各检测项目检验程序

5.6　《废物处理制度》

6. 记录

6.1　《标本接收记录》(PLA301-LJK-CX-023-001)

6.2　《实验室日志》(PLA301-LJK-CX-014-001)

二、实验室内分析前质量管理

1. 实验室应在接收簿、工作记录、计算机或其他类似系统中对收到的原始样品进行记录。应记录收到样品的日期和时间，同时应记录样品接收责任人。

2. 实验室的管理者应制定有关接收或拒收原始样品的准则，形成文件。作为拒收不合格标本的依据，如果接收了不合格的原始样品，如血内有肉眼或显微镜下可见的凝块、溶血等，最终的报告中应说明问题的性质，在解释检验结果时应注意。

3. 如原始样品识别方式不明确，并且原始样品不可替代或很关键，则实验室可以选择先处理样品，待申请医师或采集原始样品的人员承担识别和接收样品的责任和（或）提供适当的信息后，再发布结果。这种情况下，负责识别原始样品的人员应在申请表上签字，或以其他可以追溯到申请表的方式进行记录。无论什么原因，如果在无法满足上述要求的情况下进行了检验，应在报告上明确责任人。

4. 授权人员应对申请和样品进行系统的评审，并决定做哪些检验及所用的检验方法。

5. 实验室应对标识"急"字样的原始样品的接收、标识、处理和报告过程制定相应程序。其中应包括申请表和原始样品上的各种特殊标识的详细说明，原始样品送达实验室的方式，所使用的快速处理模式和应遵循的特殊的检验结果报告标准。

6. 取自原始样品的部分样品，应可以追溯至最初的原始样品。

7. 实验室应针对口头申请为患者进行检验的情况制定一个书面政策。

8. 样品应在能够保持性状稳定的条件下保留一段时间，以便在出具结果报告后可以复查或用于额外的检验。

9. 实验室接收标本后，因某些原因不能及时检测时，以保证标本质量不影响检验结果为原则、妥善保存并注意及时检测，当超过最佳保存条件的标本还需检验时，检验报告人员应在检验报告单上明显标注。

第二节　分析中质量管理及实施程序

分析中是指样本上机检测到仪器报告检测结果之间的时间，包括人员培训、编写作业指导书、仪器校准、检测系统的建立与评估、室内质控、室间质控、参考范围、危急报告、测量不确定度的建立、生物安全管理和实验室环境管理。

一、技术人员培训

目前，大量自动化、智能化高技术分析仪器被普遍应用，为检验医学学术水平和整体技术水平的提高起到了重要的推动作用。这是检验医学发展的主流，也是检验医学发展的方向。但也应注意，先进的仪器是由人来操作的，再先进的设备也有其局限性和不足的一面，有些检测项目要靠经典的方法（特别是手工法）去验证、校准和补充。当前，在国内医院检验科普遍存在着一些不可忽视的问题，那就是有些检验技术人员在有形成分的形态学检查上完全依靠自动化仪器，而忽略了经典的人工显微镜检查的作用，由此导致错误的报告，有的贻误诊断甚至发生医疗事故，造成不良后果。因此，在发展现代化自动化仪器的同时，还应注重人员的基本技能培训，继承和发扬老前辈在多年临床实践中积累的实验技巧、注重经典方法的传承、总结形态学检查方法的经验，结合自动化分析手段为临床诊断提供更直接、准确、及时、价廉的检验结果，以保证临床诊断的可靠性。在《国标》5.1节里专门对人的素质提出了严格又具体的要求。在这个条款里对学科带头人、从事各专业的技术人员都有相应的要求，经过培训、考核、科主任授权签字，才能上岗检测签发报告。文件规定科室要有继续教育计划，不断对人员进行基本知识、基本技能、新技术应用的培训和考核，并有详细的人才技术档案作为用人的依据。这些对科室人才素质、学术水平、管理能力、医疗质量的提高和科室的持续发展有着重要意义。培训大致有以下几点。

1. 岗前培训　应仔细阅读仪器说明书或接受良好的培训。要对仪器的原理、操作规程、使用注意事项、细胞分布直方图的意义、异常报警的含义、引起实验误差的因素及仪器维护有充分的了解，应用 ICSH 推荐的标准方法校正仪器的测试参数。

2. 过程控制理论培训　学习过程控制的内涵和方法，熟悉分析前、中、后每个环节的患者生理或病理因素给实验造成的误差或服用药物的干扰作用，随时监控仪器的工作状态，注意工作环境的电压变化和磁场、声波的干扰。能根据质控图的变化及时进行仪器的调试。测试后要根据临床诊断、直方图变化、各项参数的关系进行分析，确认无误后方能发出报告。

3. 医德医风教育　检验人员必须具有高度的责任心和事业心。因此，必须重视抓技术人员医德医风的思想教育和专业知识水平的提高。强化质量意识和责任感，树立一切服务于患者的思想。

二、编制作业指导书

标准规范的作业指导书对于质量保证非常重要，《国标 22576》技术要素中"5.5 检验程序"对于作业指导书的编制有如下要求。

1．实验室编制作业指导书应该包括检验项目选择、提取部分样品在内的检验程序，该程序应符合实验室用户的要求，且适宜检验操作。提倡使用在已出版的、公认的、权威的教科书及经同行评议的书刊或杂志中，或国际、国家或地区的法规中所明确的程序。如果应用的是内部规程，则应确认其符合相应的用途并形成文件。

2．实验室应只用经确认的程序来验证所使用的检验程序是否适合预期用途。验证范围应满足特定的或某领域的应用需要。实验室应记录验证过程中所使用的程序及所获得的结果。

应对所选用的方法和程序进行评估，在用于医学检验之前应证实其结果符合要求。实验室负责人或指定的人员应在初期对程序进行评审，并应定期进行。评审工作通常每年 1 次。评审结果应记录归档。

3．所有的程序都应形成文件，使相关工作人员可以从工作站上查阅。已形成文件的程序及必要的指导书，应使用实验室工作人员都理解的语言。

卡片文件或类似总结有关键信息的系统可供工作人员在工作台上快速查阅，同时应备有完整的操作手册供检索。卡片文件或类似的系统应与完整手册的内容相对应。任何节略性的程序都应该作为文件控制系统的一部分。

如果制造商提供的使用说明书（如包装插页）符合上述两点的要求，其描述可作为实验室操作的程序，所使用的语言能被实验室的工作人员所理解，则检验程序应部分或全部以此说明书为基础来制定。任何偏离均应经过评审并形成文件。进行检验所需的附加信息也应形成文件。每个新版检验试剂盒在试剂或程序方面发生重大变化时，均应进行性能和适用性检查。与其他程序一样，任何程序上的变化都应注明日期并经授权。

4．除了文件控制标识，文件中还应包括以下内容：

（1）检验目的。

（2）用于检验程序的原理。

（3）性能参数，如线性、精密度，以测量不确定度表示的准确性、检出限、测量区间、测量真实性、灵敏度和特异性。

（4）原始样品系统（如血浆、血清和尿液）。

（5）容器和添加剂类型。

（6）所需设备和试剂。

（7）校准程序（计量学溯源性）。

（8）程序步骤。

（9）质量控制程序。

（10）干扰（如乳糜血、溶血、胆红素血）和交叉反应。

（11）结果计算程序的原理，包括测量不确定度。

（12）生物参考区间。

（13）患者检验结果的可报告区间。

（14）警告／危急值（当适用时）。

（15）实验室解释。

（16）安全性预警措施。

（17）变异的潜在来源。

只要具备上述信息，也可以使用电子手册的形式。对于文件控制的要求同样适用于电子手册。

实验室负责人应负责保证检验程序内容的完整和现行有效，并进行全面的评审。

5．应定期评审生物参考区间。如果实验室有理由可以相信某一特定参考区间对参考人群不再适用，则需进行调查研究，如必要，应采取纠正措施。在实验室更改检验程序或检验前程序时，如需要，也应对生物参考区间进行评审。

三、检测系统与评估

现代化检验的结果是通过"检测系统"得到的，即使用的仪器、方法、试剂、校准是成为系统的整体。其中任一元素改变，仪器都需做相应的调整，否则就会出现偏差和错误。然而，目前应用的多数全自动仪器检测原理是不同的，随之使用的试剂、校准物也不同，形成了自己的系统。显然，不同的仪器检测同一样本，结果是有差异的。必须通过量值溯源和校准的手段使不同仪器的测定值达到可接受的程度。为此，《国标22576》在5.6.6节中明确指出：如果同样检验应用不同的程序或设备，或在不同地点进行，或以上各项均不同时，应该有明确的机制来判断在整个临床适用区间内检验结果的可比性。这一验证过程应根据程序及仪器设备的具体情况定期进行。不同的血细胞分析仪检测原理、配套使用的稀释液、溶血剂及校准品是不同的。由于检测系统的不同，同一样本在不同仪器得到的检测报告不同。因此，仪器使用前必须校准。

（一）血细胞分析仪校准

1．校准方法　根据ISO 15189文件——《医学实验室质量和能力的专用要求》和国际血液学标准化委员会（ICSH）颁布的文件要求，血细胞分析的检测结果只有溯源至参考方法，才能保证结果的准确性和不同实验室检测结果的可比性。因此，血细胞分析仪必须按照国际参考方法进行校准。在一台新血细胞分析仪安装好后，其仪器检测结果中的全部或某一项不准确，需要进行校正；或在日常工作中，由于多种原因，检测结果会逐渐产生漂移现象，也需要对仪器的一些指标进行重新校正。其校准方法，如图2-2。

2．校准应注意的问题

（1）校准仪器最好采用所购买的血细胞分析检测系统配套的校准物，也可以使用经国家认证的血液学参考实验室用国际参考方法准确定值的正常人新鲜血。

（2）人工微粒制品的质控物，一般不能用于校准仪器，如经准确定值，只能校准同型号仪器。

（3）如用同一人工微粒制品（或醛化细胞）校准几个型号仪器，则必须首先分别

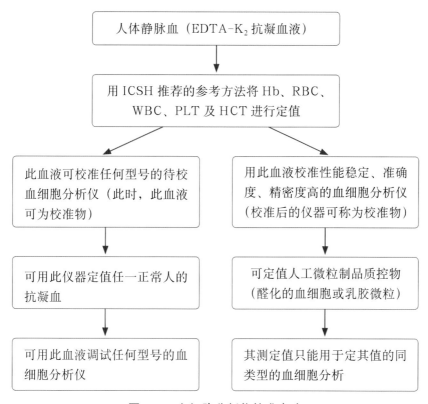

图 2-2　血细胞分析仪校准方法

校定该制品或醛化细胞在各型号仪器上的定值。如考查在某医院内几台仪器或某地区各家医院仪器的准确性（很可能这些仪器不是同一个类型），最好使用经准确定值的正常人体血液。如用人工微粒制品或醛化细胞，评价回报结果应以相应仪器值为标准。

（二）自动白细胞分类计数的性能评价

自动白细胞分类计数能减轻临床实验室的劳动强度。根据仪器预设标准，在某种程度上可以替代需要专门技能和培训的检验人员，从而提高了结果的准确性。而且，仪器计数的细胞比传统显微镜方法多许多倍，从而也提高了精密度。但由于仪器不管使用多先进检测原理，都不是直接人工显微镜检查，它的"细胞分类"结果准确性都是与显微镜检不能媲美的，只不过不同档次的仪器，准确性不同罢了。因此，在血细胞分析仪使用之前，必须对白细胞分类的性能进行评估，对自动白细胞分类计数进行性能评价。

1. **性能评价**　本标准所述参考方法，适用于某种类型白细胞数量超过 5% 时的评价。如果细胞数量太低（如嗜碱性粒细胞），预期的变异系数就比较大。但是，在选择特殊病例后，也可进行精密度试验。评价方案包括下列几个部分。

（1）比较试验：即与参考方法比较。

（2）精密度试验：包括方法的短期和长期不精密度。

（3）建立参考范围：由于同一样本使用仪器法和参考方法得出的参考范围可以相同，也可以不同，所以必须建立各自的参考范围。

（4）临床性能：采用已建立的参考范围，评价仪器对异常样本检出的能力。

如果评价方案设计合理，只要采集 200 份样本就能完成全部研究。其中，100 份样本取自健康人群，另 100 份样本必须符合表 2-3 的要求。实际工作中，可通过增加样本数以涵盖各种临床情况。

2．标本制备

（1）制片：①对于参考计数，按照参考方法，准备样本。②对于仪器计数，按照厂商推荐的方法，准备样本，根据实验室工作量随机选择样本，包括健康个体和异常样本。样本类型应满足临床性能研究要求，见表 2-3。

表 2-3　临床性能研究的样本类型

临床表现	白细胞计数特点	白细胞绝对值（$\times 10^9$/L）	细胞百分率（%）
急性炎症	粒细胞增多和（或）	≥9.0	>80
细菌感染	左移*（杆状核）	≥0.9	>6
慢性炎症	单核细胞增多	≥0.8	>10
寄生虫感染、过敏反应	嗜酸性粒细胞增多	≥0.5	>7
病毒感染	淋巴细胞增多和（或）	≥3.5	>50
传染性单核细胞增多症，巨细胞病毒感染，传染性肝炎	异型淋巴细胞*	≥0.7	
再生障碍性贫血，化疗	粒细胞减少	≤1.5	<10
HIV 感染	淋巴细胞减少	≤1.0	<7
急性白血病	幼稚细胞*	≥0.1	>2
严重贫血，骨髓病性贫血	有核红细胞*	≥0.02	>2

*表示在临床性能研究中，每种病例至少应包括 5 例

（2）标签：每个样本应有唯一编码，检验人员不得知道样本来源。但应做好记录，以便能从样本编码中了解患者的病史。

3．试验操作

（1）必须由实验室内具备资格的检验人员操作。

（2）仪器必须事先校准，每天进行质控测试，并保留校准和质控记录。

（3）每位患者取 2 份血液样本分别用于参考方法和仪器法的测试。若评估图像分析原理的仪器，应按照厂商说明书要求制备血涂片和染色。若评价流式细胞术原理的仪器，按照厂商说明书要求运行仪器。

（4）研究样本应统一标记。如参考方法，血涂片标记为 A、B 和备用；图像分析方法，

血涂片标记为 C、D 和备用；流式细胞术方法，按照厂商说明书的要求。

（5）保存样本来源和全血细胞计数的结果记录。

（6）每天准备每种方法所需要的样本。

（7）用参考方法进行分类计数时，每份患者样本分析 400 个细胞，由两位具备资格的检验人员，按照参考方法步骤，对每张血涂片分析 200 个细胞。其中，一位检验人员使用血涂片 A，另一位检验人员使用血涂片 B。记录结果，数据必须标明每张血涂片编号和检验人员。

（8）仪器法至少对 200 份样本进行双份测定。每天样本处理量不要超过研究总量的 25%。测定细胞总数至少是 400 个，但不同仪器间实际计数量不同，流式细胞术原理的仪器通常检测几千个细胞。记录测定的实际细胞数量。

（9）样本应覆盖正常和异常全部计数范围。为了便于统计分析，在仪器没有将杆状核作为独立参数报告时，杆状核计入中性粒细胞总数中。

4. 数据采集

（1）采集不准确度数据：①用参考方法计数时，使用玻片盒（或架）放置血涂片，采取随机化模式排列，便于随机分析。另一个盒子用于放置已完成检验的血涂片。由具备资格的检验人员使用参考方法得出参考值。每份样本的每张血涂片（A 或 B）必须由一位检验人员检验，同一检验人员不得检验同一份样本的第 2 张血涂片。②每份样本的分类计数结果登记在数据汇总表上（表 2-4）。③保留仪器原始打印条和登记数据，并与参考方法记录一一对应。记录所有样本白细胞总数，计算仪器法和参考方法的均值。

表 2-4　不准确度数据记录表 [*]

样本号	白细胞总数	参考方法 淋巴细胞计数（X）		$\dfrac{X_A + X_B}{4}$ [**]	仪器法 淋巴细胞计数（Y）[***]		$\dfrac{Y_C + Y_D}{2}$
		玻片 A	玻片 B	均值（$\bar{x}$）	玻片 C	玻片 D	均值（$\bar{y}$）

[*] 建立每种细胞类型评价的表格；[**] X_A 和 X_B 各计数 200 个细胞；[***] 如果采用流式细胞术，仅需测定样本一次，在 C 和 D 中填入相同结果

（2）采集不精密度数据：①采集短期不精密度数据（短期不精密度使用样本，在同一批次中每份样本测定 2 次）。计算仪器法或参考方法的短期不精密度。②采集长期不精密度数据：长期不精密度是通过测定一段时间内，每天使用质控物在仪器上反复分析某种类型细胞，得出标准差和变异系数。质控物通常由厂商提供，长期不精密度估计也可通过收集一段时间内配对样本的结果获得。实验室每周对 4 份样本进行双份分析，然后，纵向比较周与周之间的结果，也能得出不精密度数据。

5. 临床性能研究

（1）参考范围的建立：临床验证一种方法时需要依赖参考范围。若仪器法和参考方法结果不完全相同时，更需要建立每种方法的参考范围。临床性能判断与参考范围有关，而与仪器法和参考方法之间的偏倚无关。

研究中需要 100 名健康个体。本标准中，健康个体的定义为：①无已知影响白细胞分类计数的临床疾病和临床表现；②最近无上呼吸道感染；③全血细胞计数中其他成分如血红蛋白、血细胞比容、红细胞计数和白细胞计数应在下列参考范围内（表 2-5）。实验室工作人员、门诊定期随访患者和经选择程序确认的患者，符合上述标准的，可视为健康个体。也可采用献血前的献血员样本。

表 2-5　血液学参考范围（不包括白细胞分类）

项目	95% 可信区间（CI）	
	女性	男性
血红蛋白量（g/L）	113~151	131~172
血细胞比容（L/L）	0.335~0.450	0.380~0.508
红细胞数（$\times 10^{12}$/L）	3.68~5.13	4.09~5.74
白细胞数（$\times 10^{9}$/L）	3.69~9.16	3.97~9.15

数据摘自：丛玉隆，金大鸣，王鸿利，等. 中国人群成人静脉血细胞分析参考范围调查. 中华医学杂志，2003，83（14）：1201-1205

（2）临床性能的试验方法：从临床实验室工作中选择所有样本，至少连续 2 周，并考虑来自各种专科门诊和住院患者的样本。而且，对于仪器法来说，必须考虑实验室可遇到的最严重疾病，应选择特殊的异常病例。样本数量越大，结果的可靠性越大。

（3）仪器报警系统的性能：目的是显示报警系统识别异常样本的能力。采用相同样本，比较仪器法和参考方法之间所有样本的分类结果，若结果一致，表明报警系统有效。根据上述试验结果，计算样本的一致率、假阳性率和假阴性率。当仪器法和参考方法结果不一致时，由仲裁者判断结果。

6. 数据统计学分析

（1）方法学比较（不准确度）

①参考方法和仪器法：仪器法的不准确度是通过两种方法比较来确定。目的是判断计数结果的差异是否可以用仪器法和参考方法的不精密度来解释，否则表明方法学之间存在真正差异。

②统计学分析：a. 统计学假设。参考方法代表真值，不一致性表示仪器法的不准确度。测试值（y）在已知参考值（x）下呈 Gaussian 分布。每个样本的 y 值均值与 x 值呈线性关系。通过观察 x-y 散点图上，每个样本（i）的参考方法均值（x_i）与仪器法均值（y_i），做出满意程度的判断。通过计算仪器法和参考方法的不精确度，在散点

图上添加代表理论上 95% 可信区间的线条。若仪器法的数据点落在可信区间外侧，必须检查准确度。b. 结果判断。不准确度计算公式如下。

$$SE = \left[\left(\frac{T}{n_t} \right) + \left(\frac{R}{n_r} \right) \right]^{\frac{1}{2}} \times 100$$

其中：$\frac{T}{n_t}$ 为仪器法的估计变异；$\frac{R}{n_r}$ 为参考方法的估计变异；$T = p_t \times q_t$；$p_t = \frac{y_i \text{均值}}{100}$；$q_t = 1 - p_t$；$R = p_r \times q_r$；$p_r = \frac{x_i \text{均值}}{100}$；$q_r = 1 - p_r$；$n_t$ = 血涂片 C 和 D 计数的细胞总数，或流式细胞术计数的细胞总数；n_r = 血涂片 A 和 B 计数的细胞总数（如 400 个）。在参考值 $\pm S_f \times SE$ 范围内为可接受结果。其中，95% 可信限的 S_f 为 1.96。

③影响因素：在分析中，考虑下列影响数据的因素。a. 样本间差异：生物学变异为可接受的样本间差异。b. 方法间固有偏倚：通过测量两种方法之间每种类型细胞的均值差异，能得到方法间固有偏倚。c. 非随机干扰：已知（非随机）干扰因素必须从研究数据中剔除。如剔除中性粒细胞 Pelger-Huët 异常的样本，因为这类样本使中性分叶核粒细胞减少，可使仪器法与参考方法之间结果不一致。但是，这类样本在临床性能研究中不能剔除。

（2）不精密度

①短期不精密度：短期不精密度是每种类型细胞做重复测定的差异。短期不精密度计算公式：

$$s_S = \left[\frac{\sum_{1}^{n} d_i^2}{2n} \right]^{\frac{1}{2}}$$

其中：n = 样本数；d_i = 样本 i 重复计数间的差异。

计算短期变异系数 $= \frac{s_S}{\text{均值}} \times 100$

②长期不精密度：长期不精密度是用质控物作连续重复测定。长期不精密度计算公式：

$$s_I = \left[\frac{\sum_{i=1}^{n} \left(X_i - \overline{X} \right)^2}{n-1} \right]^{\frac{1}{2}}$$

其中：n = 样本数；X_i = 第 i 日的均值；$\overline{X}$ = 平均天数或所有结果的总均值。

计算长期变异系数 $= \frac{s_I}{\text{均值}} \times 100$

③不精密度结果表达：采用表格式表达不精密度的试验结果。

（3）临床性能研究

①参考范围：a.根据所有原始数据，建立每种类型细胞的直方图。观察直方图的界外值(界外值为超出均值3s的值)。b.核查界外值，排除誊写错误。如果仍有界外值，剔除该样本的全部数据。c.从原始数据剔除界外值后，在余值直方图上导出参考范围。参考范围定义为95%健康人群的结果。按照每种方法每种细胞类型列出参考范围。

②临床性能研究方法：a.比较每种细胞类型的仪器法均值和参考方法均值。b.根据仪器法和参考方法数据，将实验结果分成正常或异常两类。异常病例按下列要求分成两类。分布异常，即中性粒细胞、淋巴细胞、单核细胞、嗜酸性粒细胞和嗜碱性粒细胞计数值超出参考范围。形态异常，即中性杆状核粒细胞增加、异型淋巴细胞增加、出现幼稚细胞、出现有核红细胞和其他异常细胞，可伴有或不伴有细胞的数量异常。同一患者可能同时存在分布异常和形态异常。仪器法不能分类的结果，不是分布异常，就是形态异常。c.制订所有结果不一致样本的清单，进行仲裁。

③仲裁：a.原则。仲裁是对仪器法和参考方法有分布或形态结果差异的样本而言。仲裁者为具备资格的检验人员，通常具有专门技术和经验，并且在性能评价研究中，尚未参与任何参考分类计数工作。b.仲裁方法。对所有参考方法和仪器法不同的结果，核查制片是否良好，染色是否可接受，有无誊写错误。对于形态不一致：判断2张参考血涂片为何种异常，核查仪器法结果，确认有无形态报警。如果有一位检验人员发现异常，浏览2张血涂片，确认形态异常。如果仪器法有形态异常报警，但是检验人员未发现形态异常，应仔细浏览2张血涂片，确认2位检验人员有无漏报。对于分布不一致：用参考方法对每份样本进行重新分析（若有可能，用仪器法进行重新分析），观察是否每次分析双份结果差异大于方法预期的不精密度。如果参考方法结果的差异超出预期范围，再进行200个细胞分类计数，并与原始结果进行比较。如果仲裁者计数结果与2份原始结果之一符合，即在可信区间内，但和另一位检验人员结果不一致，则采用仲裁者计数结果，重新评价临床性能。若仲裁者计数在原始2份计数结果的中间，则用原始计数结果。如果仪器法双份测定结果之间的差异超出了预期范围，核查该结果，确认有无因样本异常所致的仪器故障，使分类计数结果无效。若仪器法为形态异常，应从分布分类表中剔除该数据。c.修正。用仲裁结论修正分布和形态分类表。不一致性，作为分类表的补充，准备不一致结果的清单，包括样本数和不一致原因（如"第63号样本参考方法发现原始细胞，仪器法漏报"）。

根据分布和形态分类（表2-6），计算仪器法和参考方法之间的一致率、假阳性率和假阴性率。

（三）在对同时使用两台以上不同检测系统的血细胞分析仪的问题

《国标22576》中（5.6.7）明确指出：如果同样检验应用不同程序或设备，或在不同地点进行，或以上各项均不同时，应该有明显的机制来判断在整个临床适用区间内检验结果的可比性。这一验证过程应根据程序及仪器设备的具体情况定期举行。这点

表 2-6　分布和形态分类表

参考方法	仪器法结果	
	阳性（异常）	阴性（正常）
阳性（异常）	TP（真阳性）	FN（假阴性）
阴性（正常）	FP（假阳性）	TN（真阴性）

注：一致率 (%) $= \dfrac{TP+TN}{TP+FN+FP+TN} \times 100$；假阳性率 (%) $= \dfrac{FP}{FP+TN} \times 100$；假阴性率 (%) $= \dfrac{FN}{FN+TP} \times 100$

在有两个以上不同检查系统血细胞分析仪的实验室应予以关注。从理论上讲，不同系列的仪器经本系列专用的校准物校准后，所测样品结果应是可比的，因为这些校准物的量值是可溯源的。但由于多种原因，实际工作中不同系列的仪器检测同一样品的值可能是不同的，甚至是不可比的。解决这个问题最好的方法是用经准确定值的新鲜血液作校准物校准不同系列的仪器，经验证确认检验结果可比后便可在常规检验中使用。

四、仪器安装的要求

1. 环境要求　仪器的工作环境对仪器的正常运行及质量保证非常重要，《国标22576》技术要素中"5.2 设施和环境条件"有如下要求。

（1）实验室应合理分配空间，以保证完成工作任务，且不应影响工作质量、质量控制程序、工作人员的安全及患者的医疗护理服务。应由实验室负责人确定工作空间是否充分。资源的配置应以能够满足实验室工作的需要为准。应维持实验室资源有效、可靠。对于在实验室固定设施以外的地方进行原始样品采集和检验，也应该制定类似的条款。

（2）实验室应按照有效运行的宗旨进行设计，应使工作人员感到合理、舒适，同时应将伤害和职业病的风险降到最低。应保护患者、工作人员及来访者免于受到某些已知危险的伤害。

（3）如果提供了采集原始样品的设施，应在尽量优化样品采集条件的同时，考虑患者的行动能力、舒适度及隐私。

（4）实验室的设计与环境应适合所从事的工作。采集或检验原始样品的环境不应影响检验结果，或对任何测量步骤的质量产生不利的影响。

实验室中的检验设施应便于进行正确的检验操作。这些设施包括但不局限于能源、光照、通风、供水、废弃物处置及环境条件。实验室应制定相应程序，用于检查其环境对样品采集、设备运行有无不利影响。

（5）根据有关的规定或当环境因素可能影响检验结果的质量时，实验室应监测、控制并记录环境条件。应特别注意无菌、灰尘、电磁干扰、辐射、湿度、电力供应、温度和声音及振动水平等，适当的时候还应该考虑相关的技术活动。

（6）相邻的实验室部门之间如果有不相容的业务活动，必须进行有效的分隔。应采取措施防止交叉污染。

2. 血液分析仪工作条件　血液分析仪系精密电子仪器，因测量电压低，易受到各种干扰。为了确保仪器的正常工作，必须将仪器安放在一个远离电磁干扰源、热源的位置，放置仪器的工作台要稳固（最好水泥台），工作环境要清洁（最好操作间单独隔开）、通风好，能防潮、防直射阳光。室内温度应在 $15\sim25\,^{\circ}\mathrm{C}$，相对湿度应在 $30\%\sim80\%$。为了安全和抗干扰，仪器应用电子稳压器并妥善接地。为了避免磁波干扰，不要用磁饱和稳压器。

五、检测过程的质量管理

1. 仪器校准、鉴定、管理　安装仪器后，要进行鉴定，核查仪器的技术指标是否达到购买时生产厂商提供的技术参数，使用前进行校准；在日常工作中，因多种原因，检测结果会逐渐产生漂移现象（如仪器维修后，更换试剂），都需要进行重新校准。这对保证检验质量起着重要作用。在日常使用中，应根据《国标 22576》的基本要求结合本实验室的具体程序文件的要求做好血液分析仪的校准、鉴定、管理和维修工作，并有相应的记录。

2. 标本要求　血样要符合实验要求，采血管清洁，便于血液混匀，血液无凝块，仪器吸样前，标本要充分混匀。目前，仪器都配有旋转混匀器，如无此器，一定要轻轻多次颠倒混匀。半自动仪器使用的一次性吸血管要经严格鉴定产品是否合格。自动稀释器要定期校正。

3. 血液稀释　在使用半自动血细胞分析仪时，血液需经预稀释后方能检验，此时应特别注意稀释溶血现象。所谓稀释溶血，是指血液经高倍数稀释后，随着放置时间不同，红细胞被破坏，引起细胞计数的变化。故稀释血液后应尽快测定，否则红细胞计数则不准，进而又可影响 HCT、MCV、MCH 及 MCHC 的测定。使用附有溶血抑制剂的稀释标本杯，可避免此种现象。

六、室内质控

质量室内控制体系的具体操作程序（质控的方法、失控的标准、失控的分析方法、失控记录的内容和格式、纠正和预防措施的制订）应简明、易懂，使工作人员能根据此信息做出技术和医疗决定。

（一）质控品的选择和使用

专门用于质量控制目的的标本被称为质控品（control material）。实验室可以购买商品化的质控品，也可以用实验室剩余的检测样品制备质控品。为了做好统计过程控制，实验室应根据自己的实际情况结合以下几个原则认真选择和使用最适合的质控品。

1. **基质**　检测某一分析物时，除该分析物外的其他成分就是该分析物的基质（matrix）。制备质控品所用的基础材料一般为人或动物的血清或其他体液，经过处理后又添加了其他的材料。除分析物外的所有其他成分的存在，对分析物检测产生的影响称为基质效应（matrix effects）。理想的质控品应和检验的标本具有相同的基质状态，这样质控品将与检验的标本具有相同的基质效应。

2. **稳定性**　稳定性是反映质控品性能的重要指标之一。任何质控品在保存过程中都有变化，不稳定是绝对的，稳定是相对的。所谓质控品很稳定，是因为在较短的时间内它的变化很缓慢，甚至检验的手段无法反映出其变化；所谓不稳定，是因为经过较长的时间，质控品的检测值有明显的变化。在厂商说明的有效期内，有关质控品性能的各个指标，如冻干品的复溶性能、有无浑浊的表现、被检分析物实际检测值是否在规定的范围内，是否和说明书相符，都是产品稳定性的反映及评价质控品稳定性的重要指标。好的血细胞分析质控品可以在规定的保存条件下至少稳定半年以上或达1 年。实验室最好购买够用 1 年的同一批号的质控品，以达到在较长的时间内观察控制过程的检验质量变化的目的。

3. **瓶间差及瓶装的量**　临床实验室开展统计过程控制的主要目的是控制检验结果的重复性。在日常控制中，质控品检验结果的变异是检测不精密度和更换的各瓶质控品间差异的综合。只有将瓶间差异控制到最小，才能使检测结果间的变异真正反映日常检验操作的不精密度。

质量好的质控品在生产时除了极其注意均匀混合外，还特别用称量法控制分装加样时的重复性。但是用户在使用冻干的质控品时应注意复溶操作的标准化，否则会由实验室自身的因素造成新的瓶间差。

除了考虑瓶间差的因素，还必须考虑瓶装的量。瓶装的量应方便分析方法的监测，大包装通常价廉，但未使用完也会导致浪费。因此，用户要根据自己日常工作中质控品的使用频次及使用量来选择瓶装的量。

4. **定值和非定值质控品**　质控品分为定值质控品和非定值质控品两种。定值质控品应在它的说明书中注明被定值的各分析物（检验项目）在不同检测系统下的均值和预期范围，用户从中选择和自己一样的检测系统的定值表，作为工作的参考。必须注意的是：生产厂商所定的值是生产厂商为保护自己利益的保险范围，它们标示的预期范围只是告诉用户，只要测定值在预期范围内，说明它的质控品是好的，实际工作中用户不能将预期范围认为是控制的允许范围。

非定值质控品的质量其实和定值质控品是一样的。只是生产厂商没有为质控品定值。不论定值还是非定值的质控品，在用户统计过程控制中，都必须用自己的检测系统确定自己的均值和标准差。只是定值质控品有一个预期范围，便于用户对照，即使用户的均值和生产厂商提供的均值相似，也不能说明用户检测结果准确，不相似也不能说明用户的准确度有问题。

5. **质控品浓度水平**　许多检验项目在不同浓度时的临床价值和意义并不一样。临床实验室首先要关心检测系统在医学决定水平值处的质量。但如果只做一个水平的质控品检测，反映的质量是整个可报告范围中一点的表现，只说明在该质控值附近的标本的检验结果符合要求，难以反映具较高或较低分析物水平的标本检验结果是否也符合要求。若能同时做 2 个或更多水平的质控品检测，则反映的质量是一个范围的表现，那么质量控制的效果将更好。因此，在选择质控品时应选择 2 个或 3 个不同浓度的质控品，最好是在医学决定水平值处选一质控品，此外再选用在可报告范围的上下限值处浓度的质控品。

6. 质控品的正确使用　使用质控品时应注意以下几方面问题。①严格按照质控品说明书规定的步骤进行操作；②冻干质控品的复溶要确保所用溶剂的质量（如选择优级的去离子水）；③冻干质控品复溶时所加溶剂的量要准确，尽量保证每次加入量的一致性；④冻干质控品复溶时应轻轻摇匀，使内容物完全溶解，切忌剧烈振摇；⑤质控品应严格按使用说明书规定的方法保存，不使用超过保质期的质控品；⑥质控品要在与待检测标本同样的测定条件下进行测定。

（二）质控图的选择和应用

质控图是一种具有质控界限的图形，在临床实验室实际工作中最常用的是 Levey-Jennings 质控图和 Z 分数图。临床实验室在应用质控图时，必须要先设定质控图的中心线和质控限，然后才能应用质控规则来判断每一分析批是否在控。

1. 设定质控图的中心线（均值）　质控品属稳定性较高的质控物，质控图的中心线必须由实验室使用现行的测定方法进行确定，定值质控物的标定值只能作为参考。①暂定中心线（均值）的设定：为了确定中心线，新批号的质控物应与当前使用的质控物一起进行测定。根据 20 次或更多次独立批获得的至少 20 次质控结果，对数据进行离群值检验（剔除超过 3s 外的数据）后计算出均值，作为暂定中心线（均值）。以此作为下个月室内质控图的中心线进行室内质控，当第 2 个月结束后，将该月的在控结果与前 20 个质控测定结果汇集在一起，计算累积均值，以此累积的均值作为下个月质控图的中心线（均值）。重复上述操作过程，连续累积 3~5 个月。②常规中心线（均值）的建立：以最初 20 个质控测定数据和 3~5 个月在控数据汇集的所有数据计算的累积均值作为质控物有效期内的常规中心线（均值），并以此作为以后室内质控图的中心线。对个别在有效期内浓度水平不断变化的项目，则需不断调整中心线（均值）。

2. 标准差的建立

（1）暂定标准差的设定：为了确定标准差，新批号的质控物应与当前使用的质控物一起进行测定。根据 20 次或更多次独立批获得的至少 20 次质控结果，对数据进行离群值检验，然后计算出标准差，作为暂定标准差。以此作为下个月室内质控图的标准差进行室内质控，当第 2 个月结束后，将该月的在控结果与前 20 个质控测定结果汇集在一起，计算累积标准差，以此累积的标准差作为下个月质控图的标准差。重复上述操作过程，连续累积 3~5 个月。

（2）常规标准差的设定：以最初 20 个质控测定数据和 3~5 个月在控数据汇集的所有数据计算的累积标准差作为质控物有效期内的常规标准差，并以此作为以后室内质控图的标准差。

（3）由质控规则决定质控限：质控限通常是以标准差的倍数表示。临床实验室不同定量测定项目的质控限的设定要根据其采用的质控规则来决定。

（4）更换质控物：使用新批号质控物时，应在旧批号质控物使用结束前，将新批号质控物与旧批号质控物同时进行测定，重复上述的过程，设立新的质控图的中心线和质控限。

（5）绘制质控图及记录质控数据：根据质控物的平均值和质控限绘制 Levey-Jennings 质控图（单一浓度水平），或将不同浓度水平绘制在同一图上的 Z 分数图或 Youden 图。将原始质控结果点在质控图上，并保留原始质控记录。

（6）质控方法的选择：各临床实验室必须根据自身的情况和水平，选择合适的质控规则和每个分析批质控物的测定数。可以根据功效函数图、质控方法选择和设计表格、操作过程规范图进行质控方法的设计，也可使用 Westgard 多规则质控方法。

3. 质控图的图形分析

（1）通过观察图形的规律性变化进行误差分析：①曲线漂移。"漂移"现象提示存在系统误差，准确度发生了一次性的向上或向下的改变。这种变化往往是由于一个突然出现的新的情况引起的。如更换校准品的生产厂商或批号、重新配制试剂、操作人员变换等。在寻找原因时，应重点注意"漂移"现象的前后哪些因素发生了变动。②趋势性变化。向上或向下的趋势性变化表明检测的准确度发生了渐进性的变化。这种变化往往是由于一个逐渐改变着的因素造成的，如试剂的挥发、吸水、沉淀析出、分光光度计的波长逐渐偏移及质控品变质等。而更换校准品、试剂或操作人员则不大可能造成趋势性变化。③连续多点分布在中心线一侧。一般认为质控品的检测结果连续 9 点以上出现在中心线同一侧，则应迅速查找原因，尽快使之恢复围绕中心线随机分布的状态。因为按照统计学原理，由纯随机误差造成这种情况的可能性很小。因此，凡出现连续 9 点以上在中心线同一侧者均应考虑有可能存在非随机误差因素。如果结果与中心线偏离并不太大，不会给临床使用带来很大的影响时，可以照常向临床发报告。④其他规律性变化，有周期性或隔天规律性变化两种。

总之，各种规律性变化都有其各自的原因，只要及时观察，一旦发现了规律性变化，就寻找原因，可以使这种非随机性误差因素得到纠正。

（2）图形资料对比误差分析：①每个月的月底将该月全部质控结果的 $\bar{x}$ 和 s 与该批质控品所有在控测定结果所求得的 $\bar{x}$ 和 s 进行比较。如果当月 $\bar{x}$ 与质控图中心线的均值发生了偏离，则说明准确度发生了变化，提示有非随机误差存在。如果当月 s 与该批质控品所有在控测定结果所求得的 s 不同，则表明检测的精密度发生了变化。②将同一批质控品在数月中使用所得的月份 $\bar{x}$ 和 s 按月份顺序列出，进行分析。如果逐月上升或下降，应考虑有可能质控品稳定性欠佳或变质。如果各月份 $\bar{x}$ 基本一致，而 s 逐月加大，则主要提示常规工作的精密度下降，应重点从试剂、仪器及管理方面去查找原因。③在数年中，把每个月的变异系数和失控规律列成表，可用于对该项目检测质量进行历史回顾与趋势分析。

4. **质控规则**　质控规则是解释质控数据和判断分析批质控状态的标准。以符号 A_L 表示,其中 A 是超过质控界限的质控测定值的个数或统计量,L 为质控界限,如 1_{3s} 指的是质控界限为 $\bar{x} \pm 3s$,当一个质控测定值超过 $\bar{x} \pm 3s$ 时,即判为失控。常用质控规则的符号和定义如下。① 1_{2s}:1 个质控测定值超过均值 $\pm 2s$,仅用作"警告"规则,并启动由其他规则来检验质控数据(图 2-3)。② 1_{3s}:1 个质控测定值超过均值 $\pm 3s$,就判断失控,此规则主要对随机误差敏感(图 2-4)。③ 2_{2s}:2 个连续的质控测定值同时超过均值 $+2s$ 或均值 $-2s$,就判断失控,此规则主要对系统误差敏感(图 2-5)。④ R_{4s}:在同一批内,一个质控测定值超过均值 $+2s$,另一个质控测定值超过均值 $-2s$,就判断失控,此规则主要对随机误差敏感(图 2-6)。⑤ 3_{1s}:3 个连续的质控测定值同时超过均值 $+1s$ 或均值 $-1s$,就判断失控,此规则主要对系统误差敏感(图 2-7)。⑥ 4_{1s}:4 个连续的质控测定值同时超过均值 $+1s$ 或均值 $-1s$,就判断失控,此规则主要对系统误差敏感(图 2-8)。⑦ 7_T:7 个连续的质控测定值呈现出向上或向下的趋势(图 2-9)。⑧ $10_{\bar{x}}$:10 个连续的质控测定值落在均值的一侧(高或低于均值,对偏离的大小没有要求),就判断失控,此规则主要对系统误差敏感(图 2-10)。

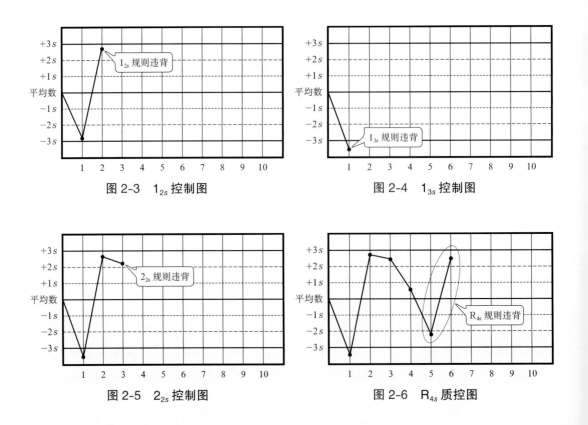

图 2-3　1_{2s} 控制图

图 2-4　1_{3s} 控制图

图 2-5　2_{2s} 控制图

图 2-6　R_{4s} 质控图

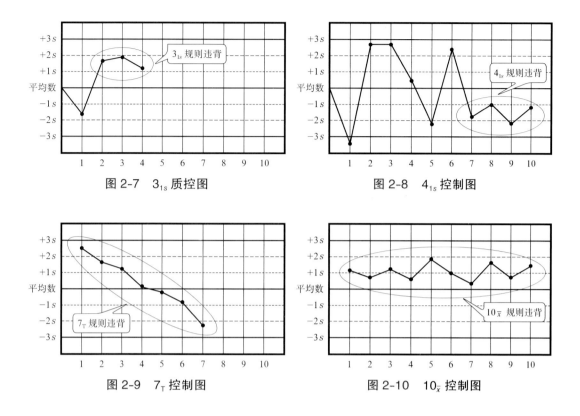

图 2-7 3_{1s} 质控图

图 2-8 4_{1s} 控制图

图 2-9 7_T 控制图

图 2-10 $10_{\bar{x}}$ 控制图

（三）失控后的处理

操作者如发现质控品测定结果违背了质控规则，应记录失控情况或填写失控报告单；并将失控情况立即报告专业组长、科室或质控负责人；当天的该项目检验报告不可发出；应尽快查找原因，采取纠正措施并对纠正措施的有效性进行验证，包括方法学验证和质量控制等，确定已经排除失控原因后，复查部分甚至全部标本，经专业组负责人、质控负责人或科室负责人批准后方可向临床发报告。

对失控的最佳处理是确认失控的原因，发现问题并提出妥善解决的办法，消除失控的原因，并防止以后再次发生。

导致出现失控的常见因素包括：操作失误、试剂失效、校准物失效、质控品失效、仪器维护不良、采用不当的质控规则、采用太小的质控限范围、一个分析批测定的质控品数量不当等。寻找失控原因和处理的步骤可归结如下。

1.重新测定同一质控品。如是偶然误差，则重测的结果应在控制范围内。如果重测的结果仍不在控制范围内，则可进行下一步操作。

2.新开一瓶质控品，重测失控项目。如果结果正常，那么原来的质控品可能是因为保存或放置不当而变质，或者是被污染。如果重测的结果仍不在控制范围内，则进行下一步。

3.进行仪器维护或更换试剂，重测失控项目。检查仪器状态，对仪器进行清洗等维护。更换试剂重测失控项目，如果结果仍不在控制范围内，则进行下一步。

4. 重新校准,重测失控项目。用新的校准液校准仪器,以排除校准液的原因。

5. 请专家帮助。如果前面各步都未能得到在控结果,则可能是更复杂的原因,此时可与仪器或试剂厂家联系请求技术支援。

实验室应建立制度,以确保在出现失控时,有相应措施保证患者检测结果的准确性。查明导致失控的原因,如是假失控,经授权人员批准后可发出标本原来的检测结果。如是真失控,在查出原因并得到纠正后,应对标本进行重新检测。

(四) 室内质控的数据管理

1. **每月室内质控数据统计处理**　每个月的月末,应对当月的所有质控数据进行汇总和统计处理,计算的内容至少应包括以下内容。①当月每个测定项目原始质控数据的平均值、标准差和变异系数;②当月每个测定项目在控数据的平均值、标准差和变异系数;③当月及以前每个测定项目所有在控数据的累积平均值、标准差和变异系数。

2. **每月室内质控数据的保存**　每个月的月末,应对当月的所有质控数据汇总处理后存档保存,存档的质控数据包括以下内容。①当月所有项目的原始质控数据;②当月所有项目的质控图;③所有计算的数据(包括平均值、标准差、变异系数及累积的平均值、标准差、变异系数等);④当月的失控记录或失控报告单(包括违背哪一项失控规则、失控的原因及采取的纠正措施)。

3. **每月上报的质控数据图表**　每个月的月末,将当月的所有质控数据汇总处理后,应将以下汇总表上报实验室负责人。①当月所有测定项目质控数据汇总表。②所有测定项目该月的失控情况汇总表。

4. **室内质控数据的周期性评价**　每个月的月末,都要对当月室内质控数据的平均值、标准差、变异系数及累积的平均值、标准差、变异系数进行评价,查看与以往各月的平均值之间、标准差之间、变异系数之间是否有明显不同。如果发现有显著性的差异,要考虑是否对质控图的平均值、标准差或质控限进行修改,必要时应根据持续质量改进原则更换现用的质控方法或质控品。

(五) 应用患者数据进行质控的方法

患者检验结果是实验室的最终产品,监测和分析这些结果是最直接的质量控制方式。但是这一方法不太敏感,误差检出能力较低。通常应用的有以下几种方法。

1. **与临床相关性的分析**　这一方法是将检验结果与该患者有关信息,进行相关性比较,来分析检验结果的可靠程度。如:患者临床表现贫血貌,医师初步诊断是"贫血待查",血红蛋白检验报告是180 g/L,此结果与临床资料明显不符,必须重新复查结果。

2. **与其他试验的相关性**　一个患者往往要做多项检查,有时某一单个试验结果似乎是合理的,但是几个试验结果结合起来分析就可能发现某个试验结果是不可能的。如果在同一时间将这些试验的结果进行比较,常可在将结果报告给临床之前识别出误差。

3. **实验室内双份测定**　样本可分成相同的两份并进行分析，双份测定能用于质量控制。这是一种简单的质量控制方法，不需要稳定的质控品，因此，当稳定的质控品不可得到时，此方法也可作为补充的质控方法。双份测定结果的差值可以绘制在极差质控图上，其质控界限可从差值的标准差计算出来。当从同一方法获得双份测定值，这种极差图仅监测随机误差，而不是准确度。当从两个不同的实验方法获得的双份测定值，则极差图实际上监测随机误差和系统误差，但不能区分两类型的误差，特别是当两种方法之间存在稳定的系统差别或偏倚时尤其是这样。当发现存在偏倚后，合理的方法是：对于处理比例的差异需要倍增的因子；而对于固定的差异则需要加法性因子。实验室内双份测定为监测实验室产生数据的一致性提供了一种方法。

4. **与患者以前试验结果的 delta 检查**　对某一具体的患者而言，若情况稳定，则患者前后检验结果也应基本稳定。因此，在患者的情况稳定时，患者前后检验结果之间的差值，即 Δ（delta）值应该很小。如果 delta 值很大并超过预先规定的界限，则表明存在下列三种可能情况之一：①患者标本的检验结果确实有了变化；②存在过失误差，特别是标本标识的错误；③计算 delta 值的两种结果之一有误差。尽管 delta 检查方法存在一定的局限性，出现问题不一定就能说明检测过程出现误差，但 delta 检查方法对分析前或分析后误差是很敏感的，进行 delta 检查能增强实验室和临床医师对检验结果的可信度，减少复查次数。

5. **界限检查**　通过评价患者检验结果来检查它们是否在生理范围之内。这些界限检查对于检出人为误差（如小数点位数错位）很有帮助。这种检查可与警告限检查相结合用于检出和验证可能出现但不常出现的检验结果。这些警告限与试验方法，和受试患者总体的特征有关。

6. **移动均值法**　移动均值法是用于血液学质量控制的方法，又被称为 Bull 算法。原理是血液中红细胞计数可因浓缩、稀释、病理性或技术性因素而有明显增减，但每个红细胞的体积及其含有的血红蛋白量或单位红细胞容积中所含的血红蛋白量相对稳定，几乎不受上述因素的影响。因此根据此特性，设计了 MCV、MCH、MCHC 均值的变动来进行质量控制。此法是建立在连续 20 个患者的红细胞指数（MCV、MCH、MCHC）多组均值基础上，其控制限一般为 3%。移动均值法最大缺点是需大批量标本，如每日标本量少于 100 个时，不宜采用此法。

七、室间质量评价

室间质量评价（external quality assessment，EQA）是指多家实验室分析同一标本并由外部独立机构收集和反馈实验室上报的结果以此评价实验室操作的过程。EQA 也被称作能力验证（proficiency testing，PT），ISO/IEC 导则 43：1997 将能力验证定义为通过实验室间的比对判定实验室的校准、检测能力的活动。它是为确定某个实验室进行某项特定校准、检测力及监控其持续能力而进行的一种实验室间比对。

1. 室间质量评价的目的和作用

(1) 室间质量评价的目的：①保证实验室检测的准确度；②帮助实验室考察其检验工作质量，并与其他实验室对比；③为评审／注册、发证提供依据；④考察评价市场上的分析系统（仪器、试剂、试剂盒）的质量并协助生产单位改进质量。

(2) 室间质量评价的作用：①客观反映实验室间的差异，评价实验室的检测能力。室间质量评价报告可以帮助实验室的管理者如卫生行政主管部门、医院院长，实验室的用户如医师、护士和患者，实验室管理人员和技术人员发现该实验室和其他实验室检测水平的差异，有利于真实评价该实验室的检测能力。②发现问题并采取相应的改进措施。帮助实验室发现问题并采取相应的改进措施，是室间质量评价最重要的作用之一。室间质量评价结果的比较是每个参加实验室检测项目终末质量的综合比较，这种比较可以帮助实验室确定自己在所有参加实验室中检测水平的高低，如果自身检测结果与靶值或公议值有显著差异，则需认真分析每一实验过程，找出存在的问题并采取相应的改进措。③改进实验方法和分析能力。实验室拟改变实验方法和选购新的仪器时可以室间质评的结果作为选择的依据之一。通过组合分析室间质评的信息资料，可确认更准确、更可靠、更稳定或者说更适合于本实验室特殊要求的实验方法和（或）仪器。④实验室质量的客观证据。室间质量评价结果可以作为实验室质量稳定与否的客观证据，实验室需要参加室间质量评价计划证明自己已利用其作为质量保证的手段之一，并以获得满意的质评结果来证明实验室检测系统的准确性和可靠性。即使室间质评成绩不理想，若实验室分析了实验过程，查找了问题，采取了改进措施并加以记录，也可以作为举证时检验质量保证的有利证据。⑤实验室室间质评的成绩是实验室认可的重要参考依据。

室间质量评价虽然有以上诸多重要作用，但需要强调的是室间质量评价仍不能准确反映分析前和分析后存在的许多问题，如患者确认、患者准备；标本收集、运输、储存、处理，实验结果的传递等，因此室间质量评价不能代替室内质控等综合的质量保证体系。

2. 室间质量评价方法　室间质量评价计划通常分为 6 种类型，即实验室间检测计划、测量比对计划、已知值计划、分割样品检测计划、定性计划和部分过程计划。在我国目前由各级临床检验中心组织的室间质量评价属于实验室间检测计划。

用于室间质量评价的样品的制备、保存、性质和数量等都有一定的要求，主要包括：①检测物品的制备可以外包或由协调者承担，制备检测物品的组织应证明其具备该能力；②任何与检测物品有关的、可能影响实验室间比对完好性的条件，如均匀性、稳定性、抽样、在转送过程中可能的损坏及周围环境条件的影响等均应予以考虑；③计划中分发的检测物品或材料，在性质上通常应与参加实验室日常检测物品或材料相类似；④分发的检测物品数量取决于是否需要覆盖某一组成的范围；⑤在结果核对完成之前，不应向参加者泄露靶值。然而在某些情况下，检测之前告知目标范围也许是适当的；⑥除了室间质评计划所需的检测物品外，还可以考虑制备额外数量的检测物品。在评价了参加者所有结果之后，剩余检测物品有可能作为实验室的参考材料、质量控制材料或培训用品。

参评实验室必须与其测试患者样本一样的方式来检测室间质量评价样本。① EQA 样品必须由进行常规工作的人员使用该实验室的常规检测方法进行测试。②参评实验室检测 EQA 样品的次数必须与常规检测患者样品的次数一致。③将 EQA 结果报告给 EQA 组织者之前，不同参评实验室之间不得进行 EQA 结果的交流。④参评实验室不能将 EQA 样品或样品的一部分送到另一实验室进行测试。当室间质评组织机构确认某一参评实验室意图将 EQA 样品送到其他实验室检查，则该参评实验室的此次室间质评定为不满意 EQA 成绩。⑤参评实验室进行 EQA 样品检测时，必须将处理、准备、方法、审核及检验的每一步骤和结果的报告文件化。实验室必须保存所有记录的复印件至少两年，这包括 EQA 结果的记录表格（包括 EQA 计划的说明、实验室主任和分析人员的签字、EQA 样品与患者样品一样处理的文件）。

室间质量评价成绩评价方式：①每次活动应提供至少 5 个不同批号的样品。每年在大概相同的时间间隔内，最好组织 3 次质评活动。每年计划提供的样品，其浓度应包括临床上相关的值，即患者样品的浓度范围。②为了确定定量测定项目实验室结果的准确度，计划必须将每一分析项目的结果与 10 个或更多仲裁实验室 90% 一致或所有参加实验室 90% 一致得出的结果进行比较。③对于定量的分析项目，必须通过结果偏离靶值的程度来确定每一分析项目的结果。对每一结果确定了靶值后，通过使用基于偏离靶值的百分偏倚的固定准则或标准差的个数来确定结果的适当性，即：

$$偏倚（bias\%）= \frac{测定结果 - 靶值}{靶值} \times 100\%$$

3. 室间质量评价计划的成绩要求

（1）每次活动每一分析项目未能达到 80% 可接受成绩，则称为本次活动该分析项目不满意的 EQA 成绩。

（2）每次室间质量评价所有评价项目未能达到 80% 可接受成绩，称为不满意的 EQA 成绩。

（3）未参加室间质量评价活动定为不满意的 EQA 成绩，该次得分为 0。只有在下列情况下不给予扣分：①在规定检测室间质量评价样品时，暂停了患者样品的检测；②实验室在提交室间质量评价结果时间内暂停了患者样品测试并将未能进行室间质量评价样品的测试的情况通知了室间质量评价组织者。

（4）在规定的回报时间内实验室未能将室间质量评价的结果回报给室间质量评价组织者，将定为不满意的 EQA 成绩，该次活动的得分为 0。

（5）对于不是由于未参加而造成的不满意的 EQA 成绩，实验室必须进行适当的培训及采取纠正措施，并有文件化的记录。实验室对文件记录必须保存 2 年以上。

（6）对同一分析项目，连续 2 次活动或连续 3 次中的两次活动未能达到满意的成绩则称为不成功的 EQA 成绩。

（7）所有评价的项目连续 2 次活动或连续 3 次中的 2 次活动未能达到满意的成绩，则称为不成功的 EQA 成绩。

第三节　分析后质量管理

医学实验室分析后质量管理是全面质量管理体系的重要组成部分。因为在检验报告发出前，必须确认仪器工作状态是否正常、样本中有无污染颗粒或血小板凝块、有无病理细胞需进一步显微镜检查等。另外，报告的书写、签发、传送也都需要严格的流程管理，这些都是分析后的重要内容。文献报道由于分析后质量管理不当造成的检验报告差错占总误差的 18%～46%。

实验室管理者应授权专门人员对每一例患者血细胞分析检验结果进行系统性评审，评价其与可获得的各种相关信息的符合性，确认无误后方能发出报告。

1. 核对仪器有无"报警"，如有报警，分析对检验结果的影响，并采取相应的措施，确保结果准确后发出报告。

2. 观察"直方图"和"散点图"形变化。当被检测标本中大红细胞、小红细胞、大血小板、大淋巴细胞比例增多，红细胞缗钱样排列，血小板聚集时，或各类白细胞比例明显变化、白细胞形态异常，或出现白血病细胞时，都会影响红（白）细胞、血小板计数和分类计数，这些潜在的影响因素在接收标本、甚至检测前样本上机时都很难发现。然而，在直方图变化即可体现出来。因此，有人说，"直方图就像化验员的眼睛"检测仪器的工作状态和样本的质量。

正常血标本的直方图（图 2-11），可以看出，上面的白细胞直方图形小细胞群、大细胞群及中间凹陷的中间细胞群分界很清楚，这样的图形报告的白细胞"分群"结果，基本能反映样本细胞的实际情况。中间是正常红细胞直方图，显示波峰尖、波底窄，波峰在 90fl，表明红细胞体积正常，形态均一。下面是血小板体积分布直方图，图形正常，无大血小板、小红细胞、血小板聚集的干扰。正常血标本的散点图见图 2-12。

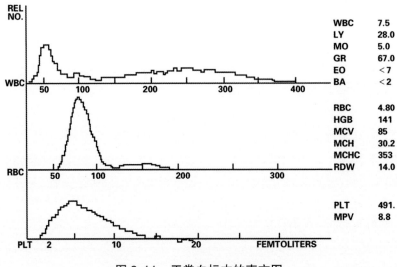

图 2-11　正常血标本的直方图

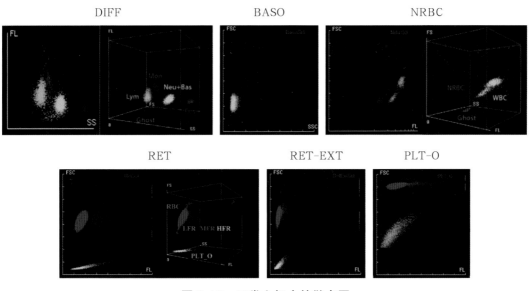

图 2-12　正常血标本的散点图

下面是异常样本报告的直方图形（图 2-13）。标本采集不当，致使血液内血小板发生小的凝聚，此情况肉眼很难发现，检测时干扰计数。从图中可以看出，不但影响血小板计数，小血小板凝块还干扰白细胞计数和"分群"。血小板聚集的散点图见图 2-14。

3.分析检验结果中 RBC、HGB、MCV、Hct、MCH、RDW 及血涂片镜检红细胞形态之间的内在联系，判断结果的真实性。

以上这些指标都是检测红细胞的，从不同角度反映红细胞病理生理变化，虽报告方式不同，但其间有密切的联系，指标间变化有一定的规律性。如镜检红细胞明显

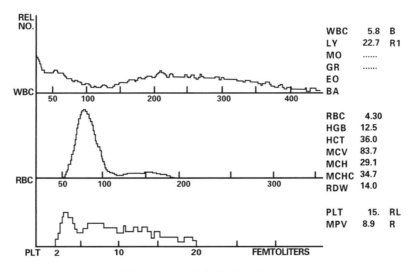

图 2-13　血小板聚集血直方图

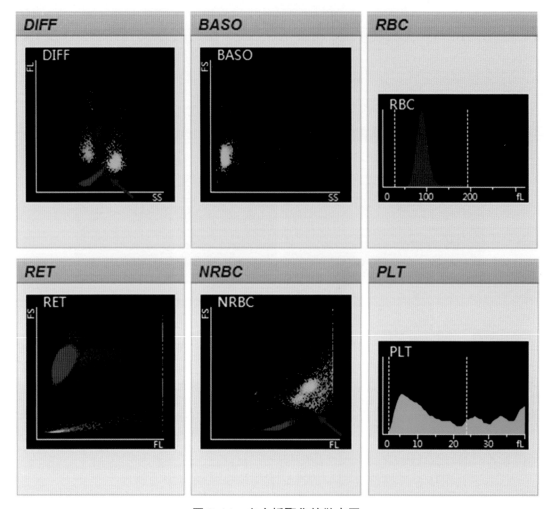

图 2-14　血小板聚集的散点图

大小不等，RDW 结果一定会增高，MCV、MCH、MCHC 的结果如果不能与 RBC、HGB、Hct 的结果来解释，肯定检测出了问题。但报告血细胞结果时，异常参数之间的变化不能用临床资料解释时，应考虑是否标本或仪器、试剂出现了问题影响了检验结果。

4. 分析检验结果与临床表现判定检验结果的可靠性。许多类型的贫血都有相应的临床表现，如遗传性球形细胞增多症患者多有巨脾，缺铁性贫血可见"勺状指"，PNH 多见"葡萄酒色尿"。这些特有的临床表现或体征，都可以帮助确认红细胞相关检验数据的准确性或相应的形态学变化。如仪器报告血红蛋白是 180 g/L，但临床诊断是"贫血待查"，实验室一定要认真复查检验结果，因为这种现象是不可能出现的。

5. 定期征求临床医护人员对本室结果的评价。

（1）征求临床医师评价：临床医师对检验数据的评价是质量控制的重要环节，临床医师最熟悉患者的病理变化和疾病的发展过程，检验数据是否符合临床也是衡量结果正确与否的重要方面之一。因此，检验室工作人员要经常、定期、虚心听取临床医师的意见，及时纠正法规潜在引起实验偏差的趋势，不断改进检验室的工作。

（2）与临床医师沟通：当检验室结果与临床医师的预期判断不一致时，有时是患者的病情变化所致，或者检测参数反映了患者病情的变化，而某些临床医师和检验人员这方面的知识欠缺或一时疏忽所致。如外科大手术后，有些患者可出现应激性消化道溃疡出血，导致 RBC 和 HGB 结果明显降低。因此，检验人员必须具备必要的临床知识，便于与临床医师沟通及有效分析检验结果。

6. 智能化在分析后质量控制的作用：检验人员可通过 Lis 系统在以下几方面确认检验结果。

（1）Delta 检查：将刚刚检测的数据与患者最近一次同项目检验数据对比分析，确认此次结果的可靠性。

（2）"动态变化"分析：当检验结果与临床资料之间出现"分离"现象或不好解释时，此时可通过 Lis 调出患者治疗期间这个项目的所有检验结果对比，结合临床资料，确认此次结果的真实性。

第四节　血细胞分析仪检测与显微镜细胞形态检查关系

前已述及，分析仪白细胞分类方法学设计原理是根据成熟形态的细胞通过仪器检测系统时所产生的光电信号变化判断细胞的种类，得出血细胞"分类"结果；其异常形态的细胞识别能力较差，当检测标本中出现具有病理意义的细胞时，必须要进一步进行人工显微镜检查。但目前医院患者多，检验室人员少，工作量大，在三甲医院每天有几百个标本个甚至上千个标本需要及时报告，因此检验科要最好寻找一个简单、快速的方法进行过筛，即将形态学完全正常的标本筛去（因为仪器分类结果准确程度基本能满足临床诊断的需求）后，对异常的标本进行规范性镜检。这即解决"标本多，检测人少，无法及时报告"的现象，又可使检验人员有充分的时间进行细致的显微镜检查。因而正确的"筛选标准"是准确筛选的前提，所谓筛选标准就是利用血液分析仪给出的参数建立一个标准，当血液被测定时如得到的参数符合标准的内涵时，可视为仪器所得结果能客观反映血象状况无须镜检；反之，则须进一步涂片检查。

一、仪器法血细胞分析后血涂片复检现状

人工对经染色的血涂片的显微镜观察法，多年来一直作为仪器法检测结果的复核金标准。1981 年，NCCLS 制定 H20P 作为白细胞分类计数的参考方法后，就提出了三分群和二分群血液分析仪检测后重新进行涂片复核的建议，我国也制定了相应指南。自 20 世纪 90 年代起，融合流式细胞术、自动控制和模式识别等高新技术的五分类血液分析仪得到广泛运用，从而具有更多的细胞形态学参数及更多的报警信号（如有核红细胞、异型淋巴细胞、干细胞和幼稚细胞等），因此无须在仪器检测后对每一份标本

都进行人工血细胞形态学分析和白细胞分类计数。鉴于涂片复核会降低血液检验室的工作效率和增加劳动强度，费用又大，于是许多学者对如何合理明智地结合效率、费用和根据新仪器的功能优化患者服务程序等问题进行了深入的研究。

美国病理学家学会问卷调查计划进行了范围广泛的多机构研究。在 263 个检验室中，涂片复核率变化相当大，处在百分位分布中间值为 26.7%；在 10% 位的人工阅片百分率低于所有进行全血细胞计数（CBC）标本的 10%；而 90% 位时，高达 50% 的标本都进行了人工复核。而在国内，目前对仪器法血细胞分析结果实际镜检率在 20% 以下，大部分医院镜检率 < 10%，或根本不进行显微镜复检（尽管仪器警示要镜检复查）。临床检验室涂片复核率的差异，与实验室质量管理理念、使用血细胞分析仪的档次、医院患者主要病种群体、临床对实验室的要求有关。不能用复检率评价实验室质量管理水平，关键要看实验室有无"仪器筛选、人工复检"的标准化程序、有无经过验证保证"筛选"质量的"筛选标准"，有无每个筛选后镜检过程的记录，这也是 ISO 15189 检查的重点。目前，有些检验室过分依赖于自动化血细胞分析结果而不做或极少做涂片复核，导致发生较高的漏诊率，影响临床诊治效果。近来，有些学者提出根据信息分类，或做筛查，或仔细复核。Buttarello 曾建立了自动 CDC 和 DC 复核准则的流程；Lantis 进行过自动化血液学检验室中人工血涂片复核准则优化研究。也有学者提出了验证（validation）概念，即当需做显微镜观察时，先在显微镜下"验证"血液细胞是否与仪器检测有"质"的差别；如没有新的发现，则即发出仪器报告；反之，则应认真复核血涂片并出具血液分析仪与显微镜观察的综合报告。但是勿庸置疑，每个检验室都不可能明白自身的准则是否最优，是否最大限度地满足了临床需求。

Berend Houwen 试图建立一套能广泛接受的指导性准则，2002 年，他邀请了 6 个国家 17 个检验室共 20 位专家举行了一次研讨会，针对有关血细胞分析的每一个参数都进行深入讨论，共同商议通过了 83 条准则，并在 15 个检验室初步验证。随后，这一国际血液学复核协作组历经 3 年研究，在对 13 298 个血液标本的数据进行详细分析处理的基础上，进一步整理和充实了准则，最终形成 41 条准则。2005 年，发表了"国际血液学复核共识性协作组：自动全血细胞计数和白细胞分类分析后进行复核的建议准则"，简称"血涂片复核 41 条国际准则"。

用血涂片复核判断血液分析仪检测结果真实性的标准：①如血液分析仪检测提示异常，血涂片复核也发现异常，即为真阳性；而血涂片复核未发现异常，即为假阳性。②如血液分析仪检测未提示异常，血涂片复核却发现异常，即为假阴性；而血涂片复核也未发现异常即为真阴性。血涂片复核 41 条国际准则的实施结果表明，血液分析仪检测结果的真阳性为 11.20%、假阳性为 18.60%、真阴性为 67.30% 和假阴性为 2.90%，即血涂片复核率达到 29.80%（复核率 % = 真阳性 % + 假阳性 %），标本漏检率为 2.90%。

在准则中还规范了有关血涂片复核的一些重要术语，从而避免了具体工作交流中的歧义。包括：①涂片复检（slide review）。指将血涂片进行瑞氏染色后，用显微镜镜检观察各种血细胞形态，尤其是 CBC 自动计数的报警阳性细胞，但无须分类计数。②人工分类（manual differential）。指将血涂片进行瑞氏染色后，用显微镜进行人工分类 100 个或 200 个有核细胞，并计算各类有核细胞所占百分率。本文所采用的"血涂片复核"这一术语即涂片镜检与人工分类的总称。

二、血涂片复核的国际准则

血涂片复核 41 条国际准则的具体内容如下。

1. 新生儿　①复核条件：首次检测标本；②复核要求：涂片镜检。

2. WBC、RBC、HGB、PLT、Ret　①复核条件：超出线性范围；②复核要求：稀释标本后重新测定。

3. WBC、PLT　①复核条件：低于检验室确认的仪器线性范围；②复核要求：按检验室标准操作规程（standard operation procedure，SOP）进行复核。

4. WBC、RBC、HGB、PLT　①复核条件：仪器检测无结果；②复核要求：检查标本有无凝块，重测标本；如检测结果维持不变，则换用替代计数方法。

5. WBC　①复核条件：首次结果 $< 4.0 \times 10^9/L$ 或 $> 30.0 \times 10^9/L$；②复核要求：涂片镜检。

6. WBC　①复核条件：3 d 内 Delta 值超限，并 $< 4.0 \times 10^9/L$ 或 $> 30.0 \times 10^9/L$；②复核要求：涂片镜检。

7. PLT　①复核条件：首次结果 $< 100 \times 10^9/L$ 或 $> 1000 \times 10^9/L$；②复核要求：涂片镜检。

8. PLT　①复核条件：Delta 值超限的任何结果；②复核要求：涂片镜检。

9. HGB　①复核条件：首次结果 $< 70\,g/L$ 或 $>$ 其年龄和性别参考范围上限 $20\,g/L$；②复核要求：涂片镜检，确认标本是否符合要求。

10. MCV　①复核条件：成人 24 h 内标本的首次结果 $< 75\,fl$ 或 $> 105\,fl$；②复核要求：涂片镜检。

11. MCV　①复核条件：成人 24 h 以上的标本 $> 105\,fl$；②复核要求：涂片镜检观察大红细胞相关变化；如无大红细胞相关变化，要求重取新鲜血标本再检查；如无新鲜血标本，则在报告中注明。

12. MCV　①复核条件：任何 24 h 内标本的 Delta 值超限；②复核要求：确认标本是否符合合格（完整性和患者身份验证）。

13. MCHC　①复核条件：≥参考范围上限 $20\,g/L$；②复核要求：检查标本有无脂血、溶血、RBC 凝集及球形红细胞。

14. MCHC　①复核条件：$< 300\,g/L$，同时，MCV 正常或增高；②复核要求：寻找可能因静脉输液污染或其他原因。

15. RDW-CV　①复核条件：首次结果 $> 22\%$；②复核要求：涂片镜检。

16. 无白细胞分类计数结果或分类结果不完全　①复核条件：无条件复核；②复核要求：人工分类和涂片镜检。

17. 中性粒细胞绝对计数（Neut#）　①复核条件：首次结果 $< 1.0 \times 10^9/L$ 或 $>$

$20.0\times10^9/L$；②复核要求：涂片镜检。

18. 淋巴细胞绝对计数（Lym#）　①复核条件：首次结果 $>5.0\times10^9/L$（成人）或 $>7.0\times10^9/L$（<12岁）；②复核要求：涂片镜检。

19. 单核细胞绝对计数（Mono#）　①复核条件：首次结果 $>1.5\times10^9/L$（成人）或 $>3.0\times10^9/L$（<12岁）；②复核要求：涂片镜检。

20. 嗜酸性粒细胞绝对计数（Eos#）　①复核条件：首次结果 $>2.0\times1^9/L$；②复核要求：涂片镜检。

21. 嗜碱性粒细胞绝对计数（Baso#）　①复核条件：首次结果 $>0.5\times10^9/L$；②复核要求：涂片镜检。

22. 有核红细胞绝对计数（NRBC#）　①复核条件：首次出现任何结果；②复核要求：涂片镜检。

23. 网织红细胞绝对计数（Ret#）　①复核条件：首次结果 $>0.10\times10^9/L$；②复核要求：涂片镜检。

24. 怀疑性报警 [除未成熟粒细胞（immature granulocyte，IG）/ 杆状核中性粒细胞（band）报警外]　①复核条件：成人首次结果出现阳性报警；②复核要求：涂片镜检。

25. 怀疑性报警　①复核条件：儿童首次结果出现阳性报警；②复核要求：涂片镜检。

26. WBC 结果不可靠报警　①复核条件：任何阳性报警。②复核要求：确认标本是否符合要求并重测标本；如仍然出现同样报警，检查仪器的信息输出；如有提示，则进行人工分类。

27. RBC 碎片　①复核条件：阳性报警；②复核要求：涂片镜检。

28. 双形 RBC　①复核条件：首次结果出现阳性报警；②复核要求：涂片镜检。

29. 难溶性 RBC　①复核条件：任何阳性报警；②复核要求：检查 WBC 直方图和散点图，根据检验室 SOP 验证 Ret 计数结果是否正确，涂片镜检有无异常形态的红细胞。

30. PLT 聚集报警　①复核条件：任何计数结果。②复核要求：检查标本有无凝块；涂片镜检估计 PLT 数；如见 PLT 仍聚集，则按检验室 SOP 进行复核。

31. PLT 报警　①复核条件：除 PLT 聚集外，任何 PLT 和 MPV 报警；②复核要求：涂片镜检。

32. IG 报警　①复核条件：首次结果出现阳性报警；②复核要求：涂片镜检。

33. IG 报警　①复核条件：WBC 的 Delta 值超上限，并有以前确认的阳性报警结果；②复核要求：涂片镜检。

34. 左移报警　①复核条件：阳性报警；②复核要求：按检验室 SOP 进行复核。

35. 非典型和（或）变异淋巴细胞　①复核条件：首次结果出现阳性报警；②复核要求：涂片镜检。

36. 非典型和（或）变异淋巴细胞　①复核条件：WBC 的 Delta 值超上限，并有以前确认的阳性报警结果；②复核要求：涂片镜检。

37.原始细胞报警　①复核条件：首次结果出现阳性报警；②复核要求：涂片镜检。

38.原始细胞报警　①复核条件：3～7 d WBC 的 Delta 值通过（未超出限值），并有有以前确认的阳性报警结果；②复核要求：按检验室 SOP 进行复核。

39.原始细胞报警　①复核条件：WBC 的 Delta 值超出上限，并有以前确认的阳性报警结果；②复核要求：涂片镜检。

40.NRBC 报警　①复核条件：阳性报警；②复核要求：涂片镜检；如发现 NRBC，计数 NRBC，重新校准 WBC 计数结果。

41.Ret　①复核条件：仪器检测结果出现异常类型。②复核要求：检查仪器输出结果；如为吸样问题，则重复测定；如结果继续异常，则涂片镜检。

三、血涂片复核标准的原则和步骤

临床检验室在血细胞分析仪的使用中常用"筛选标准"这一名词。即制定适用的准则，当仪器分析结果没有"违规"时，可直接发出检验报告；反之，则应做血涂片复核。在血涂片复核 41 条国际准则发布的同时，阐明了准则产生的思路和原理，为各检验室制定血涂片复核准则提供了理论和和实践依据，具有普遍的指导和推广意义。那么，各临床检验室是否还需要根据其所提出的建议程序进行准则验证，或结合实际而衍生出具有各自特点的血涂片复核准则呢？答案是肯定的。

国际血液学复核协作组制定 41 条准则的研究过程中，使用了当时世界上最先进的仪器。在我国临床检验室中，血细胞分析仪的型号有数十种之多，因这些仪器的测试原理不同而分辨力各异，故"筛选标准"也应不同。即使用的是与国际血液学复核协作组一致的仪器，通过整合更多检验室的数据，可得到更为丰富的资料，修正更为合理的准则。在各检验室验证、比较、使用血涂片复核 41 条国际准则的过程中，血细胞分析的质量和检验人员的技术水平必将得到明显提高。

1.血涂片复核标准制定原则

（1）仪器识别细胞的能力：所用仪器对细胞形态的识别能力的差异，将决定复核准则的控制范围和程度不同；同一型号的仪器因检验室要求不同，标准也可不同。近年来，Bourner 等对 4 种型号的血液分析仪进行镜检比较分析，对于 200 个随机选择的患者标本，显示每台仪器的假阴性率相差不大，而假阳性率却有所差别。假阳性率最高达 15%，最低仅 1.5%。有报道，随着医院拥有病床数的增加，外周血涂片镜检率也增高，可能是因为重症患者会进入拥有较多病床数的大医院，这样会导致大医院的不正常 CBC 结果增多，因而导致血涂片复核的标本数也增多。

（2）筛选标准涉及的参数：复核范围要涵盖仪器所有参数及形态学特征。国际血液学复核协作组采用的是当时最高档的血细胞分析仪，涉及的项目和参数较全面。41 条准则中，包括 CBC、DC（包括 5 类白细胞绝对数）、仪器提示代码／标记（包括红细胞和血小板标记）、白细胞提示代码／标记及网织红细胞相关的代码／标记。在各检验室中，因所使用仪器所提供的参数与信息可能有差异，故所引证的准则也可有多少之别。

（3）降低复核率：在保证筛选质量的基础上，尽量降低复核率。这样可使患者能在较短的时间内，以较少的费用获得准确的检验报告。

（4）假阴性问题：具有诊断意义的重要参数，不应出现假阴性；其他参数假阴性率也应 < 5%。国际血液学复核协作组认为，5% 的假阴性率是保证患者检测结果安全性而可接受的最高上限。否则应：①检查有无文书记录错误；②重新核查结果的真实性；③复核结果，以明确哪些准则可致假阴性；④根据需要调整准则；⑤用以上同样的方式再测试调整后准则；⑥如需要，重复以上①～⑤的步骤。

（5）降低假阳性率：在较低假阴性率的前提下降低假阳性率。假阳性率过高会无意义地增加工作量，延迟检验报告发放时间，应采取适当措施。如：①确定仪器某一报警是否过于频繁，或为无用的报警；②联系仪器厂家，以确认假阳性是否为仪器所为，或调整仪器灵敏度。但应注意，如检验室选择不处理仪器的可疑报警，则记录必须清晰。

（6）临床医师提出镜检：白血病患者不论初诊还是复诊，血液分析仪检测标本的结果必须镜检。要正确诊疗疾病，需要临床医师清楚地知晓患者的病史、体格检查和检验室检查结果，还要能解释检验结果。临床医师和检验室人员共同合作，才能给提供患者最优质的服务。一组 4840 例病例临床研究显示，平均每天进行约 1000 份 CBC 和 LDC 检测，约 14% 的标本、即 140 份标本需要显微镜观察，而其中有 130 份标本是临床医师事先就提出需要人工进行分类计数。所以如临床医师要求人工阅片，无论仪器有无提示，都必须遵医嘱进行，因为医师最了解患者的病史、体征和既往的治疗情况。鉴于涂片镜检可确切地反映白血病细胞特征，在白血病的诊治过程中起着关键作用，因而不言而喻，对白血病患者的血标本，必须实施全部镜检的原则。

2．血涂片复核标准的制订步骤

（1）校准血细胞分析仪：使仪器性能评价符合制造厂家的标准。根据血涂片复核 41 条国际准则和本检验室使用仪器的功能初步设计、制订初选标准，拟定预期指标（如复核率 < 30%、假阴性率 < 5%、假阳性率 < 20%）等。

（2）制订血涂片阳性发现的评定标准。我国血细胞分析复核协作组关于血涂片阳性的评定标准，至少为下列准则之一。①细胞形态学改变：a. 红细胞明显大小不等，染色异常红细胞 > 30%；b. 巨大血小板 > 15%；c. 见到血小板聚集；d. 存在 Dohle 小体的细胞 > 10%；e. 中毒颗粒中性粒细胞 > 10%；f. 空泡变性粒细胞 > 10%。②细胞数量／比例改变：a. 原始细胞 ≥ 1%；b. 早幼／中幼粒细胞 ≥ 1%；c. 晚幼粒细胞 > 2%；d. 杆状核粒细胞 > 5%；e. 异常淋巴细胞 > 5%；f. 嗜酸性粒细胞 > 5%；g. 嗜碱性粒细胞 > 1%；h. NRBC > 1%；i. 浆细胞 > 1%。

（3）确定血液标本的数量及类型：要有一定数量的标本含有幼稚细胞。国际血液学复核协作组要求各研究单位完成的标本量为 1000 例，这些标本从日常检测中随机抽取，其中包括：① 800 份首次检测标本；② 200 份再次检测标本，用于验证 Delta 准则。

（4）双盲法做仪器分析和血涂片复核：对比两者检测结果，分别计算血涂片复核率及仪器分析的真阳性率、真阴性率、假阳性率、假阴性率及血涂片复核率。

（5）调整仪器初筛阈值或标准：根据检验室复核指标及其他具体要求，调整仪器初筛阈值或标准，直到最终复核效果既能符合血涂片复核准则的制定原则和拟定的预期指标，又能适应检验室常规工作的需要。

四、制定血涂片复核标准时的注意事项

血涂片复核虽然是自动化血细胞分析后的质量保证措施，但显微镜检查为定性或半定量分析方法，故对于仪器法定量分析的项目是否均适合以镜检进行"验证"的问题，值得注意。如以"红细胞明显大小不等"验证"RDW 增大""低色素红细胞＞30%"，验证"MCHC 减低"，是否科学？此外，因观察者的技术水平不同和涂片中细胞分布的差异，故要充分认识显微镜检查的局限性。有学者认为：承担血涂片复核者必须是血液细胞形态学专业技术人员；长期从事基础检验专业者或经过血液学检验室训练后的年轻技师仅可承担血涂片"筛查"工作；未从事基础检验和血液学检验者，或未经血液学实验训练的基础检验年轻技师，不能从事本项工作。Rumke 分析了白细胞分类计数的预期变异率，如一个患者的中性粒细胞真百分率为 50%，进行镜检分类计数 100 个细胞时，中性粒细胞观测值的 95% 置信区间为 39%～61%，因此，当血涂片复核结果为阴性时，白细胞分类计数的报告以仪器法的检测数据为宜，尽管此时也有人工复片结果。血涂片复核可分为涂片镜检和人工分类两种操作程序；哪些标准进行涂片镜检、抑或人工分类，还是序贯分析，需要深入探讨。总之，临床检验室制定血涂片复核标准是一项科学性强、涉及面广、影响因素多的工作，应遵照循证规律，切勿草率从事。

第 3 章

红细胞形态学变化及其临床意义

血液红细胞形态检查对血液系统及某些相关疾病的诊断、鉴别诊断、疗效观察均有重要的临床意义。显微镜检查仍是红细胞形态检查最基本的方法，也是参考方法。因此，掌握红细胞形态学检验的技能和对异常形态的识别、诊断能力是目前出具检验诊断报告的基本要领。

一、正常红细胞

正常成熟红细胞（normal red blood cell）直径 6～8 μm，平均约为 7.5 μm，正面呈圆盘状，侧面观呈双凹圆盘状；细胞周边区域因血红蛋白含量丰富呈淡粉红色；中心 1/3 处由于细胞较薄，血红蛋白分布较少而着色浅淡，为生理性淡染区。正常红细胞：MCV 为 80～100 fl，MCH 为 27.2～34.3 pg，MCHC 为 329～360 g/L，RDW ＜ 14.9%（图 3-1）。

正常形态的红细胞并非只见于正常人。临床上某些病理情况下，虽然患者已出现明显的甚至严重的贫血，但其成熟红细胞形态染色可大致正常，此种贫血称为正细胞正色素性贫血，见于急性失血、急性溶血、再生障碍性贫血、急性白血病等。

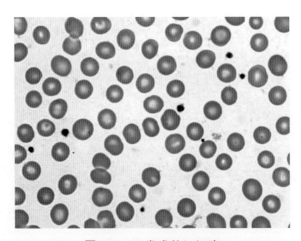

图 3-1　正常成熟红细胞

二、异常形态红细胞

（一）红细胞大小改变

1. 小红细胞（microcyte）　小红细胞是指红细胞直径<7μm（MCV<80 fl）（图 3-2）。

正常人偶见小红细胞。临床上常见的小红细胞有两种形态。①低色素性小红细胞：由于血红蛋白合成缺陷或不足，呈现生理性中心淡染区扩大，见于缺铁性贫血、珠蛋白生成障碍性贫血和血红蛋白 E 病等。②球形小红细胞：由于红细胞内血红蛋白充盈，生理性中心淡染区消失，厚度增加的小红细胞，主要见于遗传性球形红细胞增多症、自身免疫性溶血性贫血等。小红细胞还见于慢性病贫血、重金属中毒（如铅）、铁粒幼细胞性贫血等。

2. 大红细胞（macrocyte）　大红细胞是指红细胞体积增大，直径>8.5μm（MCV>100 fl），呈卵圆形或圆形，中央深染，有的也可见中心淡染区（图 3-3）。尚未完全成熟的红细胞可表现为体积增大，因残存脱氧核糖核酸，经瑞 - 吉姆萨染色后呈嗜多色性或含有嗜碱性点彩颗粒。

对于大红细胞要注意以下几点：①在生理情况下，早产儿、新生儿和婴儿的红细胞体积比成人大，应注意与异常大红细胞鉴别。②血液分析仪中，MCV 是反映红细胞平均体积大小的参数，如果 MCV 正常，而 RDW 和红细胞直方图异常，提示有大红细胞存在时，要进行血涂片复检。③ ICSH 指南建议：如果血涂片中可见卵圆形大红细胞，需报告并提示临床。

3. 巨大红细胞（megalocyte）　巨大红细胞是指红细胞直径>15μm（图 3-4）。见于巨幼细胞贫血、骨髓增生异常综合征、化疗后、红白血病等。

4. 红细胞大小不均（anisocytosis）　红细胞大小不均是指在同一血涂片上成熟的红细胞体积大小悬殊，其直径可相差 1 倍以上的现象（图 3-5）。

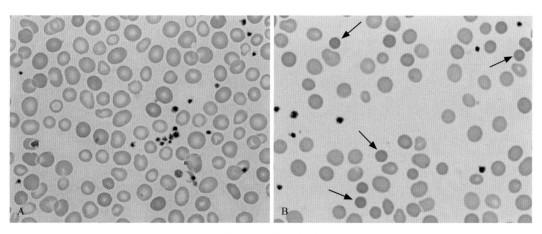

图 3-2　小红细胞

A. 低色素性小红细胞（缺铁性贫血治疗后）；B. 球形小红细胞（遗传性球形红细胞增多症）

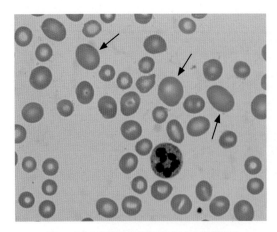

图 3-3　巨幼细胞贫血（大红细胞）

血涂片可见红细胞大小不均，易见大红细胞，呈卵圆形，色素深染，中性分叶核粒细胞可见多分叶现象

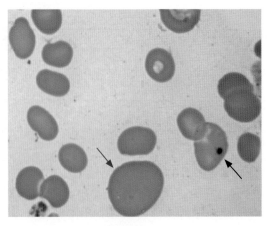

图 3-4　巨幼细胞贫血（巨大红细胞）

血涂片可见巨大红细胞（红箭头），色素深染，H-J 小体（黑箭头）

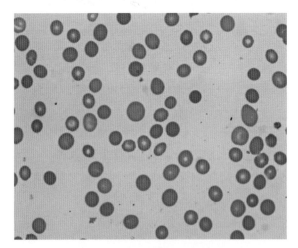

图 3-5　骨髓异常增生综合征

血涂片可见红细胞大小不均

　　红细胞大小不均见于增生性贫血，尤其是巨幼细胞贫血、骨髓增生异常综合征、化疗后、白血病等。

（二）红细胞血红蛋白含量改变

　　1. 低色素性红细胞（hypochromia erythrocyte）　低色素性红细胞是指红细胞生理性中央淡染区扩大，超过 1/3 区域，严重者红细胞呈环形，MCH、MCHC 降低（图 3-6）。临床上低色素性通常与小红细胞症有关，称为小细胞低色素性红细胞。低色素还见于比正常成熟红细胞薄，但具有正常血红蛋白浓度和体积的红细胞。血液分析仪中，MCH 参数是反映低色素的指标。

小细胞低色素性红细胞见于缺铁性贫血、铁粒幼细胞性贫血、地中海贫血及某些慢性病贫血。大细胞低色素性红细胞见于混合性营养不良性贫血。

2. **高色素性红细胞（hyperchromia erythrocyte）**　高色素性红细胞是指红细胞着色深，中央淡染区消失（图 3-7）。常见于巨幼细胞贫血。

3. **嗜多色性红细胞（polychromasia erythrocyte）**　嗜多色性红细胞，又称多染红细胞，属于尚未完全成熟的红细胞，胞体偏大，无中央淡染区，因其胞质内残存 RNA，瑞-吉姆萨染色后红细胞呈灰蓝色（图 3-8）。

正常人血涂片中不见或偶见嗜多色性红细胞。嗜多色性红细胞增多，多提示网织红细胞增多、骨髓红系增生旺盛，主要见于增生性贫血，如溶血性贫血、缺铁性贫血经铁剂治疗后、恶性贫血经维生素 B_{12} 治疗后；红系造血异常疾病，如骨髓增生异常综合征。必要时需检测网织红细胞计数。

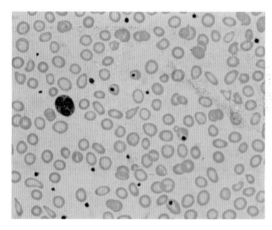

图 3-6　缺铁性贫血
血涂片可见红细胞大小不均，中心淡染区扩大，部分红细胞呈环形

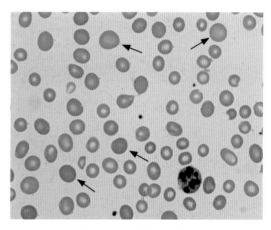

图 3-7　巨幼细胞贫血
血涂片可见大红细胞，色素深染（箭头所指）。中性分叶核粒细胞呈多分叶现象

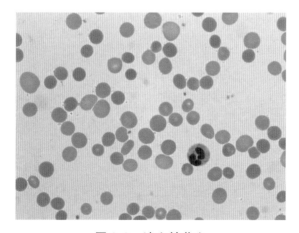

图 3-8　溶血性贫血
血涂片中红细胞大小不均，易见大红细胞，球形红细胞及嗜多色性红细胞

4. 红细胞双形性（dimorphism erythrocyte）　红细胞双形性是指在同一血涂片上有两群不同的红细胞，红细胞直方图可清晰反映，同时 RDW 参数增大（图 3-9）。这两群细胞分别是小细胞低色素性红细胞，正细胞正色素性或大细胞正色素性红细胞。红细胞双形性主要见于铁粒幼细胞性贫血、缺铁性贫血铁剂治疗后、输血后、骨髓增生异常综合征伴环形铁粒幼红细胞增多等。据两种细胞的数量不同可致不同的 MCV、MCH 及 MCHC，若小细胞低色素性红细胞较多，可致三者均降低，若大细胞较多可致 MCV 正常或升高，MCH 正常或降低，MCHC 正常。

ICSH 指南建议，报告红细胞双形性时，要描述这两群细胞形态。

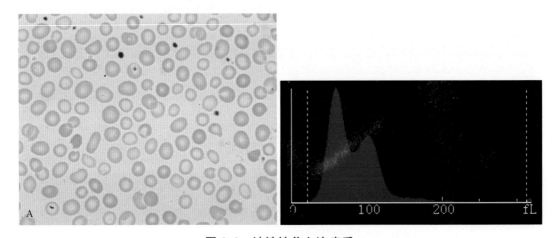

图 3-9　缺铁性贫血治疗后

A. 血片中可见双形性红细胞，一群为小细胞低色素性红细胞，另一群为正细胞正色素性红细胞。B. 红细胞直方图出现双峰（存在两群红细胞），RDW 明显增大。血常规：RBC $4.36 \times 10^{12}/L$，HGB 95 g/L，MCV 76.6 fl，RDW 30.0%

（三）红细胞形态改变

1. 棘形红细胞（acanthocyte/spur cell）　棘形红细胞是指缺乏中心淡染区的致密的浓缩红细胞，外周有 2～20 个不规则突起，突起长短、形状、分布不一。

棘形红细胞增多见于严重肝病、维生素 E 缺乏、先天性 β 脂蛋白缺乏症、神经性棘形红细胞增多症、神经性厌食症与肾衰竭等；脾功能减退的相关疾病如镰状细胞贫血、脾切除、先天性无脾症、乳糜泻、溃疡性结肠炎、血管炎等，血涂片可见棘形红细胞，在临床工作中注意观察（图 3-10，图 3-11）。神经性棘形红细胞增多症分类及特征见表 3-1。

2. 咬细胞（bite cell）　咬细胞是指外周血中具有单个或多个弧形缺口的红细胞，中心淡染区可消失或存在。其形成涉及脾巨噬细胞清除变性、沉淀的血红蛋白（如Heinz 小体）及细胞膜，是氧化溶血的最早迹象表现。咬细胞也是裂细胞的一种。

表 3-1　神经性棘形红细胞增多症分类及特征

疾　病	基因突变及遗传学	临床病理特征
舞蹈症 - 棘形红细胞增多症（Chorea-acanthocytosis，ChAc）	VPS13A、常染色体隐性遗传	成人发病、进行性神经变性、肌病，常有癫痫
麦克劳德综合征（McLeod neuroacanthocytosis，MLS）	KX、X 连锁隐性遗传	成人发病、进行性神经变性、肌病、心肌病、Kell 抗原弱表达或缺失
亨廷顿病(Huntington's disease，HD)	JPH3、常染色体显性遗传	成人发病、进行性神经变性
哈勒沃登 - 施帕茨病（泛酸盐激酶 2 相关神经变性）(Hallervorden-Spatz disease，HSD)	PANK2、常染色体隐性遗传	儿童发病，进行性神经变性、苍白球变性、视网膜色素变性

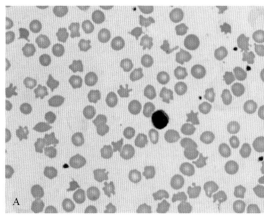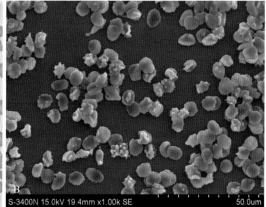

图 3-10　舞蹈症 - 棘形红细胞增多症

A. 血涂片可见大量棘形红细胞；B. 扫描电镜下棘形红细胞

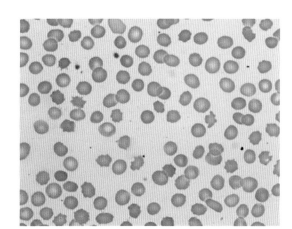

图 3-11　脾功能减退症（血涂片可见棘形红细胞）

咬细胞见于：①葡萄糖 -6- 磷酸脱氢酶（G-6-PD）缺乏症的急性溶血，还见于其他酶的缺陷，如丙酮酸激酶缺乏和磷酸己糖旁路中酶的缺陷；②某些药物，磺胺类药物如氨苯砜、柳氮磺吡啶，泌尿系抗感染药物非那吡啶等可在某些敏感的个体中产生"咬细胞"；③ Heinz 小体溶血性贫血。

微血管性溶血性贫血也可以产生类似于"咬"细胞，但形成机制不同。

3. 泡细胞（blister cell） 泡细胞是指红细胞内血红蛋白浓缩为细胞的一半，形成致密浓块，另一边只留下一个空膜，形成不着色的空腔，形态似气泡。

泡细胞见于葡萄糖 -6- 磷酸脱氢酶缺乏症（图 3-12），镰状细胞病、Heinz 小体溶血性贫血等。

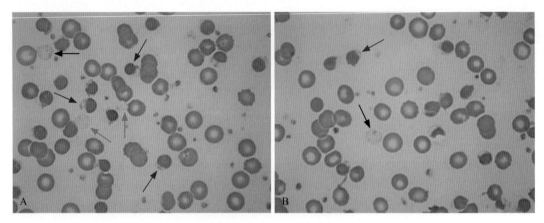

图 3-12　G-6-PD 缺乏症

　　血涂片发现较多不规则的皱缩红细胞、半影红细胞及影红细胞（有红细胞膜而血红蛋白丢失），一些包含 Heinz 小体。Heinz 小体在影红细胞（黑箭头），其他影红细胞（蓝箭头），海因茨小体在泡红细胞（红箭头）［图片摘自：Bain BJ. A ghostly presence—G-6-PD deficiency. American Journal of Hematology, 2010, 85(4): 271-271.］

4. 棘刺样红细胞（echinocytes/burr cell） 棘刺样红细胞，又称锯齿状红细胞，红细胞失去圆盘状结构，浓染，中央淡染区消失，周边有 10～30 个大小相近、分布均匀的短刺状突起。临床工作中，因推片和制片不当、陈旧血等原因引起的案例较常见（图 3-13）。病理情况下见于尿毒症、丙酮酸激酶缺乏症、红细胞内低钾、胃癌与消化性溃疡出血。注意棘刺样红细胞与棘形红细胞鉴别。

5. 椭圆形红细胞和卵圆形红细胞（elliptocyte and ovalocyte） 椭圆形红细胞是指具有椭圆形外观，其长轴是短轴的 2 倍以上。卵圆形红细胞是指具有卵圆形外观，其长轴不超过短轴的 2 倍。

正常人血涂片中偶见椭圆形红细胞（通常＜1%）。椭圆形红细胞增多见于遗传性椭圆形红细胞增多症（hereditary elliptocytosis, HE）（图 3-14）、遗传性热异形红细胞增多症、东南亚卵圆形红细胞增多症、缺铁性贫血、骨髓增生异常综合征及巨幼细胞贫血。铁、叶酸缺乏等病理状态下伴/不伴贫血时，椭圆形红细胞可增加至 10%；

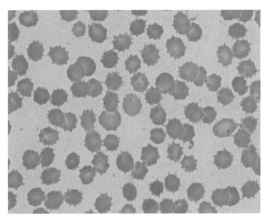

图 3-13　因推片和制片不当，血涂片可见大量棘刺样红细胞，周边有大小相近、分布均匀短刺状突起

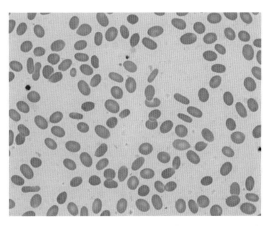

图 3-14　遗传性椭圆形红细胞增多症。血涂片可见成熟的红细胞呈椭圆形、长柱形等

HE 时，椭圆形红细胞波动范围较大，比例为 0~98%；严重的溶血性贫血仅见于遗传性热异形红细胞增多症，病例出现典型的热异形红细胞。

6. 异形红细胞（poikilocyte）　异形红细胞是指红细胞形态发生无规律性变化，呈多种异常形态，如半圆形、三角形、新月形、哑铃形、梨形、泪滴形、盔形、靶形、星芒状等（图 3-15）。

异形红细胞症无特异的病理意义，但特殊形态的异形红细胞可能与某种特定疾病有关，如椭圆形红细胞常见于遗传性椭圆形红细胞增多症。注意与人为因素造成的异形红细胞相区别。

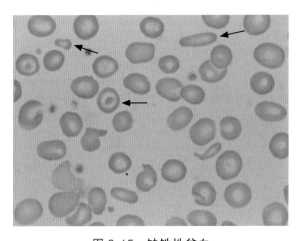

图 3-15　缺铁性贫血

血涂片可见红细胞大小不均，异形红细胞较多，靶形、椭圆形、盔形等

7. 裂片红细胞（schistocyte）　裂片红细胞又称红细胞碎片，是指红细胞在血液循环中，由于外在机械性损伤产生，通常比完整的红细胞小，呈新月形、盔形、角形及不规则形等，分布均匀。血涂片中裂片红细胞较多时，常伴球形、微小球形红细胞、嗜多色红细胞、有核红细胞及幼稚粒细胞。

儿童和成人血涂片中裂片红细胞＜2%，足月新生儿可达3%。裂片红细胞增多常见于微血管病性溶血性贫血（microangiopathic haemolytic anemia，MAHA）（图3-16）、溶血尿毒综合征（hemolytic uremic syndrome，HUS）、弥散性血管内凝血（disseminated intravascular coagulation，DIC）、血栓性血小板减少性紫癜、系统性红斑狼疮、肾小球肾炎、肾移植排斥、心瓣膜性溶血（人工瓣膜或病理性瓣膜）、子痫、海绵状血管瘤及恶性高血压等。裂片红细胞的计数对MAHA的诊断和随访可能具有重要价值。外周血中出现大量裂片红细胞，会干扰血细胞分析仪对血小板的计数。

8. 镰形红细胞（sickle cell）　镰形红细胞是指红细胞形状如新月形、镰刀形或长而不规则的刺形，两端尖锐，中央淡染区消失。

镰形红细胞主要见于镰状细胞贫血及其他镰状细胞病，如HbSS病（图3-17）、HbSC病、HbSD病、S地中海贫血等。

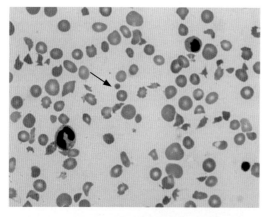

图3-16　微血管病性溶血性贫血（MAHA）

血涂片红细胞大小不均，可见大量裂片红细胞，呈角形、盔形、星芒状、新月形及不规则形等，并可见微小球形红细胞（箭头所指），有核红细胞，血小板少见

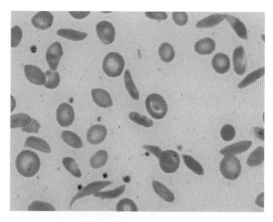

图3-17　HbSS病

血涂片可见较多的呈镰刀样、新月形的镰形红细胞

病例 1　裂片红细胞

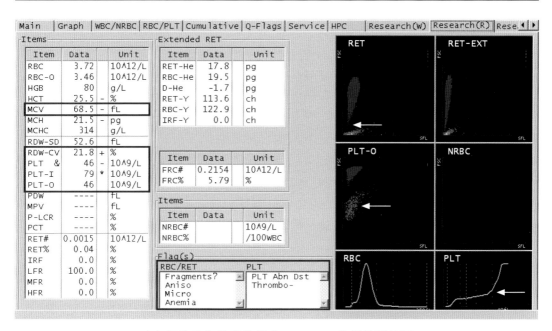

小红细胞和细胞碎片样本 XE-5000 仪器检测结果

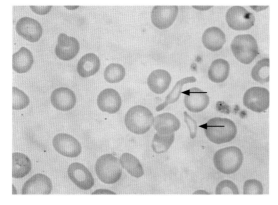

- ◆ **简要病史**　患者，女性，30 岁。因急性淋巴细胞白血病化疗 3 个疗程。
- ◆ **仪器提示**　PLT-I（阻抗法）为 $79 \times 10^9/L$，该结果上有标记（∗），说明可信度低。PLT-O（荧光染色法）为 $46 \times 10^9/L$，仪器根据设定规则自动选择 PLT-O 结果为最终报告结果。MCV 68.5 fl，RDW-CV 21.8%。红细胞报警提示有"裂片？""不均一性""小红细胞"和"贫血"；血小板报警提示"血小板直方图异常""血小板减少"。
- ◆ **图形分析**　在 RET 散点图上，"成熟红细胞区域"散点向下延伸（箭头所指）。PLT-O 散点图上，血小板散点稀少（箭头所指）；血小板直方图显示其尾部明显抬高（箭头所指）。
- ◆ **血涂片镜检**　可见较多小红细胞和形态不规则的裂片红细胞（箭头所指）。

9. 球形红细胞 (spherocyte)　球形红细胞是指红细胞直径 < 6.5 μm，厚度增大，中央淡染区缺失，浓染呈球形。球形红细胞变形性差，通过脾窦微小血管时破坏或被巨噬细胞吞噬导致血管外溶血。

正常人血涂片中偶见球形红细胞。球形红细胞增多主要见于遗传性球形红细胞增多症 (hereditary spherocytosis, HS)、免疫性溶血性贫血、脾切除、微血管病性溶血性贫血等。烧伤、感染、新生儿 ABO/Rh 血型不合也可出现少量球形红细胞。

值得注意的是在微血管病性溶血性贫血患者中，可见球形及微小球形红细胞（常 ≤ 4 μm，遗传性球形红细胞常小、圆，色素深，一般 > 5 μm，而且部分患者的球形红细胞 < 10%，渗透脆性试验亦可阴性，此时应仔细询问家族史；自身免疫性溶血性贫血的球形红细胞常较大，一般为 6 μm，观察时应与周围红细胞进行比较，球形红细胞除了小、圆外，受色更深（图 3-18）。

10. 口形红细胞 (stomatocyte)　口形红细胞是具有凹形杯状结构的红细胞，周围深染，中央淡染区有一条苍白的裂缝，形似微张的鱼口样（图 3-19）。

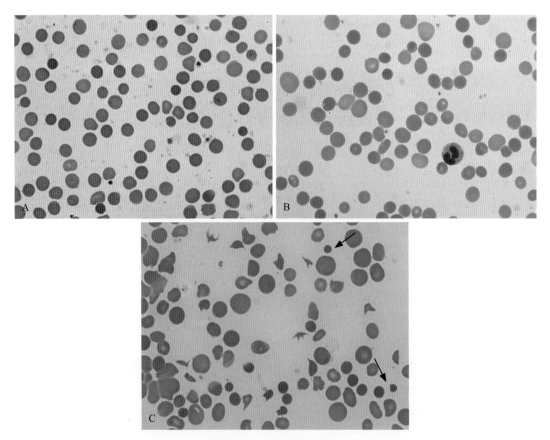

图 3-18　球形红细胞

A. 遗传性球形红细胞增多症。血涂片红细胞大小不均，可见较多的球形红细胞，> 10%。B. 自身免疫性溶血性贫血。血涂片可见较多的球形红细胞，一般比 HS 的球形红细胞稍大。C. 微血管病性溶血性贫血。血涂片可见球形红细胞，微小球形红细胞（直径常 ≤ 4 μm，箭头所指），并可见较多裂片红细胞

正常人血涂片可见少量口形红细胞，一般＜4%。口形红细胞增多主要见于遗传性口形红细胞增多症（hereditary stomatocytosis，HST）。HST 是常染色体显性遗传性溶血性疾病。红细胞膜先天性缺陷主要表现在细胞膜对 Na^+、K^+ 的异常通透性，导致细胞内、外离子及水的分布异常。口形红细胞变形性差，在通过脾时被破坏。而东南亚卵圆形红细胞增多症，口形红细胞可有两个裂缝，裂缝呈横向、V 形或 Y 形等。口形红细胞还见于酒精中毒、肝硬化、梗阻性肝病、某些贫血，弥散性血管内凝血及植物固醇血症等。

人为因素如血涂片暴露在潮湿的环境中应缓慢干燥，因湿片制备血涂片，红细胞可能发生折叠，出现假口形红细胞，这些细胞常位于涂片的一部分区域。

11. 靶形红细胞（target cell）　靶形红细胞为低色素性红细胞，边缘和中央部位染色较深，两者之间的环形区域为苍白区，形如靶心（图 3-20）。

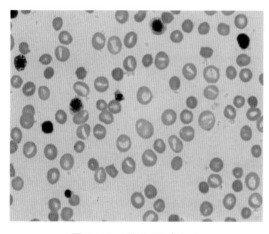

图 3-19　植物固醇血症

血涂片红细胞大小不等，可见口形、大红细胞及嗜多色红细胞。口形红细胞呈横向、纵向、单口（长或短，直或弯）、V 形，易见大血小板及巨大血小板（×60）

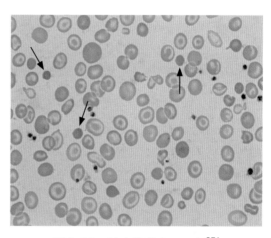

图 3-20　地中海贫血 $\alpha\alpha/-^{SEA}$

血涂片红细胞大小不均，可见大量靶形红细胞及个别球形红细胞（箭头所指）

靶形红细胞增多见于肝病、血红蛋白病、地中海贫血、严重的缺铁性贫血、脾切除后等。靶形红细胞膜相对过多，可能与红细胞表面积增加和血红蛋白含量减少有关。如梗阻性肝病患者卵磷脂－胆固醇乙酰基转移酶（LCAT）活性受抑制，胆固醇／磷脂比值增加，红细胞表面积／体积比值增加，形成了薄而直径大的靶形红细胞。地中海贫血与缺铁性贫血患者因血红蛋白含量降低，使红细胞膜相对增多，造成靶形红细胞。

12. 泪滴形红细胞（tear cell）　泪滴形红细胞是指红细胞一端尖细形似梨形或泪滴状。正常人偶见。泪滴形红细胞增多主要见于骨髓纤维化（图 3-21），某些贫血如地中海贫血（图 3-22）、巨幼细胞贫血、溶血性贫血等。骨髓纤维化时，存在髓外造血，

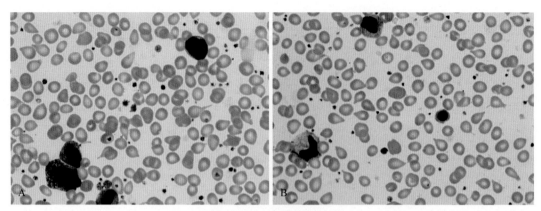

图 3-21　骨髓纤维化

A、B. 血涂片可见髓外造血,出现原始,幼稚粒细胞,有核红细胞,并可见较多的泪滴形红细胞

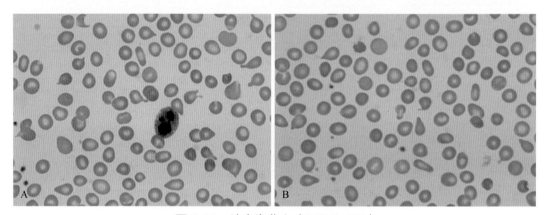

图 3-22　地中海贫血(IVS-II-654)

A、B. 血涂片中可见较多泪滴样球红细胞及个别靶形红细胞

这时寻找原始、幼稚粒细胞及有核红细胞十分重要。

人为制片不当可导致泪滴形红细胞产生,其细胞尖端指向同一方向。需与真正的泪滴形红细胞鉴别。

常见红细胞形态改变相关疾病,见表 3-2。

(四)红细胞排列异常

1. 红细胞凝集(agglutination)　红细胞凝集是指血涂片上红细胞不规则的聚集呈葡萄串状,常提示有冷反应性抗红细胞抗体存在,即冷凝集素(常为 IgM 抗体)。多见于原发性冷凝集素病(CAD);继发性冷凝集素综合征(CAS)(图 3-23),如一过性感染、淋巴瘤、其他肿瘤等。

如遇到红细胞凝集,全自动血细胞分析仪中报告的红细胞参数:RBC 计数假性减少,MCV、MCH、MCHC 假性增高。

表 3-2　常见红细胞形态改变的相关疾病

名　称	特征性疾病	其他疾病
球形红细胞	遗传性球形红细胞增多症、免疫性溶血性贫血	脾切除、微血管病性溶血性贫血，Wilson 病
椭圆形红细胞	遗传性椭圆形红细胞增多症	缺铁、巨幼细胞贫血、地中海贫血、骨髓纤维化、MDS
泪滴形红细胞	骨髓纤维化	严重的缺铁、巨幼细胞贫血、地中海贫血、MDS
裂片红细胞	MAHA、TTP、HUS、DIC	SLE、肾病
棘形红细胞	棘形红细胞增多症、先天性 β 脂蛋白缺乏症	脾切除术后
棘刺状红细胞	尿毒症、丙酮酸激酶缺乏症	红细胞内低钾
靶形红细胞	胆汁淤积，血红蛋白病	缺铁、地中海贫血
口形红细胞	遗传性口形红细胞增多症	酒精性肝病，植物固醇血症

2. 红细胞缗钱状排列（rouleaux formation）　红细胞缗钱状排列是指在薄厚适宜的血涂片上成熟红细胞相互叠连呈一串铜钱状的现象（图 3-24）。细胞间间隙越大，缗钱状越明显，红细胞在轻度缗钱状排列时，片尾红细胞散在分布，细胞缗钱状排列明显时，接近片尾细胞亦可呈缗钱状排列。生理状态下，红细胞膜表面带负电荷，细胞间相互排斥，分散存在而不发生聚集。当血浆中带正电荷的大分子蛋白，如纤维蛋白原、球蛋白等增加时，可降低红细胞表面负电荷，促进红细胞聚集。

红细胞缗钱状形成最常见于高球蛋白血症，如多发性骨髓瘤、巨球蛋白血症，还见于恶性淋巴瘤、高纤维蛋白原血症、贫血、发热、血沉增快等。

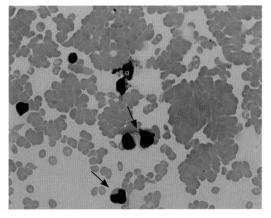

图 3-23　B 淋巴细胞非霍奇金淋巴瘤继发冷凝集素综合征

血涂片可见红细胞聚集成堆成团，淋巴瘤细胞（箭头所指）及涂抹细胞（×60）

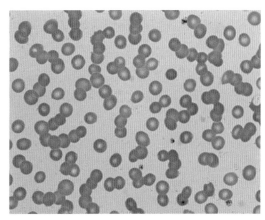

图 3-24　EB 病毒感染

血涂片中红细胞分布均匀区域呈"缗钱"状排列

病例 2　红细胞冷凝集

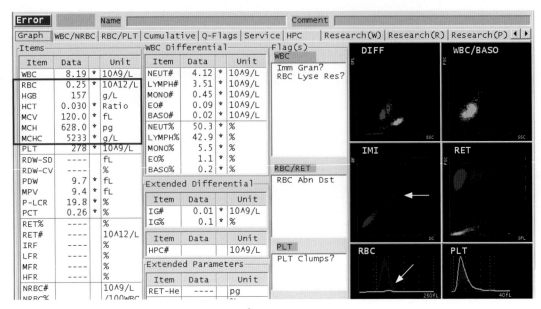

冷凝集样本 XE-5000 仪器检测结果

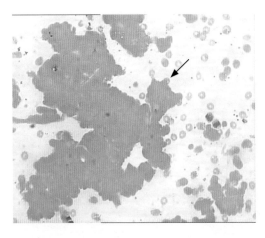

- ◆ **简要病史**　患者，男性，28 岁。因感冒、发热而就诊。
- ◆ **仪器提示**　RBC 0.25×10^{12}/L，HGB 157 g/L、MCV 120 fl、MCH 628 pg、MCHC 5233 g/L。红细胞报警信息提示"红细胞直方图异常"。该样本经 37℃水浴 30 min 后重检，RBC 5.25×10^{12}/L、HGB 158 g/L、MCV 88.8 fl、MCH 30.1 pg、MCHC 338 g/L。
- ◆ **图形分析**　在 IMI 散点图上，有一粗、长的蓝色带（箭头所指）。红细胞直方图的峰值明显偏低，已接近 X 轴（箭头所指）。
- ◆ **血涂片镜检**　可见大片红细胞聚集（箭头所指）。

病例 3　红细胞冷凝集

Para.	Flag	Result	Unit	Para.	Flag	Result	Unit
WBC	& R	6.80	10^9/L	RDW-CV	R	12.9	%
Neu#	R	4.12	10^9/L	RDW-SD	R	44.5	fL
Lym#	& R	2.24	10^9/L	PLT	&	184	10^9/L
Mon#	R	0.34	10^9/L	MPV	&	****	fL
Eos#	R	0.10	10^9/L	PDW		****	
Bas#	R	0.00	10^9/L	PCT		****	%
Neu%	R	60.5	%	P-LCC		****	10^9/L
Lym%	& R	32.8	%	P-LCR		****	%
Mon%	R	5.0	%	RET#	R	0.0337	10^12/L
Eos%	R	1.6	%	RET%	R H	6.87	%
Bas%	R	0.1	%	IRF	R	14.4	%
RBC	R L	0.49	10^12/L	LFR	R	85.6	%
HGB	R	11.5	g/dL	MFR	R	12.0	%
HCT	R L	0.054		HFR	R	2.4	%
MCV	R H	110.4	fL	NRBC#	R	0.043	10^9/L
MCH	R H	233.5	pg	NRBC%	R	0.64	/100WBC
MCHC	R H	211.6	g/dL				

WBC Message
RBC Lyse Resistance?

RBC Message
Turbidity/HGB Interference?
RBC Agglutination?
Macrocytosis
Reticulocytosis

PLT Message

红细胞冷凝集 BC-6800 仪器检测结果

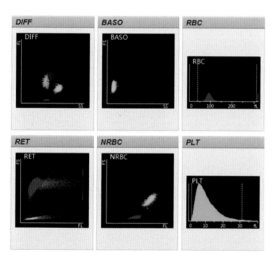

■ 仪器的 RBC 直方图出现明显异常，RBC 峰明显降低，而尾部出现抬高的小峰，因 RBC 聚集，聚集的 RBC 无法进行正常的检测，导致结果显著偏低

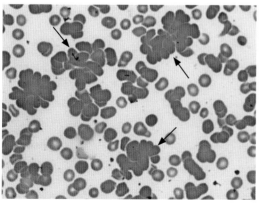

◆ **简要病史**　患者，女性，33 岁。血液内科门诊就诊，抽取抗凝静脉血进行血常规测试。

◆ **仪器提示**　仪器检测 RBC、HCT 结果显示极度偏低，MCV、MCH、MCHC 偏高而 HGB 结果无明显异常，提示可能存在 RBC 聚集的干扰，同时仪器给出了"红细胞凝集？"等 Message 提示。

◆ **血涂片镜检**　镜下可见白细胞及血小板形态无明显异常的变化，红细胞出现明显的聚集现象（箭头所指）。

（五）红细胞内含物

脾能有效清除红细胞内含物，如果脾切除或脾功能低下，这些内含物可能容易在外周血涂片中发现，并以粗糙或细致或分散的颗粒形式存在。红细胞常见的内含物见表 3-3。

包涵体	组 成	瑞-吉姆萨染色的形态	临床意义
嗜碱性点彩颗粒	核糖体的病理性沉淀	灰蓝色点状颗粒	铅中毒、地中海贫血
Howell-Jolly 小体	核碎裂或溶解后的所剩残余碎片	深紫红色圆形光滑小体	脾切除术后、无脾症、脾功能低下；巨幼细胞贫血、溶血性贫血、红白血病、骨髓增生异常综合征、化疗后
Cabot 环	细胞有丝分裂后纺锤体的残余微管	紫红色圆形或 8 字形	巨幼细胞贫血、溶血性贫血及脾切除术后
Pappenheimer 小体	红细胞内的铁蛋白聚合物	细小的紫红色颗粒	骨髓铁负荷过度、地中海贫血、骨髓增生异常综合征伴环形铁粒幼细胞增多、红白血病、严重溶血
Heinz 小体	变性的血红蛋白	罕见	G-6-PD 缺乏、不稳定血红蛋白病、地中海贫血

表 3-3　红细胞内的包涵体

1. 嗜碱性点彩颗粒（basophilic stippling）　嗜碱性点彩红细胞指经瑞-吉姆萨染色，红细胞或幼红细胞胞质中出现大小、数量不等的蓝黑色颗粒状内含物，其本质为胞质中残存的核糖体、多核糖体聚集而成（图 3-25）。

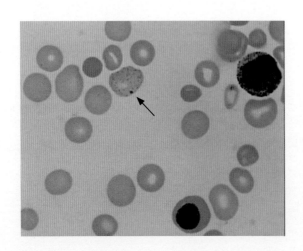

图 3-25　溶血性贫血
血涂片中红细胞大小不均，可见球形红细胞，嗜碱性点彩红细胞，有核红细胞及个别幼稚粒细胞

正常人血涂片不见或偶见嗜碱性点彩红细胞。嗜碱性点彩红细胞增多常反映骨髓中红系增生旺盛或造血紊乱。其增多主要见于如下情况：①重金属中毒，如汞、铅、锌、铋等中毒，红细胞受到损伤导致胞质中的核糖体等发生变性、聚集，使点彩红细胞明显增多。为此其常作为铅中毒的诊断指标之一。②血液系统疾病，如地中海贫血、铁粒幼细胞性贫血、巨幼细胞贫血、溶血性贫血、红细胞生成障碍、骨髓增生异常综合征、原发／继发性骨髓纤维化、化疗后等。

2. 豪 - 焦小体（Howell-Jolly body，H-J 小体）　H-J 小体指红细胞或幼红细胞胞质中紫红色光滑的圆形小体，直径 1～2 μm，通常单个存在，有时可见多个，又称为染色质小体（图 3-26）。病理情况下，H-J 小体代表异常有丝分裂过程中从纺锤体分离出来的染色质，并含有高比例的着丝粒成分和异染色质。而在正常成熟的过程中来源于幼红细胞分裂过程中核碎裂或核溶解的残余物。正常脾能有效清除红细胞中的 H-J 小体。

H-J 小体见于：①脾切除术后、无脾症、脾功能低下 [H-J 小体伴随少量靶形红细胞、棘形红细胞、球形红细胞和（或）裂细胞或盔形红细胞出现，往往提示脾功能减退]。②巨幼细胞贫血、溶血性贫血、纯红系白血病、骨髓增生异常综合征、化疗后等。

3. 卡波环（Cabot ring）　卡波环指在红细胞中出现的紫红色细线圈状结构，多呈圆形或 8 字形（图 3-27）。其本质尚未确定，常被认为是有丝分裂后纺锤体的残余微管。卡波环多出现在红细胞、嗜多色性红细胞、点彩红细胞中。

正常成人红细胞内无卡波环。卡波环主要见于巨幼细胞贫血、溶血性贫血及脾切除术后等。

4. 帕彭海姆小体（Pappenheimer body）　帕彭海姆小体指在改良瑞 - 吉姆萨染色（Romanowsky stained）的血涂片中红细胞局部胞质区域有多个大小、形状、分

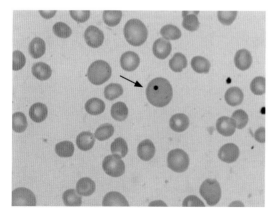

图 3-26　巨幼细胞贫血

血涂片中可见红细胞内的 H-J 小体

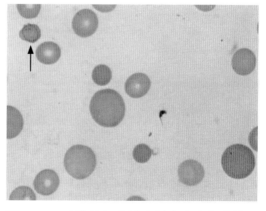

图 3-27　系统性红斑狼疮继发自身免疫性溶血性贫血

血涂片可见红细胞大小不等，易见大红细胞，球形红细胞，并可见一个嗜碱性点彩红细胞及卡波环（箭头所指）

布不同的紫色颗粒（图 3-28）。其本质为红细胞内的铁蛋白聚合物。

帕彭海姆小体见于骨髓铁负荷过度、地中海贫血、骨髓增生异常综合征伴环形铁粒幼细胞增多、严重溶血（尤其是脾功能减退者）、偶见于新生儿。与 H-J 小体相比，帕彭海姆小体数量多，体积小，形状不规则。如有疑问，可做铁染色来确认。

5. 红细胞内血红蛋白结晶体（intracellular haemoglobin crystals）　红细胞内血红蛋白结晶常见的有 Heinz 小体、血红蛋白 H 包涵体，血红蛋白 C 结晶体等，它们在常规的瑞 - 吉姆萨染色的血涂片一般不可见（图 3-29，图 3-30）。Heinz 小体是指小

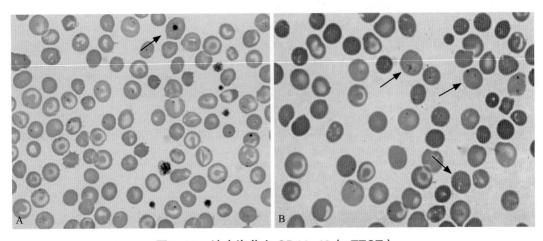

图 3-28　地中海贫血 CD41-42（–TTCT）

A. 血涂片中红细胞内可见大量帕彭海姆小体，个别 H-J 小体（箭头所指）及点彩红细胞，铁负荷过度表现。与 H-J 小体相比，帕彭海姆小体数量多，体积小，形状不规则，常两个挤在一起。B. 铁染色，帕彭海姆小体被染成蓝绿色（箭头所指）

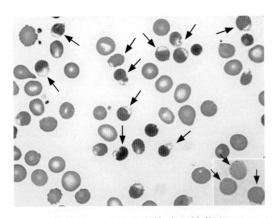

图 3-29　Heinz 小体溶血性贫血

血涂片中可见较多的咬细胞和泡细胞（黑色箭头），Heinz 小体通过瑞 - 吉姆萨染色无法识别，通过体外活体染色发现在红细胞内有 1～3 μm 内容物（红色箭头）（图片摘自：Rasburicase-induced Heinz body hemolytic anemia in a patient with chronic lymphocytic leukemia. Blood, 2015, 126: 826.）

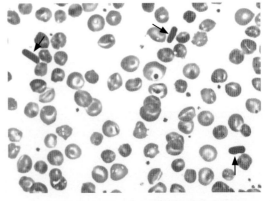

图 3-30　血红蛋白 C 病

血涂片中可见微小球形红细胞、靶形红细胞及血红蛋白结晶。血红蛋白结晶呈长方形、柱状（箭头所指）（图片摘自：Homozygous hemoglobin C disease. Blood, 2013, 122: 1694.）

圆形内容物黏附于红细胞膜上，由变性的血红蛋白组成。在煌焦油蓝或结晶紫体外活体染色时易见。Heinz 小体主要见于 G-6-PD 缺乏、不稳定血红蛋白病、地中海贫血、Heinz 小体溶血性贫血等。血红蛋白 H 是由链四聚体组成，提示 α 链生成障碍导致 β 链相对过多，常见于 α 地中海贫血，还见于不稳定血红蛋白病，偶见于红白血病。血红蛋白 C 晶体在通常呈长方形，柱状，见于血红蛋白 C 病。

6. 有核红细胞（nucleated red blood cell/NRBC）　有核红细胞是红细胞的前体细胞，用来描述外周血中幼稚红细胞。其起源于骨髓中髓系造血干细胞，在红细胞生成素的作用下依次分化、发育为不同阶段的幼红细胞。红细胞成熟后通过髓血屏障进入外周血。

正常成年人血涂片无有核红细胞，若出现，均属病理现象，通常提示存在严重溶血、重大应激，低氧血症或骨髓病变（图 3-31）。幼红细胞见于以下情况：①骨髓幼红细胞代偿性增生，如溶血性贫血、巨幼细胞贫血等增生性贫血，同时幼红细胞和成熟的红细胞可伴有异常形态改变。②骨髓异常增殖，如急、慢性白血病，淋巴瘤、骨髓增生异常综合征、骨髓转移癌等。③髓外造血，如急、慢性白血病，特别是儿童白血病、骨髓增生异常综合征、骨髓纤维化等。

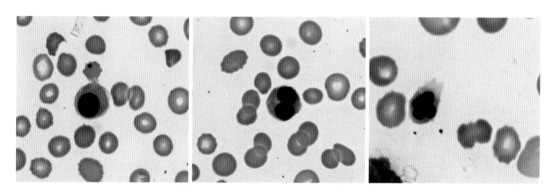

图 3-31　急性单核细胞白血病

血涂片中可见较多有核红细胞，呈双核、花瓣样

血涂片中出现的有核红细胞不计入白细胞分类的百分数中。其数量以在分类 100 个白细胞过程中见到有核红细胞个数来报告。若外周血中有核红细胞数量较多，可影响白细胞计数结果，应经过计算扣除，还原准确的白细胞数。

7. 红细胞内微生物（micro-organisms in RBC）　红细胞内常见的微生物，如疟原虫、巴贝西虫及附红细胞体等，详见第 7 章。

ICSH 制定的关于外周血细胞形态的命名和定级报告标准化的推荐指南，不仅给出了常见红细胞异常形态的推荐命名、同义名称、细胞的基本形态特点，同时提出了这些异常形态的分级报告体系（表 3-4），采用三级报告，即依据形态异常红细胞的数量，分三级报告：少量 /1+，中等 /2+，多量 /3+，并规定了每个量级与形态异常红细胞百分数的对应关系。强调除裂片红细胞外，其余异常形态的红细胞少量时无临床意义，建议不报告。这种定量分级报告系统是今后形态学报告发展的趋势，可以给临床提供实用价值较高的诊断信息。

表 3-4　ICSH 对红细胞异常形态的分级报告表

细胞名称		分级系统		
		少量 /1+	中等 /2+（%）	多量 /3+（%）
红细胞	RBC			
红细胞大小不均	Anisocytosis	N/A	11～20	＞20
大红细胞	Macrocytes	N/A	11～20	＞20
卵圆形大红细胞	Oval macrocytes	N/A	2～5	＞5
小红细胞	Microcytes	N/A	11～20	＞20
低色素细胞	Hypochromic cells	N/A	11～20	＞20
嗜多色性红细胞	Polychromasia	N/A	5～20	＞20
棘形红细胞	Acanthocytes	N/A	5～20	＞20
咬细胞	Bite cells	N/A	1～2	＞2
泡细胞	Blister cells	N/A	1～2	＞2
棘刺状红细胞	Echinocytes	N/A	5～20	＞20
椭圆形红细胞	Elliptocytes	N/A	5～20	＞20
不规则皱缩细胞	Irregularly contracted cells	N/A	1～2	＞2
卵圆形红细胞	Ovalocytes	N/A	5～20	＞20
裂片红细胞	Schistocytes	＜1%	1～2	＞2
镰形红细胞	Sickle cells	N/A	1～2	＞2
球形红细胞	Spherocytes	N/A	5～20	＞20
口形红细胞	Stomatocytes	N/A	5～20	＞20
靶形红细胞	Target cells	N/A	5～20	＞20
泪滴形红细胞	Teardrop cells	N/A	5～20	＞20
嗜碱性点彩	Basophilic stippling	N/A	5～20	＞20
豪 – 焦小体	Howell-Jolly bodies	N/A	2～3	＞3
帕彭海姆小体	Pappenheimer bodies	N/A	2～3	＞3

病例 4　有核红细胞增多

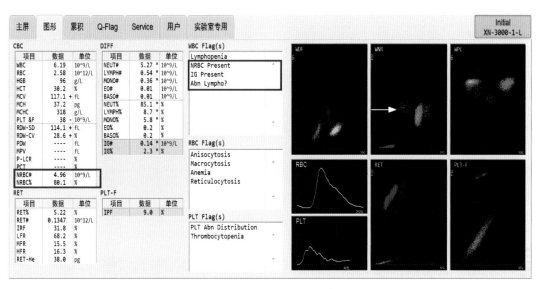

有核红细胞增多样本 XN 仪器检测结果

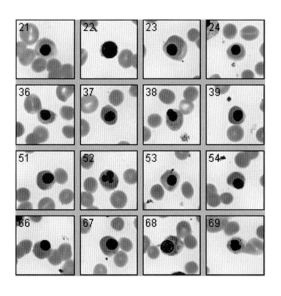

◆ **仪器提示**　NRBC% 80.1/100WBC。白细胞报警信息提示"有核红细胞出现""幼稚粒细胞""异常淋巴细胞？"。红细胞报警提示"红细胞大小不均""网织红细胞增多"。血小板报警信息提示："血小板直方图异常"。

◆ **图形分析**　在 WNR 散点图上，出现大量红色散点（箭头所指）。

◆ **血涂片镜检**　镜下可见较多有核红细胞。

病例 5 有核红细胞增多

Para.	Flag	Result	Unit	Para.	Flag	Result	Unit
WBC	& R H	21.63	10^9/L	RDW-CV	H	16.7	%
Neu#		****	10^9/L	RDW-SD	H	59.8	fL
Lym#		****	10^9/L	PLT	R H	1694	10^9/L
Mon#		****	10^9/L	MPV	R	10.1	fL
Eos#		****	10^9/L	PDW	R	16.8	
Bas#	R H	0.95	10^9/L	PCT	R H	1.719	%
Neu%		****	%	P-LCC	R H	466	10^9/L
Lym%		****	%	P-LCR	R	27.5	%
Mon%		****	%	RET#	R	0.1168	10^12/L
Eos%		****	%	RET%	R H	4.07	%
Bas%	R H	4.4	%	IRF	R H	26.3	%
RBC	L	2.87	10^12/L	LFR	R L	73.7	%
HGB	L	8.7	g/dL	MFR	R	14.0	%
HCT	L	0.293		HFR	R H	12.3	%
MCV	H	102.1	fL	NRBC#	R	10.109	10^9/L
MCH		30.2	pg	NRBC%	R	46.74	/100WBC
MCHC	L	29.6	g/dL				

WBC Message
WBC Scattergram Abn.
NRBC Scattergram Abn.
Abn. Lymph/blast?
Immature Gran?
Atypical Lymph?
Left Shift?
NRBC Present
Basophilia

RBC Message
Fragments?
RET Scattergram Abn.
Anemia

PLT Message
PLT Clump?
PLT Scattergram Abn.
Thrombocytosis

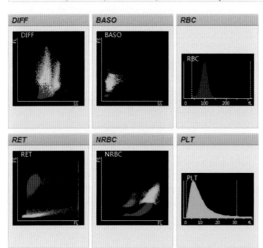

■仪器的 DIFF、BASO、RET 和 NRBC 散点图均有异常表现：DIFF 散点图不分类；BASO 散点图出现异常，提示可能存在异常的白细胞；RET 散点图上 PLT-O 散点明显稠密，且延伸至高荧光区域，提示高PLT，并可能存在大 PLT；NTBC 散点图上 NRBC 敏感区域散点大量出现，提示标本中含较多的 NRBC

有核红细胞增多样本 BC-6800 仪器检测结果

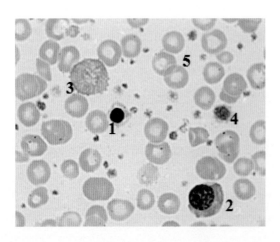

◆ **简要病史** 患者，女性，42 岁。血液内科门诊就诊，抽取抗凝静脉血进行血常规测试。
◆ **仪器提示** 仪器显示 WBC 结果偏高，并给出"&"符号，提示 WBC 结果已通过修正，避免了有核红细胞的干扰，未给出分类结果；有核红细胞明显偏高；同时仪器给出了"白细胞散点图异常""有核红细胞散点图异常""出现有核红细胞"等异常提示。
◆ **血涂片镜检** 镜下可见晚幼红细胞（1）、中幼红细胞（2）、巨大血细胞（3）、大血小板（4）。

第 4 章

白细胞数量及形态学变化的临床意义

血液中白细胞来源于骨髓多能造血干细胞。人体的白细胞分为粒细胞、淋巴细胞和单核细胞。根据粒细胞胞质中所含颗粒的不同，又可分为中性粒细胞、嗜酸性粒细胞、嗜碱性粒细胞。病理情况下，白细胞常发生数量和形态变化。自动化血细胞分析仪提供的报告或结果中，不仅仅数字和报警包含重要信息，散点图包含的形态信息也非常重要，对于异常细胞区域的关注很有价值。这些信息不仅可以与形态学中的发现相互验证，还可以弥补形态学镜检中由于统计量低而引起的漏检不足。本节主要介绍外周血中白细胞数量和形态变化及其临床意义，并附加临床案例分析。

一、白细胞数量变化及临床意义

（一）中性粒细胞增高

中性粒细胞在人体白细胞中所占比例最高，为 $50\% \sim 70\%$，其数值增减直接影响白细胞总数的高低，从一定意义上中性粒细胞增高与白细胞增高可同义而言。

中性粒细胞增多主要见于：①细菌感染，最常见的病因，特别是化脓菌的感染，同时粒细胞常出现明显的中毒性改变，如可见中毒颗粒、空泡变性、核变性、杜勒小体等。②严重的组织损伤、大量血细胞破坏、急性大出血、急性中毒、某些恶性肿瘤等。③某些血液病，如急、慢性粒细胞白血病，慢性中性粒细胞白血病，骨髓增殖性疾病（真性红细胞增多症、原发性血小板增多症、骨髓纤维化）等。

（二）白细胞减低

多次测定白细胞计数值低于参考范围下限者为白细胞减低。由于白细胞中 $50\% \sim 70\%$ 为中性粒细胞，它的数值增减对白细胞总数具有直接影响，因此，通常情况下白细胞减低可视为中性粒细胞减少，因此白细胞减少症亦可称为粒细胞减少症（granulocytopenia）。白细胞减少参考标准：外周血白细胞 $< 4 \times 10^9/L$；粒细胞减少：外周血中性粒细胞绝对值成人 $< 2 \times 10^9/L$，儿童 $< 1.5 \times 10^9/L$；粒细胞缺乏：外周血白细胞 $< 2.0 \times 10^9/L$，中性粒细胞绝对值 $< 0.5 \times 10^9/L$。导致粒细胞减少与以下因素有关，见表 4-1。

表 4-1　粒细胞减少的临床意义

因　素	临床意义
理化因素	长期接触 X 线、放射性核素、化学物质
破坏过多	系统性红斑狼疮、脾功能亢进、药物作用
血液病	再生障碍性贫血、白血病、淋巴瘤、骨髓转移癌
感染	病毒、伤寒、粟粒性结核、黑热病、疟疾

病例 1　中性粒细胞增多

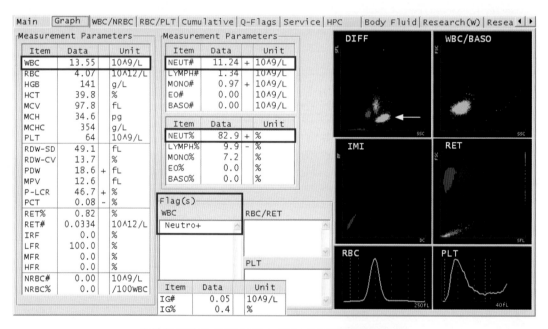

中性粒细胞比例增多样本 XE-5000 仪器检测结果

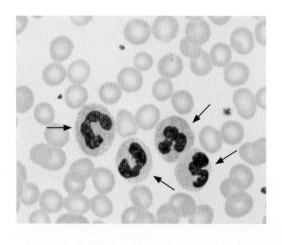

◆ **简要病史**　患者，女性，25 岁。2 d 前出现全身酸痛、鼻塞、流涕、畏寒发热，次日自测体温达 39℃，咳嗽加剧。

◆ **仪器提示**　WBC 13.55×10⁹/L、NEUT% 82.9%；白细胞报警提示"中性粒细胞增多"，无白细胞可疑报警信息。

◆ **图形分析**　在 DIFF 散点图上，"中性粒细胞区域"散点明显增多(箭头所指)。

◆ **血涂片镜检**　高倍镜下可见大量中性分叶核粒细胞(箭头所指)。

病例 2　中性粒细胞增多

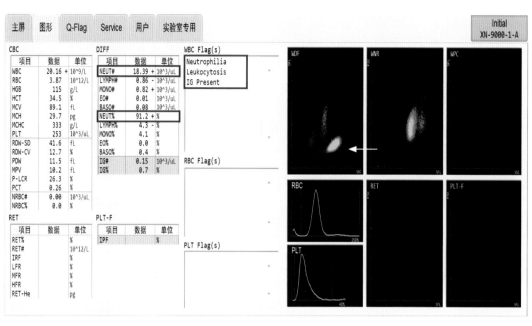

中性粒细胞增多样本 XN 仪器检测结果

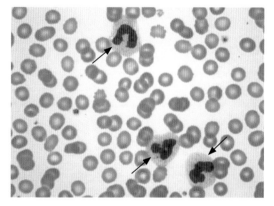

- ◆ **简要病史**　患者，女性，25 岁。上呼吸道感染 1 周，抽取抗凝静脉血进行血常规检查。
- ◆ **仪器提示**　NEUT# $18.39 \times 10^3/\mu l$，NEUT% 91.2%。白细胞报警信息提示"中性粒细胞增多"。
- ◆ **图形分析**　在 WDF 散点图上，"中性粒细胞区域"散点明显增多（箭头所指）。
- ◆ **血涂片镜检**　镜下可见中性粒细胞明显增多（箭头所指）。

病例 3　中性粒细胞增多

Para.	Flag	Result	Unit	Para.	Flag	Result	Unit
WBC	H	12.34	10^9/L	RDW-CV		13.8	%
Neu#	H	11.80	10^9/L	RDW-SD		44.6	fL
Lym#	L	0.42	10^9/L	PLT		196	10^9/L
Mon#		0.12	10^9/L	MPV		11.8	fL
Eos#	L	0.00	10^9/L	PDW		16.2	
Bas#		0.00	10^9/L	PCT		0.232	%
Neu%	H	95.6	%	P-LCC		76	10^9/L
Lym%	L	3.4	%	P-LCR		39.0	%
Mon%	L	1.0	%	RET#		0.0325	10^12/L
Eos%	L	0.0	%	RET%		0.77	%
Bas%		0.0	%	IRF		1.6	%
RBC		4.22	10^12/L	LFR		98.4	%
HGB		13.0	g/dL	MFR		1.5	%
HCT		0.391		HFR		0.1	%
MCV		92.6	fL	NRBC#		0.000	10^9/L
MCH		30.9	pg	NRBC%		0.00	/100WBC
MCHC		33.4	g/dL				

WBC Message
Lymphopenia
Neutrophilia

RBC Message

PLT Message

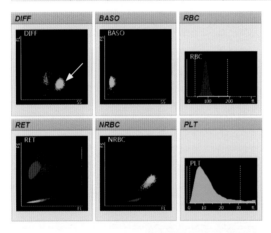

■ 仪器的 DIFF 散点图上 Neu 敏感区散点明显稠密（箭头所指），与 Neu 偏高的现象一致

中性粒细胞增多样本 BC-6800 仪器检测结果

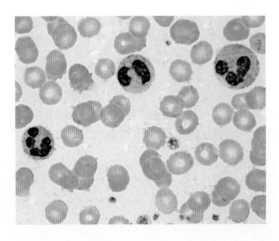

◆ **简要病史**　患者，女性，33 岁，已婚。因"停经 75 d，恶心、呕吐 1 个月余"就诊。查电解质提示血钾 3.2 mmol/L，给予补液支持治疗，症状无明显好转，急诊拟"妊娠剧吐"收住入院。

◆ **仪器提示**　仪器结果显示 WBC 稍偏高，其中 Neu 的绝对值和百分比明显偏高，同时仪器给出了"中性粒细胞增多"的 Message。

◆ **血涂片镜检**　镜下可见中性粒细胞数量明显增多，形态无明显异常的改变，无其他细胞的异常变化。

（三）淋巴细胞增多

正常成人外周血淋巴细胞占白细胞分类计数的 20%~40%。绝对计数为 $(1.0~4.8)\times 10^9/L$。成人淋巴细胞计数 $>5.0\times10^9/L$，称为淋巴细胞增高。病理性淋巴细胞增高分为相对增高和绝对增高。相对增高主要由中性粒细胞严重减低以致淋巴细胞百分比相对增高引起，但绝对计数不高，见于再生障碍性贫血、粒细胞减少症、粒细胞缺乏症等。淋巴细胞绝对增高主要见于病毒感染、某些细菌感染、急性淋巴细胞白血病及慢性淋巴细胞增殖性疾病等。

新生儿、婴幼儿淋巴细胞可呈生理性增高，白细胞分类时淋巴细胞可高达 50% 以上，并持续至 6~7 岁，以后逐渐降至成人水平。

病例 4　淋巴细胞增多

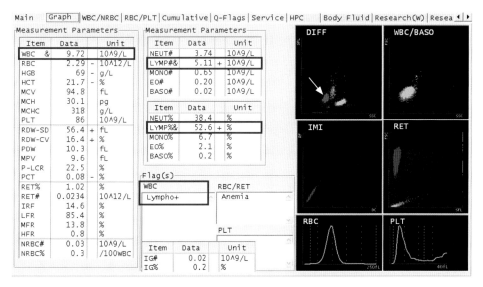

淋巴细胞增多样本 XE-5000 仪器检测结果

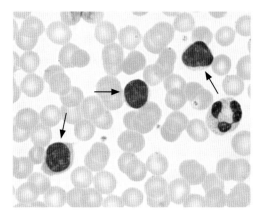

◆ **简要病史**　患者，男性，45 岁。5 d 前喉咙痛、肌肉酸痛、全身无力等，次天出现高热、头痛，之后出现咳嗽和流鼻涕等症状。

◆ **仪器提示**　WBC $9.72\times10^9/L$，LYMP# $5.11\times10^9/L$，LYMP% 52.6%；白细胞报警提示"淋巴细胞增多"，无白细胞可疑报警信息。

◆ **图形分析**　在 DIFF 散点图上，"淋巴细胞区域"散点明显增多（箭头所指）。

◆ **血涂片镜检**　镜下成熟淋巴细胞多见（箭头所指）。

病例 5 淋巴细胞增多

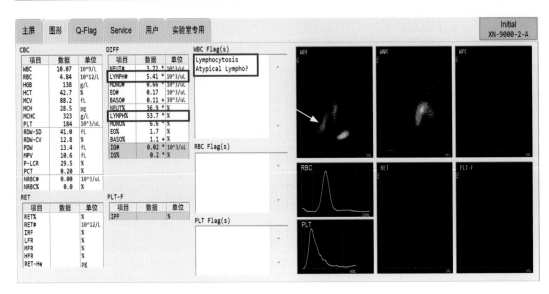

淋巴细胞增多样本 XN 仪器检测结果

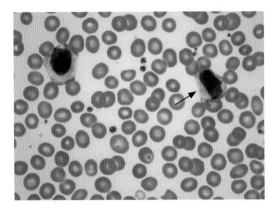

- ◆ **简要病史** 患者,女性,57 岁。肝移植术后 2 周,抽取抗凝静脉血进行血常规检查。
- ◆ **仪器提示** LYMPH# 5.41×10³/μl,LYMPH% 53.7%。白细胞报警信息提示"淋巴细胞增多"。
- ◆ **图形分析** 在 WDFF 散点图上,"淋巴细胞区域"散点明显增多(箭头所指)。
- ◆ **血涂片镜检** 镜下可见淋巴细胞明显增多(箭头所指)。

病例 6　淋巴细胞增多

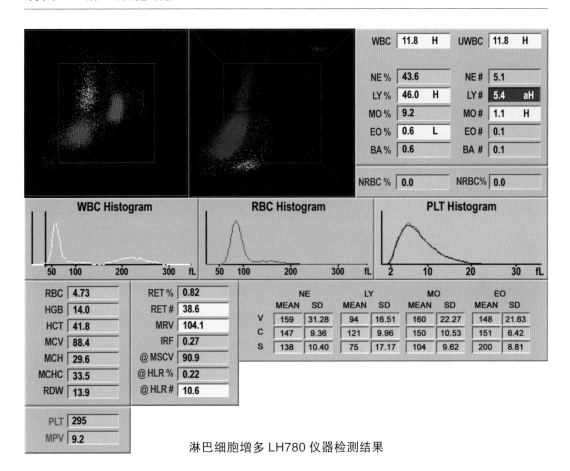

WBC	11.8　H	UWBC	11.8　H
NE %	43.6	NE #	5.1
LY %	46.0　H	LY #	5.4　aH
MO %	9.2	MO #	1.1　H
EO %	0.6　L	EO #	0.1
BA %	0.6	BA #	0.1
NRBC %	0.0	NRBC%	0.0

WBC Histogram　**RBC Histogram**　**PLT Histogram**

RBC	4.73	RET %	0.82
HGB	14.0	RET #	38.6
HCT	41.8	MRV	104.1
MCV	88.4	IRF	0.27
MCH	29.6	@ MSCV	90.9
MCHC	33.5	@ HLR %	0.22
RDW	13.9	@ HLR #	10.6
PLT	295		
MPV	9.2		

	NE		LY		MO		EO	
	MEAN	SD	MEAN	SD	MEAN	SD	MEAN	SD
V	159	31.28	94	16.51	160	22.27	148	21.63
C	147	9.36	121	9.96	150	10.53	151	6.42
S	138	10.40	75	17.17	104	9.62	200	8.81

淋巴细胞增多 LH780 仪器检测结果

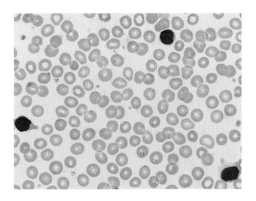

◆ **简要病史**　患者，男性，42 岁。因乏力和不适到急诊就诊。

◆ **仪器提示**　白细胞无，红细胞无，血小板无。

◆ **图形分析**　在 VCS 散点图上，白细胞增多，淋巴细胞绝对值增多和单核细胞中度增多。淋巴细胞体积和 SD 超出该实验室正常淋巴细胞的参考范围内。网织红细胞的数量轻度降低，但网织红细胞的 V/S 散点图正常。

正常 CBC 结果伴某些网织红细胞参数异常——平均网织红细胞体积（MRV），网织红细胞绝对值和 @HLR # 中度减低（本实验室确定）。

◆ **血涂片镜检**　可见 3 个淋巴细胞。

◆ **结论**　根据流式细胞仪进行淋巴细胞亚群分析结果，医师无法确诊该患者有克隆性或恶性疾病，定位反应性淋巴细胞增多，建议随访。

病例 7　淋巴细胞增多

Para.	Flag	Result	Unit	Para.	Flag	Result	Unit
WBC	H	14.11	10^9/L	RDW-CV		13.6	%
Neu#	R L	1.92	10^9/L	RDW-SD		45.6	fL
Lym#	R H	11.87	10^9/L	PLT		151	10^9/L
Mon#	R	0.22	10^9/L	MPV		8.3	fL
Eos#		0.09	10^9/L	PDW		15.8	
Bas#		0.01	10^9/L	PCT		0.125	%
Neu%	R L	13.6	%	P-LCC	L	21	10^9/L
Lym%	R H	84.1	%	P-LCR		13.9	%
Mon%	R L	1.5	%	RET#		0.0431	10^12/L
Eos%		0.7	%	RET%		1.15	%
Bas%		0.1	%	IRF		3.4	%
RBC		3.73	10^12/L	LFR		96.6	%
HGB		11.7	g/dL	MFR		3.3	%
HCT	L	0.358		HFR		0.1	%
MCV		96.0	fL	NRBC#		0.000	10^9/L
MCH		31.3	pg	NRBC%		0.00	/100WBC
MCHC		32.6	g/dL				

WBC Message: WBC Scattergram Abn. Abn. Lymph/blast? Lymphocytosis

RBC Message:

PLT Message:

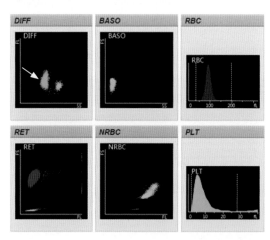

■ 仪器 DIFF 散点图上 Lym 敏感区散点明显稠密（箭头所指），与 Lym 偏高的现象一致

淋巴细胞增多样本 BC-6800 仪器检测结果

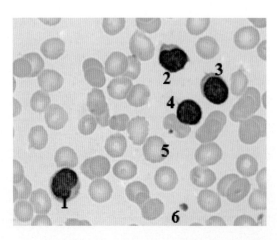

◆ **简要病史**　患者，女性，32 岁。血液内科门诊就诊，抽取抗凝静脉血进行血常规检查。
◆ **仪器提示**　仪器结果显示 WBC 稍偏高，其中 Lym 的绝对值和百分比明显偏高，同时仪器给出了"淋巴细胞增多"等 Message 报警。
◆ **血涂片镜检**　镜下可见淋巴细胞数量明显增多（1、2、3、4），形态无明显异常的改变，无其他细胞的异常变化（5.红细胞，6.血小板）。

（四）嗜酸性粒细胞增多

嗜酸性粒细胞在外周血中所占比例有限，非显著性增多时，多不会导致白细胞总数变化。嗜酸性粒细胞百分比 > 5%，绝对计数 > $0.5 \times 10^9/L$，称为嗜酸性粒细胞增多（eosinophilia）。嗜酸性粒细胞绝对计数 > $1.5 \times 10^9/L$，称为嗜酸性粒细胞增多症（hypereosinophilia）。

嗜酸性粒细胞计数与昼夜生理变化和家族遗传等因素有关。常见引起嗜酸性粒细胞增多的原因，见表 4-2。

表 4-2　嗜酸性粒细胞增多的临床意义

病　　因	临床意义
感染	寄生虫、细菌、病毒、真菌、立克次体
过敏性疾病	哮喘、鼻炎、药物反应、过敏性支气管肺曲霉病、过敏性胃肠炎
结缔组织病	血管炎、韦格纳肉芽肿、系统性红斑狼疮、类风湿关节炎、硬皮病、嗜酸性肌炎
肺疾病	支气管扩张、囊性纤维化、Löffler 综合征、嗜酸性肉芽肿
心脏疾病	心内膜纤维化或心肌炎
皮肤疾病	过敏性皮炎、荨麻疹、湿疹、疱疹样皮炎
胃肠疾病	嗜酸性胃肠炎、乳糜泻
肿瘤疾病	霍奇金淋巴瘤、非霍奇金淋巴瘤、肺癌、乳腺癌、肾癌
血液系统肿瘤	慢性嗜酸性粒细胞白血病、慢性粒细胞白血病、急性髓系白血病（M4Eo）
代谢方面疾病	肾上腺功能不全
其他	IL-2 治疗，L- 色氨酸摄入、肾移植排斥

病例 8　嗜酸性粒细胞增多

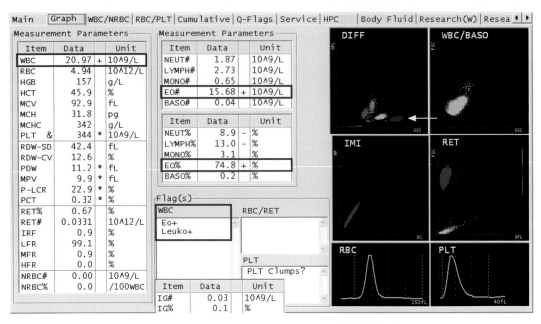

嗜酸性粒细胞增多样本 XE-5000 仪器检测结果

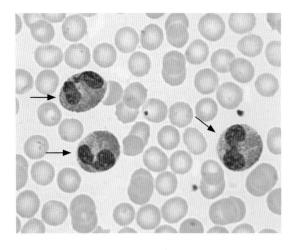

- ◆ **简要病史**　患者，男性，28 岁。间歇性腹痛 1 个月，消瘦、贫血面容，易疲劳，乏力。
- ◆ **仪器提示**　WBC 20.97×10^9/L、EO# 15.68×10^9/L、EO% 74.8%。白细胞报警提示"白细胞总数增多""嗜酸性粒细胞增多"，无白细胞可疑报警信息。
- ◆ **图形分析**　在 DIFF 通道上嗜酸性粒细胞区域散点明显增多（箭头所指）。
- ◆ **血涂片镜检**　镜下可以见到嗜酸性粒细胞增多。

病例 9　嗜酸性粒细胞增多

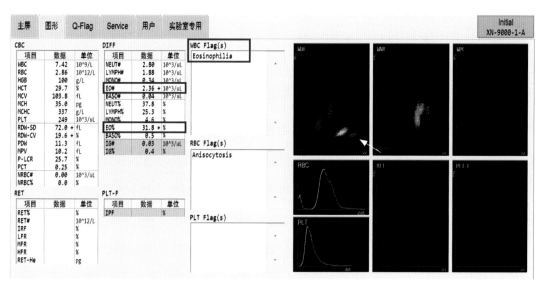

嗜酸性粒细胞增多样本 XN 仪器检测结果

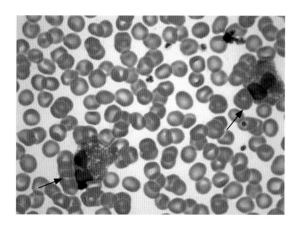

◆ **简要病史**　患者，女性，43 岁。脱落性皮炎 5 年，抽取抗凝静脉血进行血常规检查。

◆ **仪器提示**　EO# $2.36 \times 10^3/\mu l$，EO% 31.8%。白细胞报警信息提示"嗜酸性粒细胞增多"。

◆ **图形分析**　在 WDF 散点图上，"嗜酸性粒细胞区域"散点明显增多（箭头所指）。

◆ **血涂片镜检**　镜下可看见嗜酸性粒细胞明显增多（箭头所指）。

病例 10　嗜酸性粒细胞增多

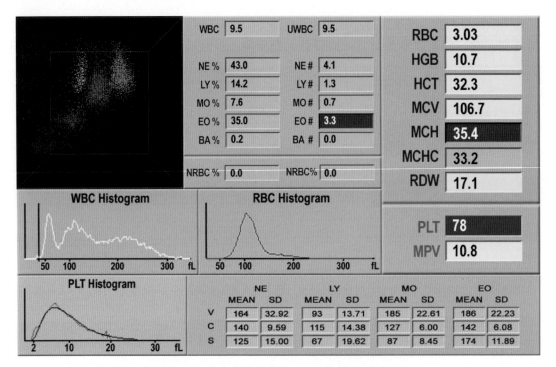

	WBC	9.5		UWBC	9.5
	NE %	43.0	NE #	4.1
	LY %	14.2	LY #	1.3
	MO %	7.6	MO #	0.7
	EO %	35.0	EO #	3.3
	BA %	0.2	BA #	0.0
	NRBC %	0.0	NRBC%	0.0

	RBC	3.03
HGB	10.7
HCT	32.3
MCV	106.7
MCH	35.4
MCHC	33.2
RDW	17.1
PLT	78
MPV	10.8

WBC Histogram　　RBC Histogram　　PLT Histogram

		NE		LY		MO		EO	
		MEAN	SD	MEAN	SD	MEAN	SD	MEAN	SD
V		164	32.92	93	13.71	185	22.61	186	22.23
C		140	9.59	115	14.38	127	6.00	142	6.08
S		125	15.00	67	19.62	87	8.45	174	11.89

嗜酸性粒细胞增多样本 LH780 仪器检测结果

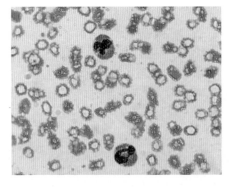

- ◆ **简要病史**　患者，男性，60 岁。主因发热和体重减轻急诊就诊，临床检查发现脾大。
- ◆ **仪器提示**　白细胞见未成熟粒细胞 NE1 和未成熟粒细 NE2。血小板减少。红细胞见贫血，大红细胞增多，红细胞大小不等。
- ◆ **图形分析**　在 VCS 散点图上，嗜酸性粒细胞区绝对值增多。从 V/S 散点图上可以看出这些嗜酸性粒细胞比正常嗜酸性粒细胞大而且光散射弱，从嗜酸性粒细胞体积和光散射的均值和 SD 上也反映出这一点。血小板减少伴血小板平均体积中度增加。大红细胞贫血伴红细胞大小不等。
- ◆ **血涂片镜检**　可见有些嗜酸性粒细胞胞质无颗粒（增生不良性嗜酸性粒细胞）。
- ◆ **结论**　此患者嗜酸性粒细胞明显增多（嗜酸性粒细胞绝对值超过 1.5×10^9/L）持续 6 个月以上。已排除其他可能的诊断（如过敏反应、寄生虫感染），只有进行性恶性疾病有待调查。根据增生不良性嗜酸性粒细胞和其他检查，最终确诊为慢性嗜酸性粒细胞白血病。

病例 11　嗜酸性粒细胞增多

Para.	Flag	Result	Unit	Para.	Flag	Result	Unit
WBC	H	13.60	10^9/L	RDW-CV		13.5	%
Neu#		4.87	10^9/L	RDW-SD		44.0	fL
Lym#		2.14	10^9/L	PLT	H	461	10^9/L
Mon#		0.42	10^9/L	MPV		8.3	fL
Eos#	H	6.13	10^9/L	PDW		15.7	
Bas#		0.04	10^9/L	PCT	H	0.380	%
Neu%	L	35.8	%	P-LCC		68	10^9/L
Lym%	L	15.8	%	P-LCR		14.7	%
Mon%		3.1	%	RET#		0.0592	10^12/L
Eos%	H	45.0	%	RET%		1.24	%
Bas%		0.3	%	IRF		3.6	%
RBC		4.78	10^12/L	LFR		96.4	%
HGB		14.6	g/dL	MFR		3.3	%
HCT		0.446		HFR		0.3	%
MCV		93.4	fL	NRBC#		0.000	10^9/L
MCH		30.6	pg	NRBC%		0.00	/100WBC
MCHC		32.7	g/dL				

WBC Message
Eosinophilia

RBC Message

PLT Message

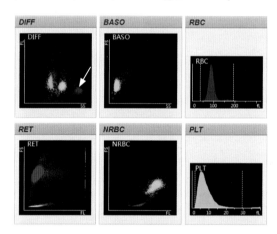

■ 仪器 DIFF 散点图上 Eos 敏感区散点明显稠密（箭头所指），与 Eos 偏高的现象一致

嗜酸性粒细胞增多样本 BC-6800 仪器检测结果

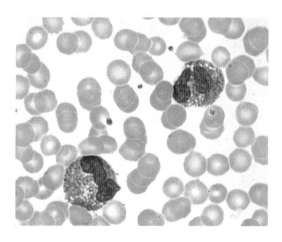

◆ **简要病史**　患者，男性，49 岁。无特殊诱因躯干出现散发大小不等红斑丘疹，至医院皮肤科诊治，拟诊断为湿疹。给予抗组胺治疗效果不佳，皮损渐泛发至全身，呈红斑结节状表现，部分有浸润感，查血常规显示外周血嗜酸性粒细胞明显增多，拟诊断为"嗜酸性粒细胞增多症"。

◆ **仪器提示**　仪器结果显示 WBC 稍偏高，其中 Eos 的绝对值和百分比明显偏高，同时仪器给出了"嗜酸性粒细胞增多"的 Message 报警。

◆ **血涂片镜检**　镜下可以见到嗜酸性粒细胞数量明显增多，形态无明显异常的改变，无其他细胞的异常变化。

（五）嗜碱性粒细胞增多

正常人外周血嗜碱性粒细胞含量甚少，仅占白细胞分类计数的 0~1%。嗜碱性粒细胞增高常见于慢性粒细胞白血病、骨髓纤维化、嗜碱性粒细胞白血病。引起反应性嗜碱性粒细胞增多疾病，如糖尿病、高脂血症、过敏反应、黏液性水肿、肺结核、溃疡性结肠炎及、药物（如雌激素、IL-3）等。

病例 12　嗜碱性粒细胞增高

Para.	Flag	Result	Unit	Para.	Flag	Result	Unit		
WBC	& H	10.84	10^9/L	RDW-CV	H	16.6	%	**WBC Message**	
Neu#	R	6.63	10^9/L	RDW-SD		52.6	fL	Immature Gran?	
Lym#	&	1.70	10^9/L	PLT	H	382	10^9/L	Basophilia	
Mon#		1.18	10^9/L	MPV		11.3	fL		
Eos#	R	0.24	10^9/L	PDW		16.2			
Bas#	R H	1.09	10^9/L	PCT	H	0.433	%		
Neu%	R	61.1	%	P-LCC	H	137	10^9/L		
Lym%	& L	15.6	%	P-LCR		35.8	%	**RBC Message**	
Mon%		10.9	%	RET#		0.1325	10^12/L		
Eos%	R	2.3	%	RET%	H	3.63	%		
Bas%	R H	10.1	%	IRF		16.0	%		
RBC		3.65	10^12/L	LFR		84.0	%		
HGB	L	10.3	g/dL	MFR		13.3	%		
HCT	L	0.337		HFR		2.7	%	**PLT Message**	
MCV		92.5	fL	NRBC#		0.027	10^9/L		
MCH		28.2	pg	NRBC%		0.25	/100WBC		
MCHC	L	30.5	g/dL						

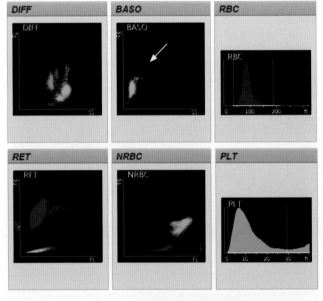

- 仪器 BASO 散点图上 Bas 敏感区散点明显稠密（箭头所指），与 Bas 偏高的现象一致

嗜碱性粒细胞增多样本 BC-6800 仪器检测结果

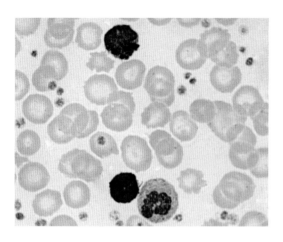

♦ **简要病史** 患者，男性，36 岁。就诊于血液内科门诊，抽取抗凝静脉血进行血常规检查。

♦ **仪器提示** 仪器结果显示 WBC 稍偏高，其中 Bas 的绝对值和百分比明显偏高，同时仪器给出了"嗜碱性粒细胞增多""未成熟粒细胞"Message 报警。

♦ **血涂片镜检** 镜下可以见到嗜碱性粒细胞数量明显增多，红细胞、血小板形态均正常，血小板数量增多。

（六）单核细胞增多

正常成人外周血单核细胞占白细胞分类计数的 3%～8%。新生儿及儿童单核细胞可呈生理性增多。病理性单核细胞增多见于：①某些感染疾病，如活动性、浸润型肺结核、粟粒性结核、亚急性心内膜炎、疟疾、急性感染的恢复期等；②某些血液病，如骨髓增生异常综合征、慢性粒单细胞白血病、急性粒单核细胞白血病、急性单核细胞白血病、急性白血病化疗后，慢性粒细胞白血病（常绝对计数增多，比例不增高）等。

病例 13　单核细胞增多

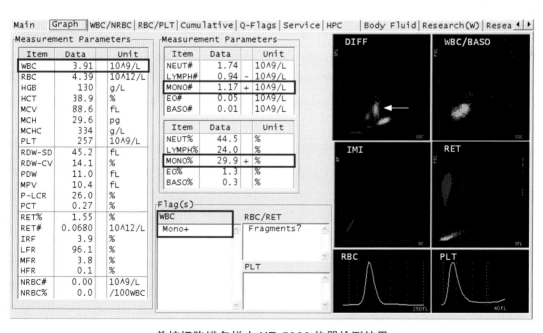

单核细胞增多样本 XE-5000 仪器检测结果

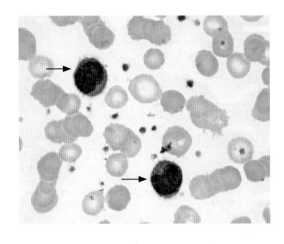

◆ **简要病史** 患者，男性，9岁。间断发热伴咽痛1周。1周前开始高热，体温最高39.5℃。

◆ **仪器提示** WBC 3.91×10^9/L、MONO# 1.17×10^9/L、MONO% 29.9%。白细胞报警提示"单核细胞增多"，无白细胞可疑报警信息。

◆ **图形分析** 在DIFF散点图上，"单核细胞区域"散点明显增多（箭头所指）。

◆ **血涂片镜检** 镜下可以见到单核细胞增多。

病例14 单核细胞增多

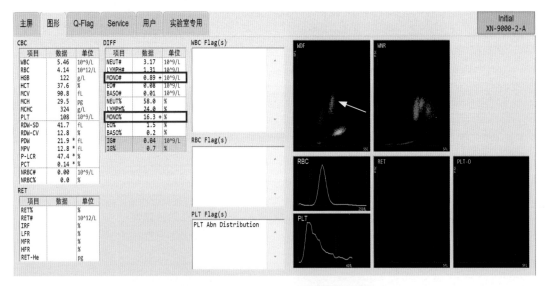

单核细胞增多样本 XN 仪器检测结果

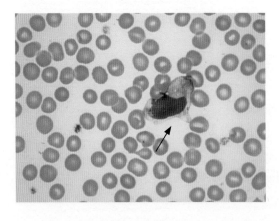

◆ **简要病史** 患者，男性，39岁。临床诊断为粟粒性肺结核。

◆ **仪器提示** MONO# 0.89×10^9/L，MONO% 16.3%。因MONO# $>1 \times 10^9$/L时才会给出单核细胞增多的报警（阈值可修改），所以此病例未给出单核增多的报警。

◆ **图形分析** 在WDF散点图上，"单核细胞区域"散点相对增多（箭头所指）。

◆ **血涂片镜检** 镜下可见单核细胞增多（箭头所指）。

病例 15　单核细胞增多

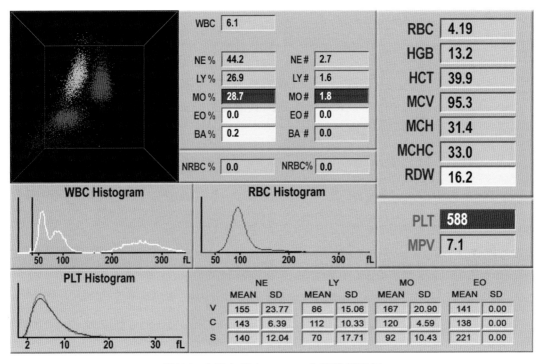

单核细胞增多样本 LH780 仪器检测结果

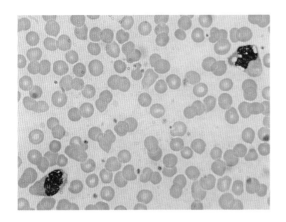

- ◆ **简要病史**　患者，女性，53 岁。因骨痛就诊。
- ◆ **仪器提示**　确认白细胞分类结果单核细胞增多。血小板增多。红细胞无。
- ◆ **图形分析**　在 VCS 散点图上，单核细胞增多和嗜酸性粒细胞减少。从 V/S 散点图显示中性粒细胞，单核细胞和淋巴细胞群未见明显异常。红细胞大小不等伴血小板增多。
- ◆ **血涂片镜检**　可见 2 个单核细胞。缗钱样红细胞或红细胞呈现"成堆的硬币"样。
- ◆ **结论**　外周血涂片中有缗钱样红细胞并伴有血沉增加（105 mm/h）提示临床可能是骨髓瘤或血浆中有副蛋白。其他检查确诊为骨髓瘤伴 γ 病。

病例 16　单核细胞增多

Para.	Flag	Result	Unit	Para.	Flag	Result	Unit
WBC	H	10.35	10^9/L	RDW-CV		12.7	%
Neu#	H	7.42	10^9/L	RDW-SD		42.4	fL
Lym#		1.40	10^9/L	PLT		244	10^9/L
Mon#	H	1.50	10^9/L	MPV		9.0	fL
Eos#	L	0.01	10^9/L	PDW		15.8	
Bas#		0.02	10^9/L	PCT		0.219	%
Neu%	H	71.6	%	P-LCC		45	10^9/L
Lym%	L	13.6	%	P-LCR		18.3	%
Mon%	H	14.5	%	RET#		0.0377	10^12/L
Eos%	L	0.1	%	RET%		0.97	%
Bas%		0.2	%	IRF		5.3	%
RBC		3.88	10^12/L	LFR		94.7	%
HGB		11.7	g/dL	MFR		5.3	%
HCT	L	0.369		HFR		0.0	%
MCV		95.1	fL	NRBC#		0.000	10^9/L
MCH		30.0	pg	NRBC%		0.00	/100WBC
MCHC	L	31.6	g/dL				

WBC Message

RBC Message

PLT Message

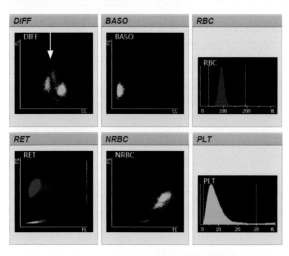

▪ 仪器 DIFF 散点图上 Mon 敏感区散点明显稠密（箭头所指），与 Mon 偏高的现象一致

单核细胞增多样本 BC-6800 仪器检测结果

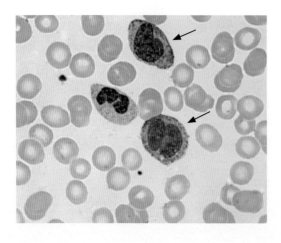

◆ **简要病史**　患者，男性，45 岁。就诊于血液内科门诊，抽取抗凝静脉血进行血常规检查。

◆ **仪器提示**　仪器结果显示 WBC 稍偏高，其中 Mon 的绝对值和百分比偏高。

◆ **血涂片镜检**　镜下可以见到单核细胞数量明显增多，形态无明显异常改变，无其他细胞的异常变化。

二、白细胞形态学变化及临床意义

中性粒细胞核及胞质异常的形态学变化及临床意义见表 4-3。

(一) 中性粒细胞核象变化

1.中性粒细胞核左移 (left shift)　核左移是指外周血中性杆状核粒细胞增多，并可见晚幼粒细胞、中幼粒细胞甚至早幼粒细胞的血细胞变化。如仅见杆状粒细胞 > 5% 时，称为轻度核左移；杆状粒细胞 > 10% 时，伴有少量晚幼粒细胞、中幼粒细胞，称为中度核左移；杆状粒细胞 > 25% 时，出现更幼稚的细胞如早幼粒细胞甚至原始粒细胞，称为重度核左移。除婴儿和妊娠的妇女，健康人外周血中偶见晚幼粒细胞，但不会出现其他前体粒细胞。不成熟的造血细胞一般不能穿过窦壁，即使是成熟的血细胞也不能全部进入外周血液循环，因此大量血细胞贮备在骨髓，应激状态时可调控释放供机体急需。

中性粒细胞核左移常见于：①反应性粒细胞增多，如急性化脓性感染，此时中性粒细胞常伴有明显的中毒性改变（如中毒颗粒、Döhle 小体、空泡变性）；②慢性粒细胞白血病，慢性粒单核细胞白血病，骨髓纤维化，急性白血病，不典型慢性粒细胞白血病；③急性中毒、急性溶血、化疗后接受 G-CSF 治疗等。

2.中性粒细胞核右移 (right shift)　核右移是指血片中 5 叶核中性分叶核粒细胞 > 5% 或 6 叶核 > 1% 的白细胞，即多分叶核中性粒细胞。常伴有白细胞总数增高和中性粒细胞胞体增大。

中性粒细胞核右移常见于巨幼红细胞性贫血、恶性贫血、甲氨蝶呤治疗后、羟基脲治疗后及炎症恢复期等。

病例 17 单纯中、晚幼稚粒细胞增多

Items	Data	Unit	WBC Differential			Flag(s)
			Item	Data	Unit	WBC
WBC	6.68	* 10^9/L	NEUT#	4.52	* 10^9/L	Blasts?
RBC	2.27	- 10^12/L	LYMPH#	1.46	* 10^9/L	Imm Gran?
HGB	72	g/L	MONO#	0.48	* 10^9/L	Left Shift?
HCT	0.217	- Ratio	EO#	0.08	* 10^9/L	RBC Lyse Res?
MCV	95.6	fL	BASO#	0.14	* 10^9/L	
MCH	31.7	pg	NEUT%	67.6	* %	
MCHC	332	g/L	LYMPH%	21.9	* %	
PLT	129	10^9/L	MONO%	7.2	* %	
RDW-SD	49.2	fL	EO%	1.2	* %	RBC/RET
RDW-CV	14.2	%	BASO%	2.1	* %	Anemia
PDW	10.6	fL	Extended Differential			
MPV	10.1	fL	Item	Data	Unit	
P-LCR	24.4	%	IG#	1.96	* 10^9/L	
PCT	0.13	- %	IG%	29.3	* %	
RET%		%	Item	Data	Unit	
RET#		10^12/L	HPC#		10^9/L	PLT
IRF		%	Extended Parameters			
LFR		%	Item	Data	Unit	
MFR		%	RET-He		pg	
HFR		%				
NRBC#		10^9/L				

单纯中、晚幼稚粒细胞增多 XE-5000 仪器检测结果

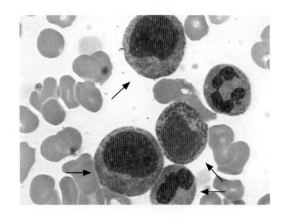

- **简要病史** 患者，男性，40 岁。因患 AML-M2 而接受化疗 8 d，再接受 G-CSF 治疗 7 d。
- **仪器提示** WBC 5.81×10^9/L，RBC 2.27×10^{12}/L，HGB 72 g/L，IG# 1.965×10^9/L，IG% 29.3%。白细胞报警信息提示"原始细胞出现？""幼稚粒细胞出现？""核左移？""难溶红细胞出现？"。红细胞报警提示"贫血"。
- **图形分析** 在 DIFF 散点图上，"幼稚粒细胞区域"蓝色散点明显增多（箭头所指）。在 IMI 散点图上，"幼稚粒细胞区域"红色散点明显增多（箭头所指）。
- **血涂片镜检** 全片易见各阶段幼稚粒细胞（箭头所指），血涂片观察未见原始细胞。

病例 18　核左移

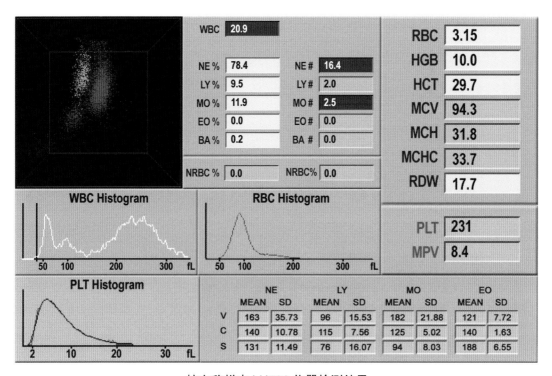

NE%, LY%, MO%, EO%, BA% values and VCS scatter plot, histograms.

WBC 20.9

	NE% 78.4	NE# 16.4
LY% 9.5	LY# 2.0
MO% 11.9	MO# 2.5
EO% 0.0	EO# 0.0
BA% 0.2	BA# 0.0

NRBC% 0.0　　NRBC% 0.0

RBC 3.15
HGB 10.0
HCT 29.7
MCV 94.3
MCH 31.8
MCHC 33.7
RDW 17.7

PLT 231
MPV 8.4

| | | NE | | LY | | MO | | EO | |
		MEAN	SD	MEAN	SD	MEAN	SD	MEAN	SD
V		163	35.73	96	15.53	182	21.88	121	7.72
C		140	10.78	115	7.56	125	5.02	140	1.63
S		131	11.49	76	16.07	94	8.03	188	6.55

核左移样本 LH780 仪器检测结果

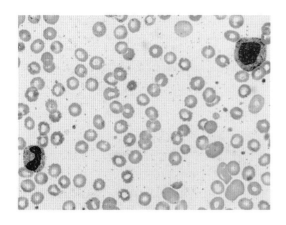

- ◆ **简要病史**　患者，女性，57 岁。因发热和下背痛就诊。
- ◆ **仪器提示**　白细胞见未成熟粒细胞 NE1 和未成熟粒细胞 NE2。白细胞增多，中性粒细胞增多和单核细胞增多。血小板正常。红细胞见贫血、红细胞大小不等。
- ◆ **图形分析**　在 VCS 散点图上，白细胞增多，中性粒细胞伴单核细胞增多。从 V/S 散点图显示一大群中性粒细胞上移并变宽。这些变化体现在中性粒细胞平均体积和 SD 增加。正细胞性贫血伴红细胞大小不等。
- ◆ **血涂片镜检**　可见中性杆状核粒细胞和早幼粒细胞。
- ◆ **结论**　高比例未成熟粒细胞（左移）有助于调查感染过程。经尿常规和尿培养结果确认为尿路感染，贫血是由于慢性炎症引起的。

病例 19　幼稚粒细胞增高

Para.	Flag	Result	Unit	Para.	Flag	Result	Unit
WBC	& H	25.86	10^9/L	RDW-CV	H	20.2	%
Neu#	R H	19.84	10^9/L	RDW-SD	H	76.0	fL
Lym#	&	3.50	10^9/L	PLT	H	308	10^9/L
Mon#	H	1.40	10^9/L	MPV		7.7	fL
Eos#	R	0.38	10^9/L	PDW		15.6	
Bas#	R H	0.74	10^9/L	PCT		0.238	%
Neu%	R H	76.7	%	P-LCC		35	10^9/L
Lym%	& L	13.5	%	P-LCR		11.4	%
Mon%		5.4	%	RET#		0.0819	10^12/L
Eos%	R	1.5	%	RET%		2.15	%
Bas%	R H	2.9	%	IRF		13.5	%
RBC		3.80	10^12/L	LFR		86.5	%
HGB		13.6	g/dL	MFR		9.3	%
HCT		0.410		HFR		4.2	%
MCV	H	107.9	fL	NRBC#		0.023	10^9/L
MCH	H	35.9	pg	NRBC%		0.09	/100WBC
MCHC		33.3	g/dL				
* IMG#		4.00	10^9/L				
* IMG%		15.5	%				

WBC Message

Immature Gran?
Left Shift?
Basophilia
Neutrophilia
Leucocytosis

RBC Message

Anisocytosis

PLT Message

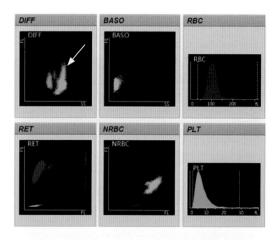

■ 仪器 DIFF 散点图由于受到高 WBC 及未成熟粒细胞的影响，出现明显异常，结合 Message 报警，提示标本出现明显未成熟粒细胞

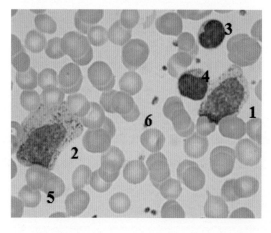

◆ **简要病史**　患者，男性，60 岁。血液内科门诊就诊，抽取抗凝静脉血进行血常规检查。

◆ **仪器提示**　仪器检测结果 WBC 较高，同时给出了"未成熟粒细胞？""核左移"等一系列 Message 报警提示。WBC 结果已修正，结出"&"符号，在研究参数界面，给出"IMG # $4.00 \times 10^9/L$""IMG% 15.5%"结果，表示此样本未成熟细胞的含量 。

◆ **血涂片镜检**　镜下可见白细胞明显增多，可见较多早、中、晚幼稚粒细胞，中性杆状核细胞，嗜碱性粒细胞增多（1、2 中幼粒细胞，3、4 淋巴细胞，5 红细胞，6 血小板）。

表 4-3　中性粒细胞胞核、胞质异常形态及临床意义

胞核异常	临床意义
分叶过多	营养缺乏（如维生素 B_{12}、叶酸、铁）、感染、尿毒症、遗传性中性粒细胞多分叶
分叶过少	Pelger-Huët 畸形、髓系肿瘤（MDS、AML）、药物作用、感染、恶性肿瘤
核碎裂	HIV 感染、药物作用
染色质聚集	骨髓增生异常综合征（MDS）、药物作用（如苯丁酸氮芥、他克莫司、麦考酚酯等）
环形核	髓系肿瘤（MDS、CML）、营养缺乏（如维生素 B_{12}、叶酸）、药物作用（G-CSF、GM-CSF）

胞质异常	临床意义
颗粒减少	髓系肿瘤（如 MDS、AML）、先天性缺陷（如乳铁蛋白缺陷）
颗粒增多	中毒颗粒（如感染、炎症、G-CSF/GM-CSF、妊娠）、髓系肿瘤（如 MDS、CML）、高嗜酸性粒细胞综合征、黏多糖贮积症
异常颗粒	黏多糖贮积症、髓系肿瘤（如 MDS、AML）
空泡	感染、G-CSF/GM-CSF、酒精中毒、Jordan 异常
Döhle 小体 / 类似包涵体	感染、炎症、G-CSF/GM-CSF、妊娠、烧伤、髓系肿瘤（如 MDS、AML）、May-Hegglin 异常
其他内容物	黏多糖贮积症、病原体感染（细菌、真菌、病毒、寄生虫）

（二）中性粒细胞中毒性改变

在严重传染性疾病（如猩红热）、各种化脓性感染、败血症、恶性肿瘤、中毒及大面积烧伤等病理情况下，粒细胞可发生中毒性改变。中毒性改变包括中毒颗粒、杜勒小体、空泡等，这些变化可同时出现在一个细胞中，也可单独出现。

1. 中性粒细胞大小不均（anisocytosis）　中性粒细胞体积大小相差悬殊，不均一性增加。常见于病程较长的化脓性感染。

2. 中性粒细胞中毒颗粒（toxic granulation）　中性粒细胞内出现粗大、紫黑色嗜天青颗粒，作为感染和炎症的应答反应而出现，是一种非特异性反应性改变，是异常初级颗粒成熟并保留有嗜天青染色特性的结果。

3. 中性粒细胞空泡变性（vacuolation）　中性粒细胞空泡变性是指中性粒细胞胞质中存在大小不均、数量不等的空泡。空泡是细胞受损后胞质发生脂肪变性所致。嗜酸性粒细胞、嗜碱性粒细胞、单核细胞甚至淋巴细胞胞质中均可出现空泡。最常见于严重感染，特别是败血症。还见于急性酒精中毒或罕见的先天性疾病。但 Jordan 异常是在无任何感染的情况下，中性粒细胞胞质中持续存在多个空泡，为遗传性异常。因此，

遇到这种情况，需紧密结合临床病史，加以鉴别。

4．中性粒细胞核变性（degeneration of nucleus） 核固缩、核破碎和核溶解等改变均属于中性粒细胞核变性。核固缩表现为中性粒细胞胞核染色质浓聚，固缩呈结构不清的黑紫色块状。核破碎表现为中性粒细胞核碎裂成多个球形小体。核溶解表现为中性粒细胞胞核肿胀，核染色质结构不清，着色浅淡。伴有核破碎时，细胞核轮廓模糊。中性粒细胞核变性常见于严重的感染、放化疗、细胞衰老等。

5．中性粒细胞杜勒小体（Döhle 小体） Döhle 小体是中性粒细胞胞质中出现圆形、梨形或云雾状的淡蓝色或灰蓝的区域。直径 1~2 μm，可 1 个或多个。由于严重感染导致中性粒细胞发育不良、胞质局部不成熟、残存 RNA 等碱性物质，故染色后呈蓝色。Döhle 小体主要见于严重细菌感染、败血症等。

病例 20 中性粒细胞形态学改变——脓毒症

临床资料：糖尿病、骨质疏松症、脊柱后路手术、发热、低血压。

仪器旗标（白细胞）：核左移，未成熟粒细胞。

WBC	9.299	
UWBC	9.299	
RBC	3.561	L
HGB	10.73	L
HCT	32.86	L
MCV	92.27	
MCH	30.13	
MCHC	32.65	
RDW	15.15	
RDW-SD	47.69	H
PLT	176.4	
MPV	9.31	
@LHD	9.18	
@MAF	9.90	
@PCT	0.1642	
@PDW	17.14	

NE	91.51	H
LY	5.39	L
MO	2.10	L
EO	0.19	L
BA	0.81	
NE#	8.510	H
LY#	0.502	L
MO#	0.195	L
EO#	0.018	L
BA#	0.075	
NRBC	0.01	
NRBC#	0.001	
@EGC	6.71%	
@EGC#	0.62	

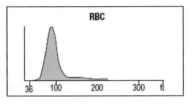

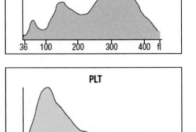

DxH800 检测结果：RBC 直方图显示正细胞性贫血伴红细胞大小不均，WBC 直方图异常，LHD 升高，MAF 降低。

分类结果显示中性粒细胞增多、淋巴细胞降低、单核细胞降低，未成熟粒细胞（EGC）占比 6.71%。

DxH800 检测结果：5PD1 散点图（光散射 vs 体积）和 5PD2 散点图（传导性 vs 体积）异常，中性粒细胞及单核细胞体积增大。

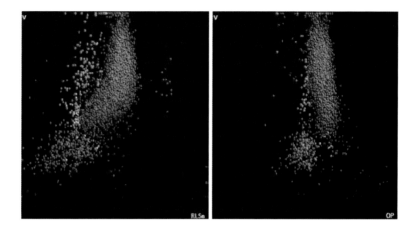

	NE		LY		MO		EO	
	Mean	SD	Mean	SD	Mean	SD	Mean	SD
V	175 ↑	29.59 ↑	87	17.06	186 ↑	31.76 ↑	167	15.69
C	153	8.02	130	17.69	132	10.26	158	8.26
MALS	130	14.52	65	22.00	85	14.61	197	7.84
UMALS	139	12.00	65	29.24	95	17.39	210	14.20
LMALS	118	22.83	59	24.48	73	17.25	180	8.74
LALS	158	55.42	37	12.23	88	33.65	193	79.88
AL2	158	17.76	73	16.60	132	18.51	112	36.62

DxH800 检测结果：细胞群落参数（CPD）显示中性粒细胞体积平均值、体积 SD 升高（大小不一）；单核细胞体积平均值、体积 SD 值升高（大小不一）。

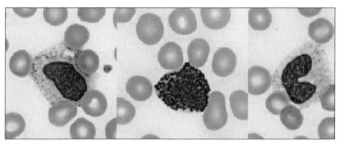

中幼粒细胞	嗜碱性粒细胞	杆状核粒细胞

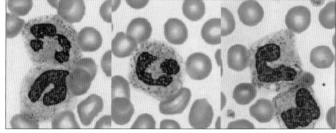

中性粒细胞，杆状核粒细胞	中性粒细胞	杆状核粒细胞／晚幼粒细胞

原始细胞	
早幼粒细胞	
中幼粒细胞	1
晚幼粒细胞	1
杆状核粒细胞	14
分叶核粒细胞	79
嗜酸性粒细胞	
嗜碱性粒细胞	1
原始淋巴细胞	
淋巴细胞	3
异型淋巴细胞	
原始单核细胞	
单核细胞	1
浆细胞	
有核红细胞	
结论：中性粒细胞可见中毒颗粒	

血涂片结果：中性粒细胞胞质中可见中毒颗粒。

（三）与遗传因素相关的粒细胞形态异常

与遗传因素相关的粒细胞形态特征与临床、遗传学特征，见表 4-4。与遗传因素相关的粒细胞形态异常与中性粒细胞中毒性改变的形态学比较，见表 4-5。

1. Pelger-Huët 畸形　Pelger-Huët 畸形是指分叶过少的中性粒细胞，细胞核呈单个圆形、椭圆形、哑铃形、花生形、眼镜形或肾形等，是由于在分化末期核分叶失败所致，胞质已完全成熟，核染色质高度浓聚。

先天性 Pelger-Huët 畸形是 LBR 基因突变的常染色体显性遗传病，为少见类型血液病，仅表现为细胞形态异常，而中性粒细胞吞噬、杀菌、趋化等功能正常（图 4-1）。

表 4-4　与遗传因素相关的粒细胞内容物的形态特征与临床、遗传学特征

疾病	血细胞特征	临床特征	基因
May-Hegglin 异常	中性粒细胞，嗜酸性粒细胞（和）或单核细胞胞质中出现似 Döhle 小体样的嗜碱性包涵体；巨血小板	通常无症状；轻度出血倾向：反复鼻出血，牙龈出血，瘀斑，月经过多，外科手术出血过度；可伴有肾损害、听力损害和（或）白内障。	*MYH9*, chr. 22q13.1
Chediak-Higashi 异常	中性粒细胞及其前体细胞胞质中可见异常颗粒，淋巴细胞胞质常为单个大颗粒	全身色素沉着减退，复发性化脓性感染、皮肤感染，畏光，小肠结肠炎，神经功能障碍；体细胞也显示有包涵体	*LYST*, chr. 1q42.1–q42.2
Alder-Reilly 异常（Hunter）	中性粒细胞、单核细胞、淋巴细胞胞质中可见明显的紫褐色颗粒	面部畸形，器官肿大，肺功能异常，心肌肥大和瓣膜功能不全，尿黏多糖分泌和神经功能障碍	*IDS*, chr. Xq27.3–q28

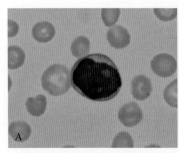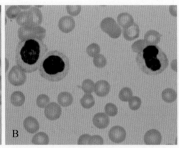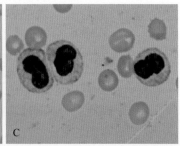

图 4-1　骨髓增生异常综合征

A. 血涂片可见一原始细胞；B、C. 血涂片中性粒细胞出现 Pelger-Huët 畸形，胞核呈圆形、椭圆形、花生形、肾形

表 4-5 与遗传因素相关的粒细胞异常与中性粒细胞中毒性改变的形态学比较

异常	颗粒或内容物形态	内容物的本质	细胞类型	常见疾病
May-Hegglin	灰蓝色包涵体（似 Döhle 小体样），直径多为 2~5 μm，边缘清楚，呈纺锤形或新月形，随机分布在胞质内	突变产生的蛋白及核糖体	中性粒细胞、嗜酸性粒细胞、单核细胞 嗜碱性粒细胞	MYH9 相关疾病
Döhle 小体	圆形、梨形或云雾状的淡蓝色或灰蓝色的区域，直径 1~2 μm，可 1 个或多个，通常位于细胞的边缘	残存 RNA 碱性物质	中性粒细胞	感染、炎症、G-CSF/GM-CSF、妊娠、烧伤、髓系肿瘤（MDS、AML）
Chediak-Higashi	圆形、椭圆形或不规则形，灰褐色的巨大颗粒，直径 2~5 μm，1 个至多个不等	巨大的次级（特异）颗粒	中性粒细胞、嗜酸性粒细胞、嗜碱性粒细胞、单核细胞、淋巴细胞	Chediak-Higashi 综合征
Alder-Reilly	粗大紫褐色颗粒，似中毒颗粒	黏多糖或其他异常的糖类	中性粒细胞、嗜酸性粒细胞、嗜碱性粒细胞、单核细胞、淋巴细胞（罕见）	黏多糖贮积症
中毒颗粒	粗大、紫黑色颗粒	变性的嗜天青颗粒融合	中性粒细胞	感染、炎症
Jordan	胞质中出现多个空泡	—	中性粒细胞	家族性白细胞空泡增多症
空泡	中性粒细胞胞质内出现一个或数个空泡	细胞发生脂肪变性或颗粒缺失	中性粒细胞	严重感染（最常见），特别是败血症

临床上某些疾病，如急性粒细胞白血病、骨髓增生异常综合征，偶见于慢性粒细胞白血病、骨髓纤维化及某些药物治疗后等，也可见中性粒细胞出现类似Pelger-Huët畸形的形态改变，称为获得性或假性Pelger-Huët畸形。

需要注意的是，这些少分叶中性粒细胞不要与中幼粒细胞、晚幼粒细胞及杆状核粒细胞混淆。其鉴别点在于这些少分叶中性粒细胞核染色质高度浓聚、受色深。ICSH推荐指南将此类细胞应分类于中性分叶核粒细胞。

2. May-Hegglin 异常　May-Hegglin 异常是指中性粒细胞、嗜酸性及嗜碱性粒细胞、单核细胞胞质中均可见灰蓝色包涵体（似Döhle小体样），直径多为2～5μm，其斑块边缘清楚，常呈纺锤形或新月形，随机分布在胞质内（图4-2）。在超微结构上，与Döhle小体不同，May-Hegglin 异常是由突变产生的蛋白沉积而形成的无定形物质，常不完全的被一些粗面内质网包绕，或者常包含一些核糖体。

May-Hegglin 异常为常染色体显性遗传，是在MYH9基因位点突变的家族性血小板减少，主要表现是粒细胞包涵体、血小板减少、巨大血小板"三联征"，可伴有肾损害、听力损害及白内障。

3. Chediak-Higashi 异常　Chediak-Higashi 异常是指中性粒细胞及前体细胞含有异常颗粒，颗粒大小不一，直径2～5μm，呈圆形，椭圆形或不规则形，灰褐色，每个中性粒细胞有异常颗粒为1～15个。淋巴细胞绝大多数含1个巨大嗜天青颗粒，直径1～3μm，多为圆形或椭圆形，呈深紫红色（图4-3）。

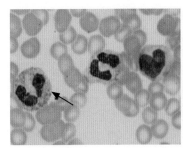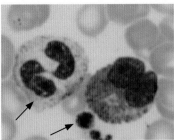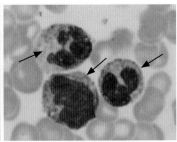

图 4-2　May-Hegglin 异常

血涂片可见中性粒细胞、嗜酸性粒细胞、单核细胞胞质中出现类似Döhle小体的包涵体，灰蓝色，并可见大血小板

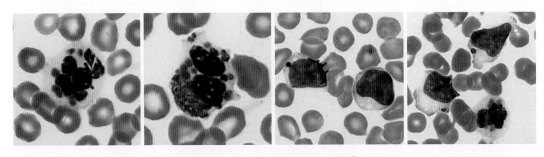

图 4-3　Chediak-Higashi 异常

血涂片中可见中性粒细胞胞质中含有大量异常灰褐色颗粒，淋巴细胞中含有1个巨大颗粒

Chediak-Higashi 异常是一种先天性溶酶体异常症，属于常染色体隐性遗传性疾病。

4. Jordan 异常　Jordan 异常是指中性粒细胞胞质中出现数量不等的空泡，直径 2~3μm，嗜酸性粒细胞及单核细胞也可见少量空泡，淋巴细胞未见空泡（图 4-4）。对于这种白细胞只可见空泡不伴中毒颗粒的表现，很容易与感染时引起的白细胞空泡变性相混淆。

Jordan 异常属于常染色体隐性遗传性疾病。

5. Alder-Reilly 异常　Alder-Reilly 异常是指中性粒细胞胞质中含粗大紫褐色颗粒，数量多、大小不等，形态不一，比中毒性颗粒粗，常覆盖于细胞核上（图 4-5）。嗜酸性粒细胞可见暗紫色大颗粒。淋巴细胞可见深紫色颗粒。嗜碱性粒细胞和单核细胞也可见异常颗粒。

Alder-Reilly 异常属于常染色体隐性遗传性疾病，常见于黏多糖病 I 型（Hunter），又称承溜病。

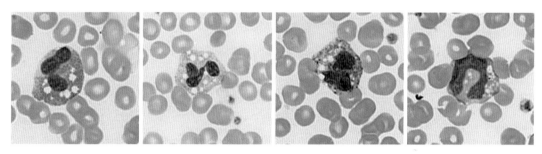

图 4-4　Jordan 异常

血涂片中可见中性粒细胞、嗜酸性粒细胞及单核细胞胞质内出现数量不等的空泡 [图片摘自：Jordan's anomaly in a case of Chanarin–Dorfman syndrome. Br J Haematol, 2011 Nov, 155(4): 412.]

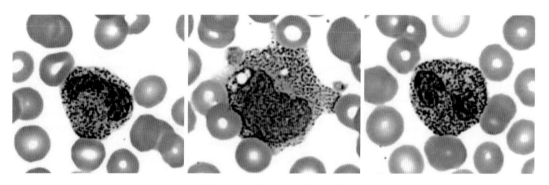

图 4-5　Alder-Reilly 异常

血涂片中可见中性粒细胞、单核细胞胞质中颗粒大、密集、紫褐色 [图片摘自：From blood film to the diagnosis of rare hereditary disorders.British Journal of Heamatolgy, 2015 Feb, 168(3): 315.]

（四）Auer 小体

Auer 小体是指边界清楚的红色杆状、针状或圆球样胞质内含物，由异常的初级颗粒融合形成（图 4-6）。主要出现在白血病中的原始细胞或异常早幼粒细胞，髓过氧化物酶染色阳性，是髓系肿瘤特异性标志。单个细胞内可出现数个 Auer 小体，排列成束，呈"柴捆"状，主要见于急性早幼粒细胞白血病。

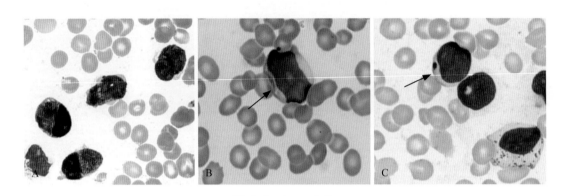

图 4-6　Auer 小体

A."柴捆"状 Auer 小体；B. 针状 Auer 小体；C. 圆球样 Auer 小体

（五）"异型"淋巴细胞与"异常"淋巴细胞

在炎症和感染性疾病（特别是病毒）及肿瘤性疾病（白血病和淋巴瘤）等各种免疫刺激下，淋巴细胞形态具有很大的可变性，导致循环血液中出现各种形态异常的淋巴细胞。而用于描述这些淋巴细胞的术语一直在发生变化，包括变异性、反应性、异常、活化和不典型淋巴细胞、Downey 细胞 1～3 型、免疫母细胞、单核细胞样淋巴细胞等，这些名称与许多术语相混淆，给临床医师的诊疗工作带来了困惑。因此，对异常形态的淋巴细胞的不同术语有必要简化、统一，再认识。在《全国临床检验操作规程》第 4 版，采用的是"异型淋巴细胞"的命名，也是国内常使用的名称。2015 年 ICSH 对外周血细胞形态的命名与定级报告标准化的推荐指南中建议使用"反应性"淋巴细胞（reactive lymphocyte）来描述良性病因引起的淋巴细胞变化，"异常"淋巴细胞（abnormal lymphocyte）来描述疑似恶性或克隆性病因引起的淋巴细胞变化。2010 年欧洲白血病网络（European Leukemia Net，ENL）形态学组在 19 条共识中对异常形态淋巴细胞的术语建议为不典型淋巴细胞（atypical lymphocyte），进一步细化分为：①不典型淋巴细胞，疑似反应性（atypical lymphocyte，suspect reactive）；②不典型淋巴细胞，疑似肿瘤性（atypical lymphocyte，suspect neoplastic）；③不典型淋巴细胞，特征不确定（atypical lymphocyte，uncertain nature）。由此看来，这两个国际学组所使用的反应性淋巴细胞、不典型淋巴细胞，疑为反应性就是国内常使用的异型淋巴细胞。

从细胞本质来看，反应性淋巴细胞包括 T 或 B 细胞成熟或活化的形态，包括免疫母细胞，浆细胞样淋巴细胞及大颗粒淋巴细胞。记忆性 B 和 T 细胞胞体小，具有小圆核，胞质量少；免疫母细胞，胞体大，核染色质细致，核仁明显，胞质强嗜碱性；浆细胞样淋巴细胞，外形呈浆细胞样，核染色质固缩，胞核偏位，胞质量中等，有或没有核周淡染区。国内对异型淋巴细胞形态描述分为 3 个类型，Ⅰ型（空泡型，浆细胞型）、Ⅱ型（不规则型，单核细胞型）、Ⅲ型（幼稚型）。临床上多以Ⅱ型不规则型最常见。

如何区分反应性淋巴细胞与肿瘤性淋巴细胞是明确疾病诊断的关键。反应性淋巴细胞突出特点是"异形性"明显，这与细胞不同的成熟度和活化状态相关，可为幼稚及成熟，而肿瘤性淋巴细胞染色质及胞质变化相对较均一。

外周血中出现反应性淋巴细胞见于多种原因（表 4-6），最常见于病毒感染诱导淋巴细胞反应性增生甚至母细胞化转变，由大小和形态不同的淋巴细胞的异质群体组成。也可见浆细胞和浆样淋巴细胞。其他原因如细菌感染、自身免疫性疾病、药物反应、毒素、应激和恶性肿瘤等。因此，血细胞形态学结果与临床病史，血常规和其他相关检查联合分析是十分重要的。如感染原因引起的反应淋巴细胞增多者可能伴有中性粒细胞增多，有或无毒性变化，以及血小板轻度增多。而急性白血病和淋巴瘤常与血细胞减少有关。

表 4-6　反应性淋巴细胞增多常见原因

病毒感染：EBV、CMV、肝炎病毒、腺病毒、流感病毒、疱疹病毒、柯萨奇病毒

细菌感染：斑疹伤寒、梅毒、布鲁杆菌、结核分枝杆菌

其他感染：弓形虫、疟疾、巴贝西虫

药物超敏反应

自身免疫性疾病

吸烟

脾大

压力：心脏、创伤、极端运动

结节病

继发的恶性肿瘤：霍奇金淋巴瘤、非霍奇金淋巴瘤

内分泌障碍：甲状腺功能亢进、Addison 病，垂体功能减退

ICSH 推荐指南中对反应性淋巴细胞的出现评估建议：如果大量存在，分类时应当作一个独立群体计数。用反应性淋巴细胞述良性病因引起的淋巴细胞变化，异常淋巴细胞来描述怀疑恶性和单克隆性病因引起的淋巴细胞变化，这部分详细介绍见第 5 章。

1. 传染性单核细胞增多症（infectious mononucleosis，IM）　传染性单核细胞增多症是 EB 病毒感染引起的呼吸道传染病，是反应性淋巴细胞增生性疾病中常见的类型。淋巴细胞增多和反应性淋巴细胞出现是机体对病毒等刺激发生的异常血细胞变化。本

病好发于青少年及青壮年。患者有明显的发热和上呼吸道感染症状。全身可见浅表淋巴结肿大，以颈部淋巴结肿大最为突出。常见肝脾大。血常规表现为白细胞正常或轻度增高，多数 $< 20 \times 10^9/L$，发病早期常为中性粒细胞增高；随病情进展淋巴细胞逐渐增高，可达 60%~90%（图 4-7）。外周血中反应性淋巴细胞 > 10%，形态多样。

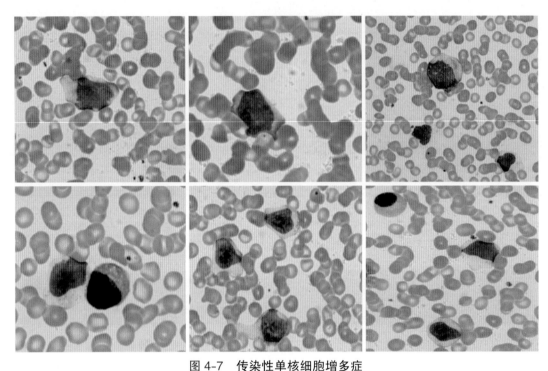

图 4-7　传染性单核细胞增多症

同一血涂片可见各种形态、染色不同的反应性淋巴细胞，偶见浆细胞

病例 21　传染性单核细胞增多症

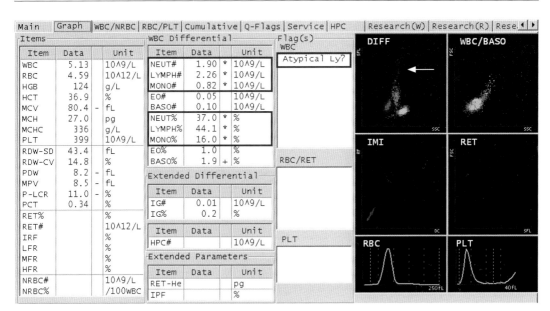

传染性单核细胞增多症患者血样本 XE-5000 仪器检测结果

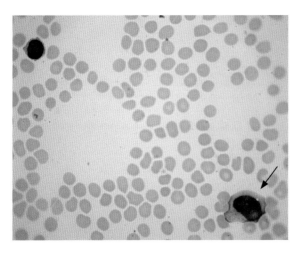

◆ **简要病史**　患者，女性，10 岁。因头痛、发热 3 d，咽痛、腹痛 1 d 入院。

◆ **仪器提示**　WBC 5.13×10⁹/L，NEUT% 37.0%，LYMPH% 44.1%，MONO% 16.0%；白细报警信息提示为"异型淋巴细胞出现？"。

◆ **图形分析**　在 DIFF 散点图上，在"淋巴细胞区域"和"单核细胞区域"上方出现一粉红色的细胞散点区域（箭头所指），该区域为异型淋巴细胞区域。

◆ **血涂片镜检**　多见成熟淋巴细胞和胞质呈蓝色、核仁明显的幼稚型异型淋巴细胞（箭头所指）。

病例 22 传染性单核细胞增多症

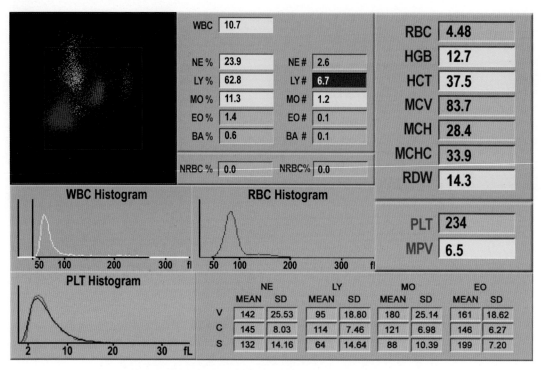

	WBC	10.7				RBC	4.48

NE %	23.9	NE #	2.6	HGB	12.7
LY %	62.8	LY #	6.7	HCT	37.5
MO %	11.3	MO #	1.2	MCV	83.7
EO %	1.4	EO #	0.1	MCH	28.4
BA %	0.6	BA #	0.1	MCHC	33.9
				RDW	14.3
NRBC %	0.0	NRBC%	0.0		
				PLT	234
				MPV	6.5

WBC Histogram　　RBC Histogram

PLT Histogram

	NE		LY		MO		EO	
	MEAN	SD	MEAN	SD	MEAN	SD	MEAN	SD
V	142	25.53	95	18.80	180	25.14	161	18.62
C	145	8.03	114	7.46	121	6.98	146	6.27
S	132	14.16	64	14.64	88	10.39	199	7.20

传染性单核细胞增多症患者血样本 LH780 仪器检测结果

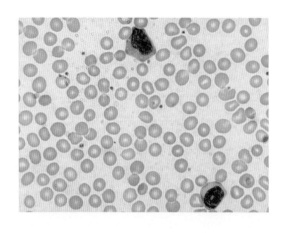

- ◆ **简要病史**　患者，女性，13 岁。因发热和近日颈部淋巴结严重肿大而到急诊就医。
- ◆ **仪器提示**　白细胞见淋巴细胞增多，有异型淋巴细胞。血小板无，红细胞无。
- ◆ **图形分析**　异常的 V/S 散点图，在淋巴细胞体积和光散射散点图上正常淋巴细胞群上方有一群大淋巴细胞。CBC 和直方图无明显变化。
- ◆ **血涂片镜检**　可见反应性淋巴细胞。
- ◆ **结论**　由于淋巴细胞增多和异常淋巴细胞散点图，血涂片检查提示单核细胞增多症，经阳性的 EB 病毒试验确认。临床诊断为传染性单核细胞增多症。

病例 23　淋巴瘤

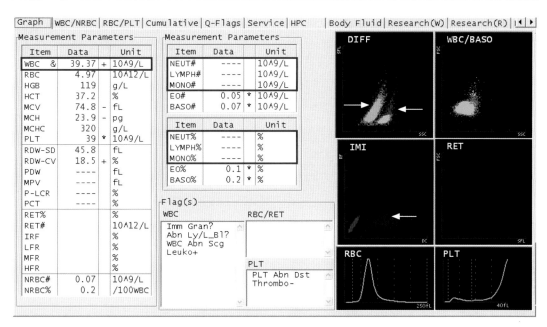

淋巴瘤患者血样本 XE-5000 仪器检测结果

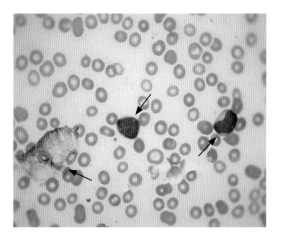

◆ **简要病史**　患者，女性，28 岁。无明显诱因出现发热 5 d、口腔溃疡 2 d 就诊，有无明显诱因出现左侧鼻腔疼痛、发热，临床最终确诊为淋巴瘤。

◆ **仪器提示**　WBC　$39.37 \times 10^9/L$、PLT　$39 \times 10^9/L$，无中性粒细胞、淋巴细胞和单核细胞分类结果。白细胞可疑报警信息提示"幼稚粒细胞出现？""异常／原始淋巴细胞出现？"及"白细胞散点图异常"。

◆ **图形分析**　在 DIFF 散点图上，由于"淋巴细胞区域"与"单核细胞区域"之间的界标（箭头所指）上出现大量细胞散点，因此这两个细胞区域均呈灰色。在"幼稚粒细胞区域"出现大量细胞散点（箭头所指）。在 IMI 散点图上，"幼稚粒细胞区域"有少量散点（箭头所指）。

◆ **血涂片镜检**　易见核染色质疏松、核型不规则的异常淋巴细胞及蓝细胞（箭头所指）。

病例 24　淋巴瘤白血病

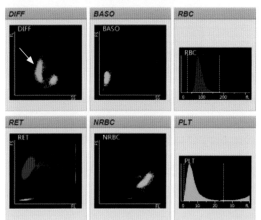

Para.	Flag	Result	Unit	Para.	Flag	Result	Unit
WBC	H	14.87	10^9/L	RDW-CV	H	18.9	%
Neu#	R	3.29	10^9/L	RDW-SD	H	58.8	fL
Lym#	R H	11.19	10^9/L	PLT		161	10^9/L
Mon#	R	0.34	10^9/L	MPV		7.5	fL
Eos#	L	0.01	10^9/L	PDW		15.4	
Bas#		0.04	10^9/L	PCT		0.120	%
Neu%	R L	22.1	%	P-LCC	L	18	10^9/L
Lym%	R H	75.2	%	P-LCR		11.2	%
Mon%	R L	2.3	%	RET#		0.0709	10^12/L
Eos%	L	0.1	%	RET%		2.09	%
Bas%		0.3	%	IRF		5.6	%
RBC	L	3.40	10^12/L	LFR		94.4	%
HGB	L	10.3	g/dL	MFR		5.3	%
HCT	L	0.309		HFR		0.3	%
MCV		90.9	fL	NRBC#		0.000	10^9/L
MCH		30.3	pg	NRBC%		0.00	/100WBC
MCHC		33.4	g/dL				

WBC Message: Abn. Lymph/blast? Lymphocytosis

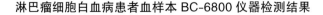

图形分析
- 仪器 DIFF 散点图上，Lym 区域散点明显增多（箭头所指），且分布较异常，提示可能存在较多的淋巴细胞并伴有异常淋巴细胞的出现

淋巴瘤细胞白血病患者血样本 BC-6800 仪器检测结果

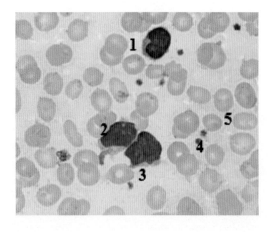

- **简要病史**　患者，男性，47 岁。于 1 个月前无明显诱因下出现左上肢骨痛，进展至四肢骨痛，伴肌肉酸痛，并间断出现发热，体温不超过 38℃，伴有畏寒、乏力、夜间盗汗。查血常规并完善其他相关检查后，确诊为淋巴瘤细胞白血病。
- **仪器提示**　仪器结果显示 WBC 结果稍高，其中 Lym 明显偏高，同时仪器给出了"异常淋巴细胞／原始细胞？"和"淋巴细胞增多"的 Message 报警提示。
- **血涂片镜检**　镜下可见淋巴细胞比例偏高，出现较多的幼稚淋巴细胞，红细胞和血小板形态未见明显异常（1 淋巴细胞，2、3 幼淋巴细胞，4 血小板，5 红细胞）。

2.大颗粒淋巴细胞 (large granular lymphotyes, LGL)　大颗粒淋巴细胞与大淋巴细胞形态相同，只是胞质中含有突出的紫红色小颗粒，是一种形态独特的淋巴亚组细胞（图 4-8），占正常外周血淋巴细胞的 10%～20%，通常不作为单独的淋巴细胞群计数。大颗粒淋巴细胞形态对特定谱系不是特异性的，主要起源于两大细胞系：一类是 $CD3^+$T 细胞系，约 85% 的循环中的 LGL 为 $CD3^+$/$CD57^+$/$CD56^-$ 的 T 细胞；另一类为 $CD3^-$ 自然杀伤细胞系，即 $CD3^-$/$CD56^+$NK 细胞。在某些因素如病毒感染、恶性肿瘤和骨髓移植等，大颗粒淋巴细胞数量会增加。而肿瘤相关的大颗粒淋巴细胞，如 T 细胞大颗粒淋巴细胞白血病或侵袭性 NK 细胞白血病，需要特殊研究，包括流式细胞学、分子遗传学的检测方法评估克隆性 T 细胞受体基因重排等。

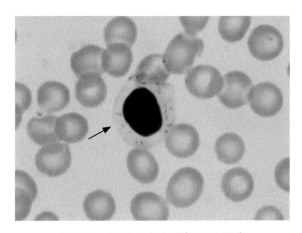

图 4-8　外周血中大颗粒淋巴细胞

第 5 章

常见造血与淋巴组织肿瘤外周血细胞形态学检验

1976 年，法、美、英（FAB）三国血液学家协作组根据血液细胞形态学和细胞化学染色制定了有关急性白血病形态学分型，这一建议的提出，标志着急性白血病现代诊断与分型的开端，后来，又做了多次修改和补充。FAB 分型将急性白血病分为急性淋巴细胞白血病（acute lymphocytic leukemia，ALL）和急性髓细胞白血病（acute myelocytic leukemia，AML）。但 FAB 分型也有一定的局限性，它完全以形态学变化来确定疾病类型，不能预测患者的治疗效果与预后。随着各种生物新技术的提高及白血病／淋巴瘤病理机制研究的突破进展，2001 年 FAB 协作组与免疫学家和细胞遗传学家合作，提出了急性白血病的形态学（morphology，M）、免疫学（immunology，I）和细胞遗传学（cytogenetices，C）相结合的分型，称为 MIC 分型。2008 年，WHO 对 2001 年的恶性肿瘤的分型进行了全面、系统的修改和更新，命名为 WHO 造血和淋巴组织肿瘤的分类。该分类是多学科整合性分类，它将形态学（M）、免疫学（I）、遗传学（C）、分子生物学（M）与临床诊断、治疗和预后精准地联系在一起，即为 MICM 分型。细胞形态学和组织结构是病理诊断的基础，免疫表型显示肿瘤细胞的分化阶段、功能表达、甚至治疗靶点，遗传学则揭示了肿瘤细胞发生的根本。2016 年 WHO 再一次修订了造血和淋巴组织肿瘤的分类及诊断标准，目前在世界范围内推广应用。作为形态学检验人员，既要加强内功修炼，又要与时俱进跟上现代新学科技术的发展，全面掌握 WHO 最新分类及诊断标准。

白血病是一组造血干细胞异常的克隆性恶性疾病，其克隆中的白血病细胞会失去进一步分化成熟的能力而停滞在细胞发育的不同阶段，在骨髓和其他造血组织中白血病细胞大量增生积聚并浸润肝、脾、淋巴结、骨骼等器官组织，同时使正常造血受抑制，在外周血中常发现幼稚细胞。

一、急性髓细胞白血病

本节介绍的 AML 仍是以 FAB 分型为基础，通过血象、肿瘤细胞形态及血细胞分析仪中散点图、直方图和报警等提示信息进行的初步诊断，这是临床工作中最基本的检查方法,也是发现疾病早期的手段之一。2016 年 WHO 修订了 AML 和相关肿瘤类型。这次修订增加了 2 个暂定类型:AML 伴 *BCR-ABL1* 和 AML 伴 *RUNX1* 突变,还有修订了部分疾病的名称和基因类型(表 5-1)。

表 5-1　AML 及相关肿瘤分类(2016,WHO)

AML 伴重现性遗传学异常
　AML 伴 t(8;21)(q22;q22.1);*RUNX1-RUNX1T1*
　AML 伴 inv(16)(p13.1q22)或 t(16;16)(p13.1;q22);*CBFB-MYH11*
　APL 伴 *PML-RARA*
　AML 伴 t(9;11)(p21.3;q23.3);*MLLT3-KMT2A*
　AML 伴 t(6;9)(p23;q34.1);*DEK-NUP214*
　AML 伴 inv(3)(q21.3q26.2)或 t(3;3)(q21.3;q26.2);*GATA2,MECOM*
　AML(原始巨核细胞细胞性)伴 t(1;22)(p13.3;q13.3);*RBM15-MKL1*
　暂定类型:AML 伴 *BCR-ABL1*
　AML 伴 NPM1 突变
　AML 伴 *CEBPA* 双等位基因突变
　暂定类型:AML 伴 *RUNX1* 突变
AML 伴骨髓增生异常相关改变
治疗相关的髓系肿瘤
AML,非特定类型(NOS)
　AML 微分化型
　AML 未分化型(非成熟型)
　AML 部分分化型(成熟型)
　急性粒单细胞白血病
　急性原始单核细胞 / 单核细胞白血病
　纯红系白血病
　急性巨核细胞白血病
　急性嗜碱性细胞白血病
　急性全髓细胞增殖伴骨髓纤维化
髓系肉瘤
唐氏综合征相关的髓系增殖
　短暂的异常髓系增生(TAM)
　唐氏综合征相关髓系白血病
系列未明的急性白血病
　急性未分化白血病
　混合表型急性白血病(MPAL)伴 t(9;22)(q34.1;q11.2);*BCR-ABL1*
　MPAL 伴 t(v;11q23.3);*KMT2A* 重排
　B/ 髓系 MPAL,非特定型(NOS)
　T/ 髓系 MPAL,非特定型(NOS)

1. 急性髓细胞白血病未分化型（M1）　M1 为急性髓细胞白血病的常见类型。患者外周血白细胞数量增高，分类以原始粒细胞显著增多为主，可占 30%～90%。该细胞胞核较大，圆形；核染色质细致，呈细颗粒状或细沙样；核仁清晰可见，1～2 个；胞质量较少，呈淡蓝色，少数细胞可见 Auer 小体（图 5-1）。

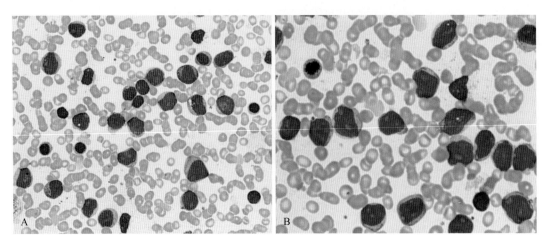

图 5-1　急性髓细胞白血病（M1）

A、B. 血涂片可见原始粒细胞增多，胞核较大，核染色质细颗粒状，胞质量较少，含有数量不等的细小颗粒，核仁清晰可见

病例 1

患者，男性，32 岁。主诉头晕、咳嗽、发热、膝关节疼痛 3 个月，面色苍白、虚弱。实验室检查结果为急性髓细胞白血病未分化型（M1）。

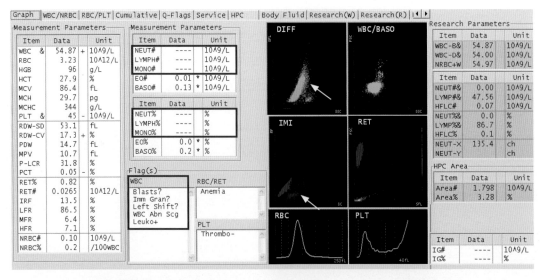

急性髓细胞白血病未分化型（M1）患者血样本 XE-5000 仪器检测结果

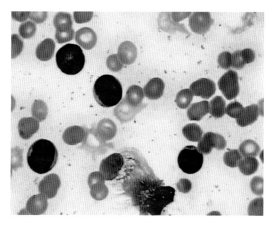

◆ **仪 器 提 示** WBC $54.87 \times 10^9/L$，RBC $3.23 \times 10^{12}/L$，PLT $45 \times 10^9/L$。无中性粒细胞、淋巴细胞和单核细胞分类结果。白细胞可疑报警信息提示："原始细胞出现？""幼稚粒细胞出现？""核左移？"及"白细胞散点图异常"。

◆ **图形分析** 在 DIFF 散点图上，由于"淋巴细胞区域"与"单核细胞区域"之间的界标及"单核细胞区域"与"中性粒细胞区域"之间的界标上均出现大量细胞散点，因此这几个细胞区域散点均呈灰色（箭头所指），导致仪器对这些细胞无法进行分类；在 IMI 散点图上，在底部有一浓集红色散点区域，说明有较多的细胞原始出现（箭头所指）。

◆ **血涂片镜检** 在血涂片上可以看见大量染色质细致、核仁明显 1~2 个、胞质偏蓝的原始细胞。

病例 2

患者，男性，48 岁。因牙龈出血半个月、乏力入院就诊。临床最终确诊为急性髓细胞白血病未分化型（M1）。

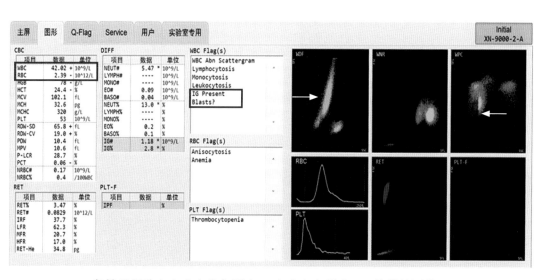

急性髓细胞白血病未分化型（M1）患者血样本 XN 仪器检测结果

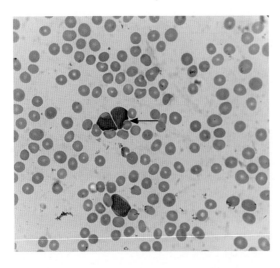

◆ **仪器提示** WBC 42.04×10^9/L，RBC 2.39×10^{12}/L，HGB 78 g/L，白细胞升高，提示贫血。仪器给出"幼稚粒细胞出现"和"原始细胞"等报警信息提示。

◆ **图形分析** 在 WDF 散点图（箭头所指）上，出现 LYMPHO/MONO 散点群不能分类，推测出现大量原始细胞，在 WPC 散点图上原始细胞区域出现红色异常散点（箭头所指）。

◆ **血涂片镜检** 在血涂片上发现如红色箭头所指原始细胞。

病例 3

患儿，男性，13 岁。因发热、畏寒、寒战伴乏力 1 周就诊。查血常规提示白细胞增多伴贫血，后诊断为急性髓细胞白血病未分化型（M1）。

Para.	Flag	Result	Unit	Para.	Flag	Result	Unit	
WBC	H	77.02	10^9/L	RDW-CV		16.0	%	**WBC Message**
Neu#	R H	15.40	10^9/L	RDW-SD		50.2	fL	WBC Scattergram Abn. Blasts?
Lym#		****	10^9/L	PLT	& L	23	10^9/L	Abn. Lymph/blast?
Mon#		****	10^9/L	MPV		****	fL	Atypical Lymph? Left Shift?
Eos#	R L	0.00	10^9/L	PDW		****		Basophilia
Bas#	H	0.30	10^9/L	PCT		****	%	Neutrophilia Leucocytosis
Neu%	R L	20.0	%	P-LCC		****	10^9/L	
Lym%		****	%	P-LCR		****	%	**RBC Message**
Mon%		****	%	RET#	R	0.0256	10^12/L	RET Scattergram Abn. Anemia
Eos%	R L	0.0	%	RET%	R	1.03	%	
Bas%		0.4	%	IRF	R H	85.2	%	
RBC	L	2.49	10^12/L	LFR	R L	14.8	%	
HGB	L	6.7	g/dL	MFR	R	18.2	%	**PLT Message**
HCT	L	0.222		HFR	R H	67.0	%	Thrombopenia
MCV		89.4	fL	NRBC#		0.000	10^9/L	
MCH	L	26.8	pg	NRBC%		0.00	/100WBC	
MCHC	L	30.0	g/dL					

结果说明

▪ 仪器检测结果显示 WBC 明显偏高，伴贫血以及 PLT 偏低，同时给出了"原始细胞？""白细胞散点图异常""血小板减少"等 Message 报警提示，淋巴及单核细胞仪器未给出分类结果。

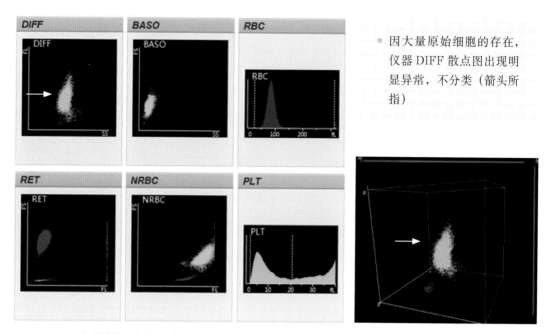

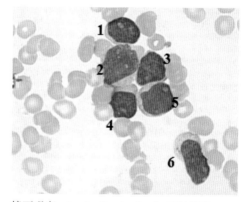

■ 因大量原始细胞的存在，仪器 DIFF 散点图出现明显异常，不分类（箭头所指）

急性髓细胞白血病未分化型（M1）患者血样本 BC-6800 仪器检测结果

人工镜检信息

白细胞分类	(*n*=200)
原始细胞	97%
中性杆状核粒细胞	0
中性分叶核粒细胞	3%
淋巴细胞	0
单核细胞	0
嗜酸性粒细胞	0
嗜碱性粒细胞	0
血涂片镜检分析	镜下可见大量原始细胞

镜下观察：1、2、3、4、5、6. 原始细胞

2. 急性粒细胞部分分化型白血病（M2）　M2 为急性髓细胞白血病最常见的类型。患者外周血白细胞数量增多，分类可见多数原始粒细胞，并可见部分异常早幼粒细胞、异常中幼粒细胞增多，呈现"白血病裂孔"现象（图 5-2）。原始粒细胞可见 Auer 小体。少数病例可见三系减低。

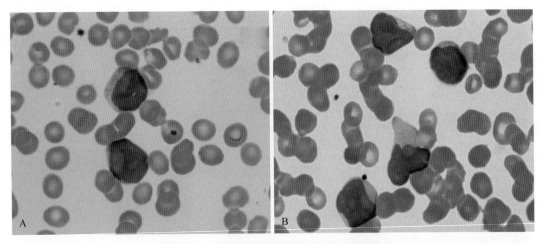

图 5-2　急性粒细胞部分分化型白血病

A、B. 血涂片可见原始粒细胞,有杯口样的核,核内陷程度大于核的 1/4,称为"杯口细胞"或"鱼嘴样细胞"

病例 4

患者,女性,44 岁。因"全身皮肤间断瘀点瘀斑 4 个月余"而入院。骨髓示原粒 53%,可见各阶段粒细胞,提示为急性粒细胞白血病部分成熟型（M2）。

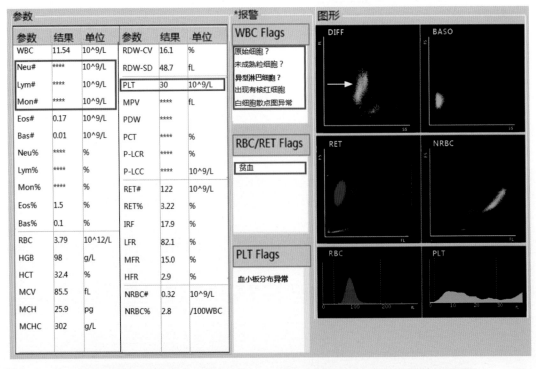

急性粒细胞白血病部分成熟型（M2）患者血样本 BC-6800 仪器检测结果

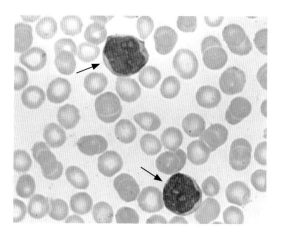

◆ **仪器提示**　WBC 稍高，中性粒细胞、淋巴细胞及单核细胞仪器未给出分类结果；HGB 降低为 98 g/L，PLT 减少为 30×10^9/L；WBC Flags 形态学异常提示"原始细胞？""未成熟粒细胞？""异型淋巴细胞？""出现有核红细胞""白细胞散点图异常"；RBC/RET Flags 形态学异常提示"贫血"。

◆ **图形分析**　DIFF 散点图淋巴细胞与单核细胞散点图区域连成一片，分界不清（箭头所指），怀疑为大量异常细胞存在。

◆ **血涂片镜检**　可见原始粒细胞及早幼粒细胞，以原始粒细胞为主（箭头所指），细胞中可见如金鱼突出眼睛的核仁。并可见有核红细胞。

病例 5

患者，女性，37 岁。因乏力、腹胀，白细胞明显增高入院就诊。临床最终确诊为急性粒细胞白血病部分成熟型（M2）。

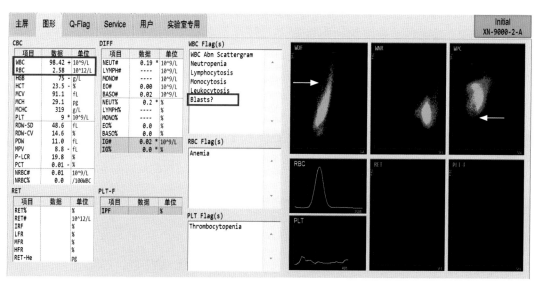

急性粒细胞白血病部分成熟型（M2）患者血样本 XN 仪器检测结果

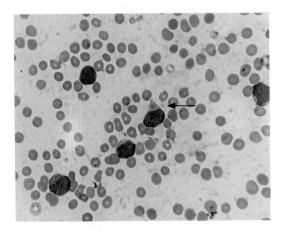

◆ **仪 器 提 示** WBC 98.42×10^9/L，RBC 2.58×10^{12}/L，HGB 75 g/L，白细胞升高，提示贫血。仪器给出"原始细胞"报警提示。

◆ **图形分析** 在 WDF 散点图（箭头所指）上，出现 LYMPHO/MONO 散点群不能分类，推测出现大量原始细胞，在 WPC 散点图上原始细胞区域出现红色异常散点（箭头所指）。

◆ **血涂片镜检** 在血涂片上发现如箭头所指原粒细胞。

3．**急性早幼粒细胞白血病（M3）** M3 在急性白血病中的发生率为 5%～10%，突出特点是易发生 DIC，出现凝血功能障碍，严重出血，10%～20% 死于早期的出血。这曾是极为凶险、死亡率极高的恶性血液病，现通过全反式维 A 酸（ATRA）和三氧化二砷（ATO）联合靶向治疗后，5 年的生存率高达 90% 以上，达到基本"治愈"的标准，也是目前临床上第一个可治愈的白血病。

M3 外周血白细胞可正常、明显增高或减低，分类时异常早幼粒细胞易见，可达 90%。异常的早幼粒细胞最常见两种形态，一种为经典的粗颗粒型（M3a），其特点为异常早幼粒细胞较正常早幼粒细胞体积大，核形不规则，呈肾形、马蹄形、裤腿形；可见内外浆，胞质充满大量粗、密，可重叠于核上的紫红色颗粒（有时含有巨大颗粒），Auer 小体呈"柴束状"（图 5-3）。另一种为细颗粒变异型（M3b），其特点为胞核多样，

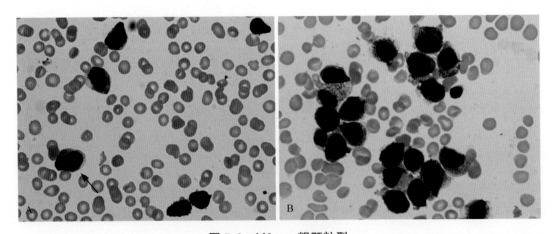

图 5-3　M3——粗颗粒型

A．血涂片可见异常早幼粒细胞含有大量粗大的嗜天青颗粒，个别早幼粒细胞中含有"柴束"样 Auer 小体（箭头所指）；B．骨髓涂片可见含有大量粗颗粒的异常早幼粒细胞

呈典型的"裤腿"形、圆形或椭圆形，扭曲折叠似幼稚单核细胞，双核、双叶形、肾形等；胞质量略少或丰富，淡蓝色，含有少量细小的紫红色颗粒或无颗粒，许多颗粒因极细小以致在光学显微镜下看不见；可见"柴束"状 Auer 小体（图 5-4）。该型形态上易与单核细胞白血病混淆。值得注意的是个别患者胞质无或少颗粒，且呈深蓝色，类似于 FAB 分型中的 M2 或 M7，应仔细鉴别。M3 时常出现粒细胞缺乏症，此时早幼粒细胞数量常较少，且常推片至两侧及片尾，因此应在低倍镜下观察细胞分布。粗颗粒型 M3 较亦识别，细颗粒或少颗粒 M3 鉴别时应仔细观察核形，观察是否存在双核及裤腿状核形，且大量的细小颗粒亦与急性单核细胞白血病不同。

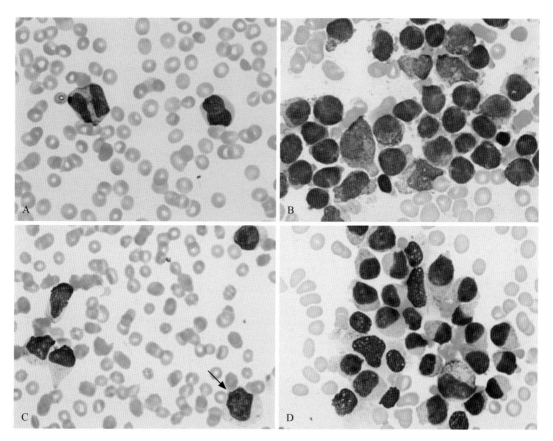

图 5-4　M3——细颗粒型

A. 血涂片可见异常早幼粒细胞，裤腿状（左），核形不规则，扭曲折叠，似原始单核细胞（右）；胞质中含有大量细小的紫红色颗粒（左），无肉眼可见颗粒（右）。B. 骨髓片可见大量细小／无颗粒的异常早幼粒细胞。C. 血涂片可见异常早幼粒细胞，胞核呈圆形、椭圆形；胞质量丰富，淡蓝色，含有细小、均匀的紫红色颗粒，个别细胞中可见短小的 Auer 小体（箭头所指）。D. 骨髓片可见大量细小／无颗粒的异常早幼粒细胞

病例 6

患者，女性，24 岁。5 d 前无明显诱因反复出现牙龈出血，有轻度牙龈肿痛，无发热，稍有乏力、头晕，无天旋地转感，双下肢散在皮下出血点。入院后经骨髓穿刺检查，诊断为急性早幼粒细胞白血病（M3）。

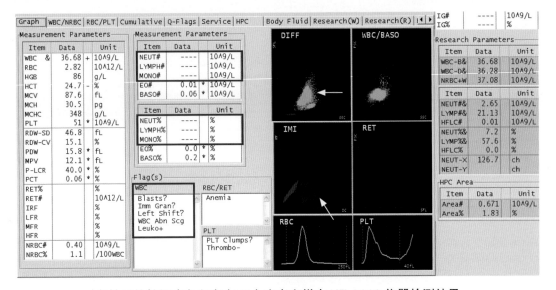

急性早幼粒细胞白血病（M3）患者血样本 XE-5000 仪器检测结果

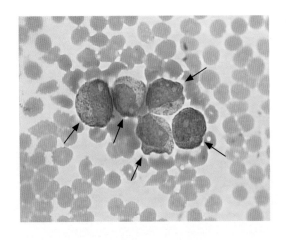

◆ **仪器提示** WBC 36.68×10^9/L，PLT 51×10^9/L，RBC 2.82×10^{12}/L，HGB 86 g/L，无 NEUT、LYMP 和 MONO 细胞的分类结果。白细胞可疑报警信息提示："原始细胞出现？""幼稚粒细胞出现？""核左移？"及"白细胞散点图异常"。

◆ **图形分析** 在 DIFF 散点图上，由于"淋巴细胞区域"与"单核细胞区域"之间的界标及"单核细胞区域"与"中性粒细胞区域"之间的界标上均出现大量细胞散点，因此这几个细胞区域散点均呈灰色（箭头所指），导致仪器对这些细胞无法进行分类；在 IMI 散点图上，较多红色散点主要集中在中部，说明幼稚粒细胞占多（箭头所指）。

◆ **血涂片镜检** 在血涂片可见大量早幼粒细胞（箭头所指）。

病例 7

患者，男性，39 岁。因无明显诱因出现头晕、乏力来院就诊。临床最终确诊为急性早幼粒细胞白血病（M3）。

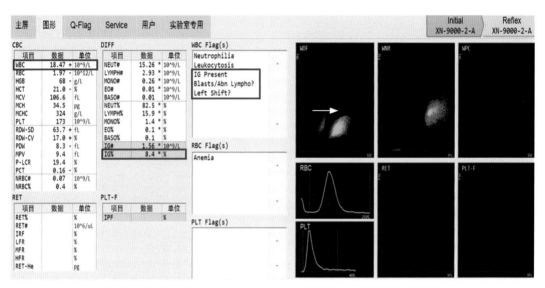

急性早幼粒细胞白血病（M3）患者血样本 XN 仪器检测结果

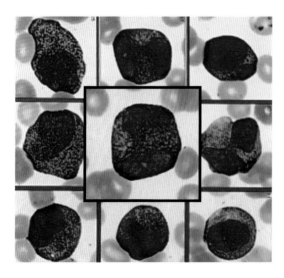

◆ **仪器提示**　WBC 18.47×10^9/L, IG 8.4%，出现"幼稚粒细胞出现""原始细胞／异常淋巴细胞""核左移"等报警提示，HGB 结果 68 g/L，提示贫血。

◆ **图形分析**　在 WDF 散点图（箭头所指）上，出现蓝色的幼稚粒细胞提示。

◆ **血涂片镜检**　在血涂片上发现如红色箭头所指早幼粒细胞，含有"柴捆状"Auer 小体。

病例 8

　　患者，女性，26 岁。因咽旁间隙感染到急诊耳鼻喉科就诊。临床最终确诊为急性早幼细胞白血病（M3）。

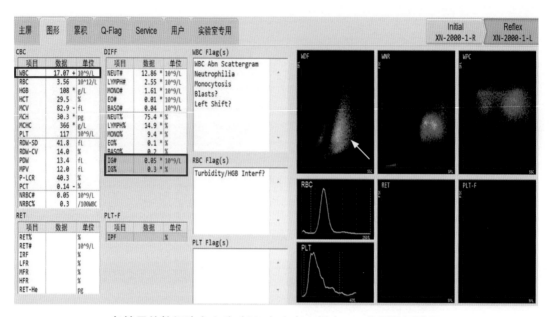

急性早幼粒细胞白血病（M3）患者血样本 XN 仪器检测结果

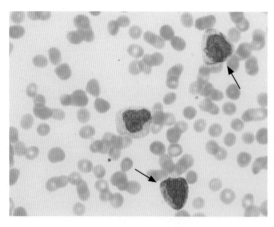

◆ **仪器提示**　WBC $17.07 \times 10^9/L$，IG 0.3%，报警提示"白细胞异常散点图""原始细胞？""核左移？"HGB 108 g/L，提示轻度贫血。

◆ **图形分析**　在 WDF 散点图（箭头所指）上，白细胞分类不良。

◆ **血涂片镜检**　在血涂片上发现大量早幼粒细胞，并可见"柴捆"状 Auer 小体（箭头所指）。

病例 9

患者，女性，23 岁。半个月前发现双下肢散在瘀斑，伴牙龈出血，无鼻出血、无发热，有头晕、乏力。近两次月经量偏多，血常规提示三系减少，异常早幼粒细胞占 68%，胞质含增多增粗紫红色颗粒，可见柴束状 Auer 小体。诊断为急性早幼粒细胞白血病（M3）。

Para.	Flag	Result	Unit	Para.	Flag	Result	Unit
WBC	& R	7.81	10^9/L	RDW-CV	H	17.7	%
Neu#	R	6.89	10^9/L	RDW-SD	H	60.3	fL
Lym#	& R	0.89	10^9/L	PLT	& R L	6	10^9/L
Mon#	R L	0.00	10^9/L	MPV		****	fL
Eos#	R L	0.00	10^9/L	PDW		****	
Bas#	R	0.03	10^9/L	PCT		****	%
Neu%	R H	88.1	%	P-LCC		****	10^9/L
Lym%	& R L	11.4	%	P-LCR		****	%
Mon%	R L	0.0	%	RET#		0.0461	10^12/L
Eos%	R L	0.0	%	RET%		2.60	%
Bas%	R	0.5	%	IRF		24.9	%
RBC	L	1.77	10^12/L	LFR	L	75.1	%
HGB	L	5.6	g/dL	MFR		15.9	%
HCT	L	0.174		HFR	H	9.0	%
MCV		98.0	fL				
MCH		31.8	pg	NRBC#	R	0.528	10^9/L
MCHC		32.5	g/dL	NRBC%	R	6.76	/100WBC
*IMG#	R	6.06	10^9/L				
*IMG%	R	77.6	%				

WBC Message
NRBC Scattergram Abn.
Abn. Lymph/blast?
Immature Gran?
Left Shift?
NRBC Present

RBC Message
Anemia

PLT Message
PLT Histogram Abn.
Thrombopenia

结果说明

▪ 该样本 WBC 结果正常，存在贫血结果伴有 PLT 减少，且存在有核红细胞，仪器给出了"原始细胞""未成熟细胞？"等 Message 报警提示。

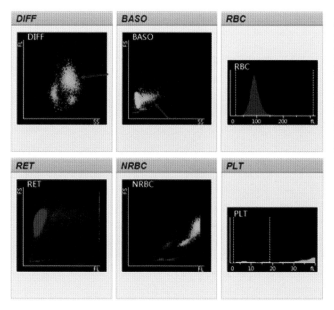

▪ 仪器 DIFF 散点图的未成熟粒细胞敏感区域散点明显增多，同时受大量未成熟粒细胞的干扰，BASO 散点出现异常（箭头所指）；因 PLT 极低，PLT 直方图出现明显异常表现

急性早幼粒细胞白血病（M3）患者血样本 BC-6800 仪器检测结果

人工镜检信息

白细胞分类	(n=200)
原始细胞	1%
早幼粒细胞	59%
中性中幼粒细胞	4.5%
中性晚幼粒细胞	0.5%
中性杆状核粒细胞	5.5%
中性分叶核粒细胞	8%
淋巴细胞	21.5%
有核红细胞	8/100 WBC
血涂片镜检分析	镜下可见大量异常早幼粒细胞，同时可见少量中幼、晚幼粒细胞；红细胞可见中心淡染区扩大，并可见有核红细胞；血小板形态未见明显的异常

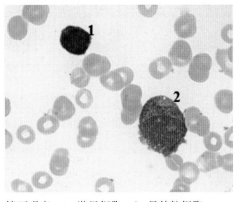

镜下观察：1. 淋巴细胞；2. 早幼粒细胞

4. 急性粒 - 单核细胞白血病（M4） M4 分为 M4a、M4b、M4c、M4Eo。M4a、M4b 是以同时出现粒系、单核系原始细胞为特征；M4c 的原始细胞兼具粒系和单核系细胞系特征，其非特异性酯酶及特异性酯酶均阳性，且非特异性酯酶染色可被氟化钠抑制。当患者为 M4a 或 M4b，且伴异常嗜酸性粒细胞时，建议做细胞遗传学和分子学检查，看是否有 inv（16）（p13.1q22）或 t（16；16）（p13.1；q22）的存在，归类为 M4Eo。

外周血涂片可见粒、单两系的早期细胞，原始、幼稚单核细胞有时可达 30%~40%（图 5-5）。

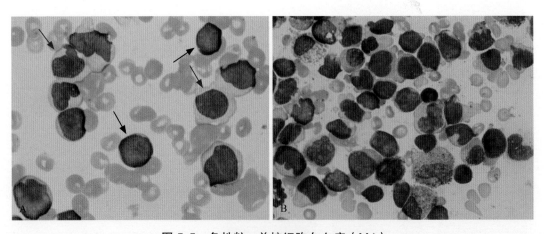

图 5-5 急性粒 - 单核细胞白血病（M4）
A. 血涂片；B. 骨髓涂片。可见原始粒细胞（黑色箭头）和幼稚单核细胞（红色箭头）

病例 10

患者，女性，58 岁。4 个月前无明显诱因出现发热、咳嗽、咳痰，体温最高达 38℃，后发热、咳嗽等症状缓解。2016 年 2 月出现胃部不适，无恶心、呕吐，无胸闷、心悸。口服络塞克、达喜后症状有所缓解。患者出现干咳，无咳痰。诊断为急性粒单核细胞白血病。

Para.	Flag	Result	Unit	Para.	Flag	Result	Unit	WBC Message
WBC	& H	25.67	10^9/L	RDW-CV	H	16.6	%	Blasts?
Neu#	R H	8.68	10^9/L	RDW-SD	H	59.7	fL	Immature Gran?
Lym#	& R H	4.21	10^9/L	PLT	R	211	10^9/L	Atypical Lymph?
Mon#	R H	12.71	10^9/L	MPV	R	11.5	fL	Left Shift?
Eos#	R L	0.00	10^9/L	PDW	R H	17.6		NRBC Present
Bas#	R	0.07	10^9/L	PCT	R	0.243	%	Monocytosis
Neu%	R L	33.8	%	P-LCC	R	78	10^9/L	Lymphocytosis
Lym%	& R L	16.4	%	P-LCR	R	37.1	%	Leucocytosis
Mon%	R H	49.5	%	RET#		0.0210	10^12/L	
Eos%	R L	0.0	%	RET%		0.99	%	**RBC Message**
Bas%	R	0.3	%	IRF		20.1	%	Anemia
RBC	L	2.13	10^12/L	LFR	L	79.9	%	
HGB	L	7.1	g/dL	MFR		12.4	%	
HCT	L	0.220		HFR	H	7.7	%	
MCV	H	103.4	fL	NRBC#		1.199	10^9/L	**PLT Message**
MCH		33.4	pg	NRBC%		4.67	/100WBC	PLT Clump?
MCHC		32.3	g/dL					

结果说明

▪ 仪器检测 WBC 结果偏高，伴有贫血，同时给出了"原始细胞？""未成熟粒细胞？"等 Message 报警提示，并出现了少量的 NRBC。

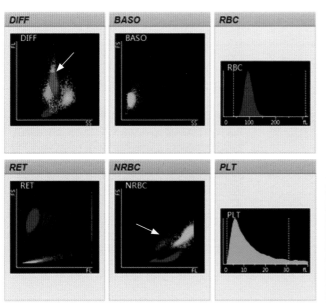

▪ 仪器 DIFF 散点图单核细胞区域出现异常（箭头所指），NRBC 散点图上 NRBC 区域出现有核红细胞散点（箭头所指）

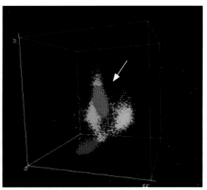

急性粒 - 单核细胞白血病（M4）患者血样本 BC-6800 仪器检测结果

人工镜检信息

白细胞分类	(n=200)
原始细胞	43%
早幼粒细胞	1%
中性中幼粒细胞	2%
中性晚幼粒细胞	2%
中性杆状核粒细胞	1.5%
中性分叶核粒细胞	19.5%
淋巴细胞	17.5%
单核细胞	9%
幼单核细胞	3.5%
异型淋巴细胞	1%
有核红细胞	5/100 WBC
血涂片镜检分析	镜下可见大量原始细胞，部分幼稚粒细胞、幼单核细胞；红细胞大小不均，中性粒细胞质中出现毒颗粒，空泡

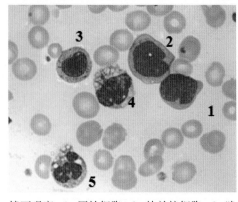

镜下观察：1.原始细胞；2.幼单核细胞；3.晚幼粒细胞；4、5.中性粒细胞

病例 11

患者，男性，48岁。因全身乏力倦怠到医院就诊。临床最终确诊为急性粒-单核细胞白血病（M4）。

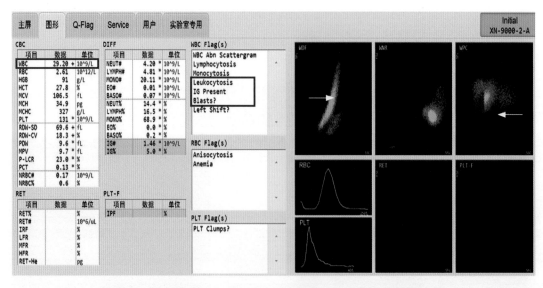

急性粒-单核细胞白血病（M4）患者血样本 XN 仪器检测结果

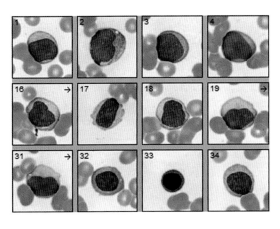

◆ **仪器提示**　WBC　29.2×10^9/L，白细胞报警提示"幼稚细胞出现"和"原始细胞？"。
◆ **图形分析**　在 WDF 散点图（箭头所指）上，出现 LYMPHO/MONO 散点群不能分类，推测出现大量原始细胞，在 WPC 散点图上原始细胞区域检测到红色异常散点（箭头所指）。
◆ **血涂片镜检**　在血涂片上可见原始细胞和幼单细胞。

5. 急性单核细胞白血病（M5）　M5 好发于青壮年，患者髓外浸润症状明显。表现为皮肤、黏膜受损，出现皮肤丘疹、剥脱性皮炎、牙龈增生、肿胀、出血等，器官受损可见肝、脾、淋巴结肿大等。外周血白细胞可减少，分类可见原、幼单核细胞。根据白血病细胞分化程度 M5 分为 M5a（急性单核细胞白血病未分化型）和 M5b（急性单核细胞白血病部分分化型）两个亚型。M5a 以原始、幼稚单核细胞为主；M5b 以幼稚、成熟单核细胞为主，同时可见原始单核细胞。

原、幼单核细胞胞体较大，外形不规则；核多偏于一侧，可呈肾形、马蹄形、不规则形，胞核扭曲、折叠及深切迹；染色质细致疏松，核仁大而明显，一个或多个。胞质量丰富，呈深蓝色或灰蓝色，可见内外浆。幼稚单核细胞可见少量细小颗粒，可见 Auer 小体（图 5-6）。

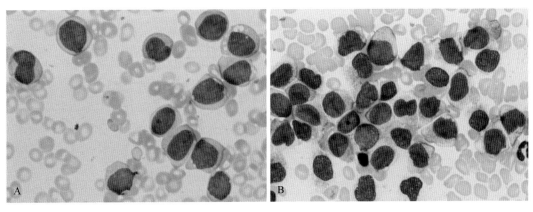

图 5-6　A. AML-M5a 血涂片中可见大量原始单核细胞及少量幼稚单核细胞；B. AML-M5b 血涂片中可见大量幼稚及成熟的单核细胞

病例 12

患者，男性，36 岁。因头晕、乏力、心悸伴遍身瘀斑，牙龈出血有 1 个月就诊。贫血容貌，右面部有 2～3 个小结节。最终诊断为急性单核细胞白血病（M5）。

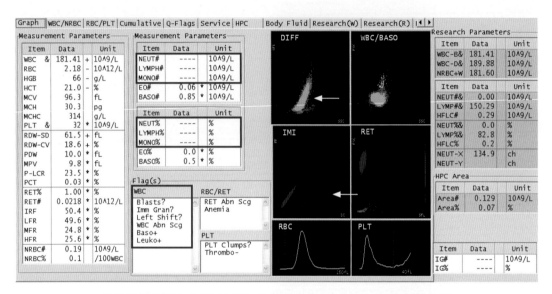

急性单核细胞白血病（M5）患者血样本 XE-5000 仪器检测结果

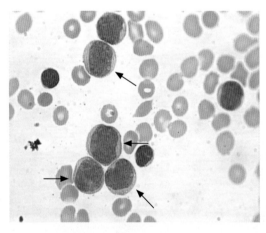

◆ **仪器提示** WBC 高达 $181.41 \times 10^9/L$，RBC 降低为 $2.18 \times 10^{12}/L$，PLT 下降至 $32 \times 10^9/L$；无中性粒细胞、淋巴细胞和单核细胞分类结果。白细胞可疑报警信息提示："原始细胞出现？""幼稚粒细胞出现？""核左移？"及"白细胞散点图异常"。

◆ **图形分析** 在 DIFF 散点图上，由于"淋巴细胞区域"与"单核细胞区域"之间的界标及"单核细胞区域"与"中性粒细胞区域"之间的界标上均出现大量细胞散点，因此这几个细胞区域散点均呈灰色（箭头所指），导致仪器对这些细胞无法进行分类；在 IMI 散点图上，出现少量红色散点主要集中在中部，说明样本有少量幼稚细胞（箭头所指）。

◆ **血涂片镜检** 血涂片可见大量核型不规则的原始细胞（箭头所指）。

病例 13

患者，女性，38 岁。以发热伴寒战及周身疼痛，抗炎药物治疗效果不佳而入院。临床最终确诊为急性单核细胞白血病（M5）。

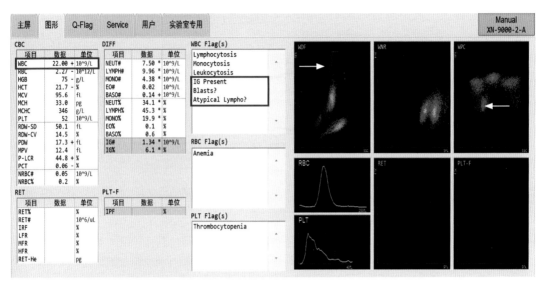

急性单核细胞白血病（M5）患者血样本 XN 仪器检测结果

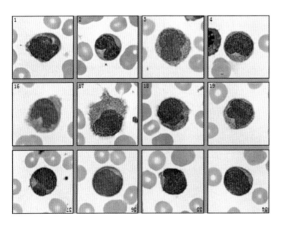

◆ **仪器提示**　WBC $22.00 \times 10^9/L$，PLT $52 \times 10^9/L$，RBC $2.27 \times 10^{12}/L$，HGB 75 g/L。白细胞计数和分类做标记（＊），提示结果不可信。白细胞报警信息提示："幼稚细胞出现""原始细胞出现？""异型淋巴细胞？"。

◆ **图形分析**　在 WDF 散点图单核区域上方出现大量散点（箭头所指）。WPC 散点图原始区域出现红色散点提示，提示原始细胞（箭头所指）。

◆ **血涂片镜检**　在血涂片上可见原始单核细胞、幼稚单核细胞。

病例 14

　　患者，男性，45 岁。5 个月前因"头晕、乏力、皮肤出血点伴低热"就诊于血液科门诊。血常规提示白细胞显著增高，血小板减低。免疫分型结果：幼稚细胞占 85%，HLA-DR、CD13、CD14、CD15、CD33 阳性，为髓系单核系表达。最终诊断为急性单核细胞白血病，目前因复发而再次入院。

Para.	Flag	Result	Unit	Para.	Flag	Result	Unit	
WBC	& H	74.41	10^9/L	RDW-CV	H	20.7	%	**WBC Message**
Neu#	R H	10.72	10^9/L	RDW-SD	H	74.7	fL	WBC Scattergram Abn.
Lym#		****	10^9/L	PLT	L	73	10^9/L	Blasts?
Mon#		****	10^9/L	MPV		10.6	fL	Abn. Lymph/blast?
Eos#	R L	0.00	10^9/L	PDW	H	17.3		Immature Gran?
Bas#	R H	0.14	10^9/L	PCT	L	0.078	%	NRBC Present
Neu%	R L	14.4	%	P-LCC		27	10^9/L	Leucocytosis
Lym%		****	%	P-LCR		36.5	%	
Mon%		****	%	RET#		0.1044	10^12/L	**RBC Message**
Eos%	R L	0.0	%	RET%	H	3.69	%	Anisocytosis
Bas%	R	0.2	%	IRF		23.9	%	Anemia
RBC	L	2.83	10^12/L	LFR	L	76.1	%	
HGB	L	8.9	g/dL	MFR		14.7	%	
HCT	L	0.292		HFR	H	9.2	%	**PLT Message**
MCV	H	103.1	fL	NRBC#		0.825	10^9/L	
MCH		31.4	pg	NRBC%		1.11	/100WBC	
MCHC	L	30.4	g/dL					

结果说明

- 仪器检测 WBC 检测结果明显偏高，未给出淋巴及单核细胞的分类结果，贫血伴 PLT 结果偏低，同时仪器给出了"原始细胞？""WBC 散点图异常"等 Message 报警提示。

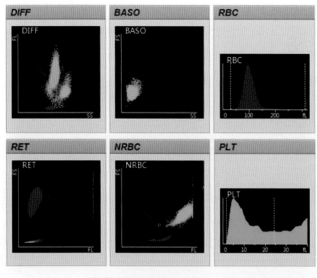

- 仪器 DIFF 散点图明显异常，未给出完整的分类（箭头所指），同时 NRBC 散点图区域出现了少量的 NRBC 散点（箭头所指），提示标本中可能存在有核红细胞

急性单核细胞白血病（M5）患者血样本 BC-6800 仪器检测结果

人工镜检信息

白细胞分类	(n=200)
原始细胞	59%
中性中幼粒细胞	2%
中性晚幼粒细胞	4%
中性杆状核粒细胞	4%
中性分叶核粒细胞	22%
淋巴细胞	4%
幼单核细胞	7%
有核红细胞	8/100 WBC
血涂片镜检分析	镜下可见大量原始细胞和部分幼稚单核细胞，红细胞和血小板形态未见明显异常，可见少量有核红细胞和较多的涂抹细胞

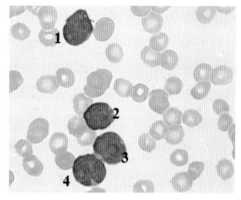

镜下观察：1、2、3、4.原始细胞

6.急性红血病和红白血病（M6）　FAB 形态学分型中将 M6 分为两种亚型：①红白血病（M6a），红系前体细胞占有核细胞≥50%，原始粒细胞占非红系细胞（NEC）≥20%；②纯红系白血病（M6b），红系幼稚细胞占有核细胞 >80%，无原始细胞。

2016 年 WHO 更新的分类中只有 1 种类型，即纯红系白血病，对红系为主的髓系肿瘤（红系前体细胞，即有核红细胞占骨髓有核细胞≥ 50%）的诊断做了重大改变，主要表现在所有髓系肿瘤在计算原始细胞百分比时的分母，都是骨髓有核细胞（ANC），而不再是非红系细胞（NEC）。这就使得过去诊断为急性红白血病的病例，其中一部分患者由于原始细胞计数 <20%，被归类为 MDS 伴原始细胞增多（MDS-EB）或 MDS 伴单系或多系发育异常。另外一部分患者原始细胞 >20%，若具有 MDS 相关改变，诊断为 AML 伴骨髓增生异常相关改变；若无 MDS 相关改变，诊断为 AML、NOS（AML 非特指型）。有核红细胞 > 80%，且原始红细胞≥ 30%，诊断为 AML、NOS 分类下的纯红系白血病。

M6 多见于青年和中年人，一般无脾大。血涂片检查特异性不高，可见各阶段幼红细胞，以中、晚幼红细胞为主，且形态异常，可见嗜碱性点彩红细胞、异形红细胞等。白细胞大多正常或减少，可见原始粒细胞及早幼粒细胞。

病例 15

患者，男性，59 岁。发现血常规异常 1 年余，现因乏力就诊，无皮肤、巩膜黄染，全身淋巴结未扪及肿大。血常规提示 WBC 和 RBC 减低。确诊为 MDS 转化的急性髓系白血病——M6 可能性大。

Para.	Flag	Result	Unit	Para.	Flag	Result	Unit
WBC	& L	1.65	10^9/L	RDW-CV	H	24.7	%
Neu#	R L	0.83	10^9/L	RDW-SD	H	115.3	fL
Lym#	& R L	0.62	10^9/L	PLT		162	10^9/L
Mon#	R	0.13	10^9/L	MPV		11.0	fL
Eos#	L	0.01	10^9/L	PDW	H	17.7	
Bas#		0.06	10^9/L	PCT		0.178	%
Neu%	R	50.1	%	P-LCC		56	10^9/L
Lym%	& R	37.0	%	P-LCR		34.5	%
Mon%	R	8.0	%	RET#		0.1847	10^12/L
Eos%		0.8	%	RET%	H	7.66	%
Bas%	H	4.1	%	IRF	H	26.8	%
RBC	L	2.41	10^12/L	LFR	L	73.2	%
HGB	L	8.9	g/dL	MFR		18.7	%
HCT	L	0.326		HFR	H	8.1	%
MCV	H	135.1	fL	NRBC#		1.063	10^9/L
MCH	H	36.8	pg	NRBC%		64.34	/100WBC
MCHC	L	27.2	g/dL				

WBC Message
Abn. Lymph/blast?
NRBC Present
Lymphopenia
Neutropenia
Leucopenia

RBC Message
Fragments?
Anisocytosis
Hypochromia
Macrocytosis
Anemia
Reticulocytosis

PLT Message

结果说明

- 仪器结果显示 WBC 和 RBC 结果偏高，呈现大细胞不均一性贫血的表现。同时给出了"出现有核红细胞""异常淋巴细胞／原始细胞？"的 Message 报警提示；WBC 结果给出"&"符号，提示 WBC 结果已通过修正，避免了有核红细胞的干扰。

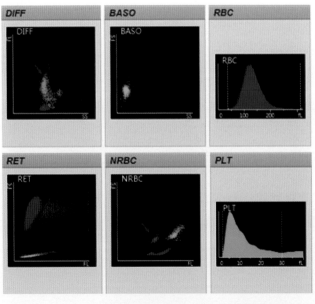

- 仪器 DIFF 散点图异常，Lym 区域散点较多（箭头所指），NRBC 散点图上出现较多的 NRBC 散点，提示标本中可能含较多的 NRBC（箭头所指）。

急性红系白血病（M6）患者血样本 BC-6800 仪器检测结果

人工镜检信息

白细胞分类	(*n*=200)
原始细胞	19.5%
中性杆状核粒细胞	0.5%
中性分叶核粒细胞	15%
淋巴细胞	54%
单核细胞	3%
嗜酸性粒细胞	0.5%
嗜碱性粒细胞	7.5%
有核红细胞	61/100 WBC
血涂片镜检分析	镜下可能出现较多的有核红细胞，以晚幼红细胞为主，可见少量形态较异常的红细胞

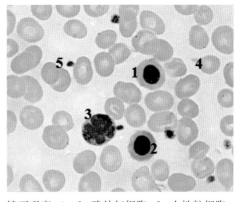

镜下观察：1、2. 晚幼红细胞；3. 中性粒细胞；4. 泪滴状红细胞；5. 血小板

7. 急性巨核细胞白血病（M7）　急性巨核细胞白血病常发生在老年人。在诊断时需排除成人 MDS 相关疾病、唐氏综合征，儿童中 AML t（1；22）（p13.3；q13.1）、AML t（3；3）（p21.3；q26）或 inv（3）。在外周血和骨髓涂片中，原始巨核细胞形态高度可变，典型形态是胞体大，呈圆形或椭圆形，高核质比；核染色质较粗糙，排列紧密，深紫红色，有时可见核仁。胞质少至中等，边缘不整，呈云雾状或有伪足突出，可有空泡，呈深蓝色（图 5-7）。在血涂片中原始巨核细胞有时较难与原始粒细胞鉴别，常无伪足突出，此时应注意观察染色质，原始巨核细胞的染色质常排列更为紧密一些（图 5-8）。因此，通过形态学特征很难鉴定巨核细胞系，必须要结合免疫分型或电子显微镜等检查。

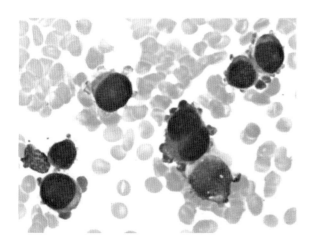

图 5-7　AML-M7 骨髓片原始细胞明显增多，胞体大、胞质量丰富，有伪足样突起，深蓝色；胞核呈圆形，不规则形，偶见双核，核染色质致密，粗块状，部分有隐约的核仁

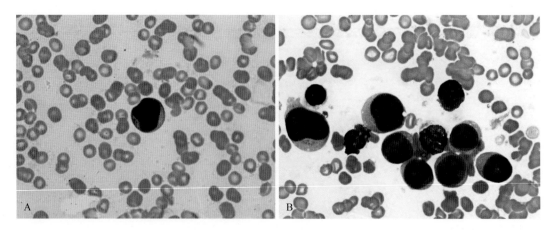

图 5-8　无伪足突出的 AML-M7

A. 血涂片；B. 骨髓涂片可见原始细胞胞体大小不等、核圆，染色质细致、深紫红色、排列较紧密，胞质灰蓝色，部分细胞胞质内可见少许颗粒。血小板少见

二、骨髓增殖性肿瘤

骨髓增殖性肿瘤（myeloproliferative neoplasms，MPNs）是以骨髓中一系或多系髓系细胞增殖（粒系、红系、巨核系、肥大细胞系）的克隆性造血干细胞疾病。造血细胞有效成熟，导致外周血中粒细胞、红细胞和（或）血小板增多，最终进展为骨髓纤维化或急性白血病。由于肝脾扣留血细胞或髓外造血导致肝脾大常见。2016 年 WHO 对骨髓增殖性肿瘤分类进行了修订（表 5-2）。2016 年 WHO 对 MPNs 分类中增加了分子遗传学对病种定义及诊断价值（表 5-3）。

1. **慢性粒细胞白血病**　BCR-ABL1 阳性（chronic myelocytic leukemia，BCR-ABL1 positive）。慢性粒细胞白血病（chronic myelocytic leukemia，CML）起源

表 5-2　骨髓增殖性肿瘤（MPN）类型（2016，WHO）
慢性粒细胞白血病（CML），*BCR-ABL1* 阳性
慢性中性粒细胞白血病（CNL）
真性红细胞增多症（PV）
原发性骨髓纤维化（PMF）
原发性骨髓纤维化，纤维化前期／早期
原发性骨髓纤维化，纤维化期
特发性血小板增多症（ET）
慢性嗜酸性粒细胞性白血病，非特定类型（NOS）
骨髓增殖性肿瘤，不能分类型（MPN-U）
肥大细胞增多症

表 5-3　骨髓增殖性肿瘤分子遗传学和形态学特征

疾　病	分子遗传学	血涂片
慢性粒细胞白血病	BCR/ABL1	白细胞增多，大多数出现原、早、中、晚幼粒细胞，嗜碱性粒细胞，嗜酸性粒细胞易见，部分可见有核红细胞
慢性中性粒细胞白血病	CSF3RT618I	白细胞增多，中性粒细胞 $>25 \times 10^9/L$，早、中、晚幼粒细胞 $<10\%$
真性红细胞增多症	JAK2	正色素或高色素性贫血，可有血小板增多，嗜碱性粒细胞轻度增多
原发性骨髓纤维化	JAK2、CALR、MPL	白细胞正常、增高或降低，出现原、早、中、晚幼粒细胞及有核红细胞，大多可见泪滴样红细胞，常可见大血小板
特发性血小板增多症	JAK2、CALR、MPL	血小板增多，常见大血小板

于异常骨髓多能造血干细胞，且伴有位于 Ph 染色体上的 BCR-ABL1 融合基因，是 MPNs 最常见的类型，占成人白血病的 1/3。通常见于中年人，儿童和老年人亦可发病。20%~40% 的患者初诊时无症状，仅以异常的血液学检查结果就诊，包括白细胞增多、血小板增多或贫血。常见症状包括脾大、贫血（疲劳、面色苍白、呼吸困难等）或高白细胞血症（骨痛、发热、盗汗、体重减轻等）。不典型表现包括血小板显著增多而白细胞数增多不明显，以及初诊时为急变期而无先前可察觉的慢性期。大多数患者从慢性期或突然进展为急变期或经过一个过渡性加速期后进入急变期，有些患者在加速期内就已死亡。

按照疾病的进程，CML 分 3 个期，依次是慢性期、加速期和急变期。疾病分期需要做骨髓核型分析和形态学评估确认。各期诊断标准见表 5-4。绝大多数 CML 患者处于慢性期，外周血涂片检查结果为白细胞增多，主要由中幼、晚幼粒细胞和成熟中性粒细胞，伴嗜碱性粒细胞和嗜酸性粒细胞增多组成（图 5-9）；有核红细胞，巨大血小板，病态造血如缺颗粒的白细胞、双核粒细胞、多分叶中性粒细胞、巨大晚幼粒细胞等亦可见。同时还要进行全面检查，包括检测 t（9；22）（q34.1；q11.2）特定的遗传学异常，分子技术检测 BCR-ABL1 融合基因，再做综合诊断。

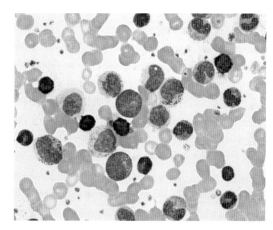

图 5-9　慢性粒细胞白血病

血涂片可见白细胞增多，以中幼、晚幼粒细胞和成熟的中性粒细胞为主，伴嗜碱性粒细胞和嗜酸性粒细胞增多

表 5-4　CML 诊断

CML-CP 诊断

1. 典型的临床表现、Ph 染色体和（或）BCR-ABL1 阳性
2. 不符合加速期或急变期标准
   　注：诊断时需要符合上述两条

CML-AP 诊断

≥ 1 项以下血液学 / 遗传学标准或 TKI 反应的标准

血液学 / 遗传学标准

- 对治疗无反应的白细胞持续或逐渐增加（ $> 10 \times 10^9 / L$ ）
- 对治疗无反应的脾脏持续或逐渐增大
- 对治疗无反应的血小板持续增多（ $> 1000 \times 10^9 / L$ ）
- 与治疗无关的血小板持续减少（ $< 100 \times 10^9 / L$ ）
- 血涂片嗜碱性粒细胞 ≥ 20%
- 外周血和（或）骨髓原始细胞 10%～19%[①]
- 诊断时，Ph+ 细胞中出现其他克隆性染色体异常，包括"主要路径"异常（第二条 Ph 染色体、8 号染色体三体、17q 等臂染色体、19 号染色体三体），复杂核型，或者 3q26.2 异常
- 治疗期间，Ph+ 细胞中出现任何新的克隆性染色体异常

TKI 反应的"临时"标准

- 首次 TKI 治疗发生血液学抵抗（或首次 TKI 治疗未能达到完全血液学缓解[②]）或
- 连续 2 个 TKI 疗程，血液学、细胞遗传学或分子学检查中，至少一项显示抵抗或
- TKI 治疗期间发生两种或多种 BCR-ABL1 突变

　注：尽管符合 ≥ 1 项以上标准，若骨髓活检中大簇或大片状小的异常巨核细胞并伴有明显的骨髓网状或胶原纤维增生（与异常巨核细胞增生相关），应提示加速期

　[①]外周血或骨髓中发现原幼淋巴细胞，即使 < 10%，需考虑即将发生急淋变，要做进一步的临床或基因检查。外周血或骨髓原始细胞 ≥ 20%，或原始细胞的髓外浸润增殖均提示白血病阶段。[②]完全血液学反应：白细胞计数 $< 10 \times 10^9 / L$ ，血小板计数 $< 450 \times 10^9 / L$ ，分类无幼稚粒细胞，无脾大

CML-BP 诊断

1. 外周血或骨髓原始细胞 ≥ 20%
2. 髓外原始细胞增殖
3. 骨髓活检有原始细胞聚集灶

注：诊断需要符合上述 ≥ 1 项

病例 16

患者，男性，19 岁。因腹部胀满、疼痛、头晕、周身乏力 2 周就诊。贫血貌，血常规提示 WBC 显著增高、PLT 升高。临床最终诊断为慢性粒细胞白血病。

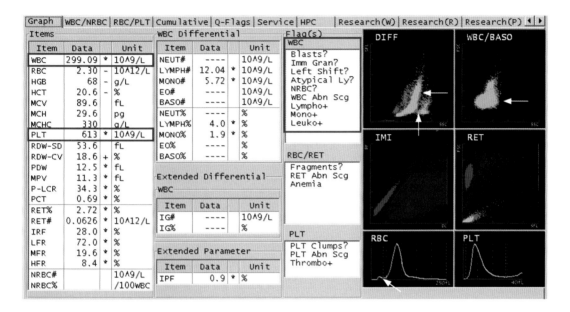

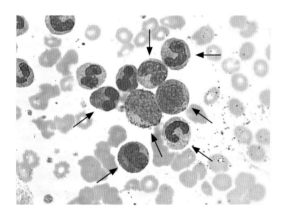

◆ **仪器提示**　WBC 299.09×10⁹/L，PLT 613×10⁹/L，RBC 2.30×10¹²/L，HGB 68 g/L。无中性粒细胞、嗜酸性粒细胞和嗜碱性粒细胞分类结果。白细胞可疑报警信息提示："原幼细胞？""未成熟粒细胞？""左移？""异型淋巴细胞？""有核红细胞？"和"白细胞散点图异常"。

◆ **图形分析**　在 DIFF 散点图上，由于"中性分核细胞区域"与"幼稚粒细胞区域"之间的界标（箭头所指）及"中性分核细胞区域"与"嗜酸性粒细胞区域"之间的界标（箭头所指）上均出现大量细胞散点，因此这几个区域均呈灰色。在 BASO 散点图上，由于"有核细胞区域"与"嗜碱性粒细胞区域"之间的界标（箭头所指）上出现大量细胞散点，因此这两个区域也呈灰色。在 IMI 散点图上，红色散点布满整个散在幼稚细胞散点图（箭头所指），说明存在大量幼稚粒细胞。在红细胞直方图上，在红细胞直方图起始界标前有一小突起（箭头所指），说明有大量血小板存在。

◆ **血涂片镜检**　多见中、晚幼粒细胞，嗜酸性晚幼粒细胞及大量血小板（箭头所指）。

病例 17

患者，女性，37 岁。因乏力、腹胀，白细胞明显增多入院。临床最终诊断为慢性粒细胞白血病。

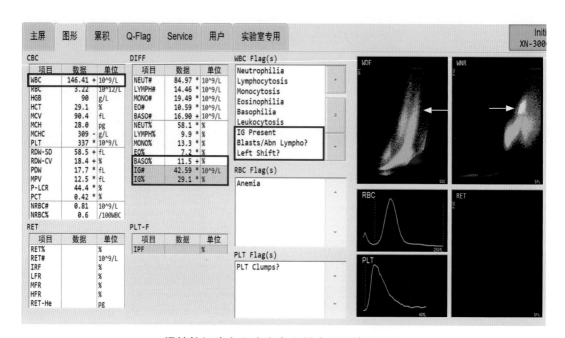

慢性粒细胞白血病患者血样本 XN 检测结果

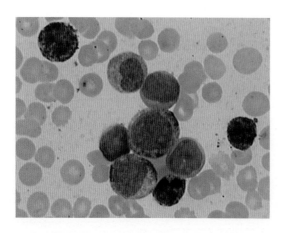

- **仪器提示**　WBC 146.41×10^9/L，幼稚粒细胞 IG 达到 29.1%。仪器上给出了"幼稚粒细胞""核左移"等报警提示。
- **图形分析**　整个 WDF 散点图由于有大量幼稚细胞存在而呈灰白色及散点整体上扬。WNR 散点图嗜碱性粒细胞区域有大量散点。
- **血涂片镜检**　外周血涂片见原始细胞，早、中、晚幼粒细胞，并见大量嗜碱性粒细胞。

病例 18

患者，女性，59 岁。于 5 个月前无明显诱因出现乏力、左上腹腹胀明显，伴发热，为低中热，有明显盗汗、消瘦，体重减轻约 7.5 kg。B 超提示脾大。血常规提示白细胞显著增多，贫血。临床最终诊断为慢性粒细胞白血病。

Para.	Flag	Result	Unit	Para.	Flag	Result	Unit
WBC	& R H	102.14	10^9/L	RDW-CV	H	16.9	%
Neu#	R H	87.03	10^9/L	RDW-SD	H	59.6	fL
Lym#	&	3.37	10^9/L	PLT		184	10^9/L
Mon#	H	1.94	10^9/L	MPV		10.9	fL
Eos#	R H	2.75	10^9/L	PDW		16.5	
Bas#	R H	7.05	10^9/L	PCT		0.201	%
Neu%	R H	85.2	%	P-LCC		60	10^9/L
Lym%	& L	3.3	%	P-LCR		32.6	%
Mon%	L	1.9	%	RET#	R	0.0553	10^12/L
Eos%	R	2.7	%	RET%	R	2.56	%
Bas%	R H	6.9	%	IRF	R H	30.2	%
RBC	L	2.16	10^12/L	LFR	R L	69.8	%
HGB	L	6.3	g/dL	MFR	R	17.2	%
HCT	L	0.219		HFR	R H	13.0	%
MCV	H	101.2	fL	NRBC#	R	0.812	10^9/L
MCH		29.3	pg	NRBC%	R	0.79	/100WBC
MCHC	L	29.0	g/dL				
*IMG#	R	13.90	10^9/L				
*IMG%	R	13.6	%				

WBC Message
WBC Scattergram Abn.
NRBC Scattergram Abn.
Immature Gran?
Left Shift?
Basophilia
Eosinophilia
Monocytosis
Neutrophilia

RBC Message
RET Scattergram Abn.
Hypochromia
Anemia

PLT Message

结果说明

▪ 仪器检测结果显示 WBC 结果已修正，给出 "&" 符号，同时五分类结果也出现明显的异常，同时给出了 "白细胞散点图异常" "未成熟粒细胞？" 等一系列 Message 报警提示。

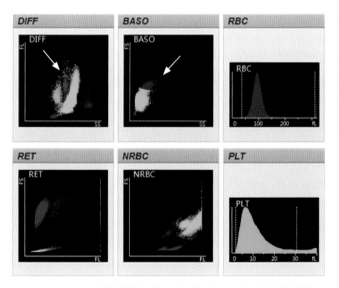

▪ 仪 器 DIFF、BASO 和 NRBC 散点图由于受到高 WBC 及其各种异常细胞的影响，出现明显异常，结合 Message 报警提示，提示标本出现明显异常

慢性粒细胞白血病（CML）患者血样本 BC-6800 仪器检测结果

人工镜检信息

白细胞分类	(*n*=200)
原始细胞	0.5%
早幼粒细胞	1.5%
中性中幼粒细胞	1.5%
中性晚幼粒细胞	6%
中性杆状核粒细胞	4.5%
中性分叶核粒细胞	70.5%
淋巴细胞	2%
单核细胞	1.5%
嗜酸性粒细胞	2%
嗜碱性粒细胞	10.2%
有核红细胞	1.5/100 WBC
血涂片镜检分析	镜下可见白细胞明显增多，成熟中性粒细胞多见，可见早、中、晚幼稚细胞，嗜碱性粒细胞增多

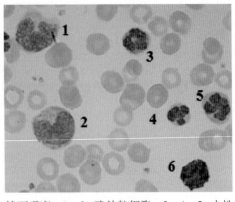

镜下观察：1、2.晚幼粒细胞；3、4、5.中性分叶核粒细胞；6.嗜碱性粒细胞

2. 慢性中性粒细胞白血病（chronic neutrophilic leukemia，CNL）　CNL 是一种罕见的骨髓高粒细胞导致外周血中的成熟粒细胞过度产生和 BCR-ABL 融合基因的缺失为特征的骨髓增殖性疾病（图 5-10）。CNL 患者通常生存时间长，但随着中性粒细胞持续增多，可出现贫血和血小板减少，少数患者可转化为急性白血病。约 1/5 的患者具有潜在的恶性肿瘤，最常见的是浆细胞骨髓瘤。最常见的临床表现为脾大，通常还有肝大。25%~30% 的患者有皮肤、黏膜或胃肠道出血史。CNL 诊断标准，见表 5-5。

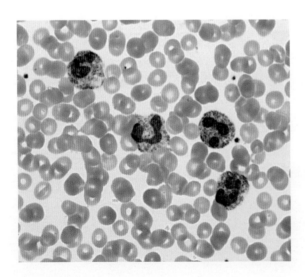

图 5-10　慢性中性粒细胞白血病

血涂片以中性分叶核及杆状核粒细胞为主，胞质内可见中毒颗粒，测定 CSF3R T618I 阳性。血常规：WBC 31×110^9/L，N 81%，HGB 142 g/L，PLT 145×10^9/L

表 5-5　慢性中性粒细胞白血病（CNL）诊断标准（WHO，2016）

- 外周血白细胞计数 ≥ $25 \times 10^9/L$
  中性分叶核和杆状核粒细胞占白细胞总数 80% 以上，中性粒细胞前体细胞（早、中和晚
  幼粒细胞）<10%
  原始粒细胞罕见
  单核细胞计数 $<1 \times 10^9/L$
  无病态造血粒细胞
- 骨髓象有核细胞量
  中性粒细胞增多，比例增高，细胞成熟正常
  原始粒细胞 <5%
- 不符合 *BCR-ABL1* 阳性 CML、PV、ET 和 PMF 的 WHO 诊断标准
- 无 *PDGFRA*、*PDGFRB* 或 FGFR1 重排，或 *PCM1-JAK2*
- 存在 *CSF3R* T618I 或其他 *CSF3R* 激活突变。若无 *CSFR3R* 突变，需要符合中性粒细胞
  持续增多（至少 3 个月），脾大，无明确原因的反应性中性粒细胞增多，包括不存在浆细
  胞肿瘤，或者如果存在，通过细胞遗传学／分子学检查有髓系细胞克隆性证据

3. 真性红细胞增多症（polycythemia vera，PV）　PV 是一种造血干细胞克隆性慢性骨髓增殖性疾病，红细胞的产生不依赖于正常红细胞生成素的调节而使血液中红细胞增殖，以及巨核细胞和粒细胞同时增殖为特征。几乎所有患者都存在 JAK2 基因突变。患者主要的症状与血容量增大引起的高血压和血管异常有关。约 20% 的患者有发作性静脉或动脉栓塞，如深静脉血栓、心肌缺血或脑卒中。多血症时，多数患者有脾大，部分有肝大。PV 最显著的特点是外周血红细胞和血红蛋白浓度增加，血涂片典型表现为红细胞间隙变窄，呈砖红色。PV 诊断标准见表 5-6。诊断时，需排除反应性红细胞增多症，其常见原因见表 5-7。

4. 原发性骨髓纤维化（primary myelofibrosis，PMF）　PMF 是一种以骨髓中巨核细胞和粒细胞前体克隆增殖为特征的骨髓增殖性肿瘤。按照疾病逐步发展的过程分为骨髓纤维化前期和骨髓纤维化期。30%～40% 患者无症状，通过查体发现脾大或血液学检查异常而发现。患者主要表现为贫血、高代谢状态、脾大或血小板减少等。PMF 诊断标准见表 5-8，表 5-9。

在临床上实际工作中，多数患者就诊时已确诊为 PMF 纤维化期，外周血涂片主要表现为幼稚粒细胞、有核红细胞和数量不一的泪滴形红细胞，部分病例可见较多靶形红细胞和球形红细胞等异形红细胞。

5. 特发性血小板增多症（essential thrombocythemia，ET）　ET 是由于骨髓中成熟巨细胞异常过度增生，导致血小板数量增高（常 >1000×10⁹/L），不具有正常形态和功能（图 5-11）。多数无症状的患者，主要通过血常规检查偶然发现血小板显著增多。部分患者有血管梗死或出血的表现。

外周血涂片检查可见血小板增多，其大小从小到巨大变化，并可见形态异常。其诊断标准见表5-10。

特发性血小板增多症若无克隆依据，需与反应性血小板增多症相鉴别，引起反应性血小板增多症常见原因见表5-11。

表 5-6　真性红细胞增多症（PV）诊断标准（WHO，2016）

主要标准

1. 男性血红蛋白浓度 >165 g/L，或血细胞比容 > 49%

　 女性血红蛋白浓度 >160 g/L，或血细胞比容 > 48%

　 或红细胞数量增加（ > 25% 平均正常预测）

2. 骨髓活检显示与患者年龄不符的细胞量增加，三系（全髓）增生，包括红系、粒系和巨核细胞。巨核细胞为多形性、大小不等的成熟巨核细胞

3. 存在 *JAK2 V617F* 或 JAK2 外显子 12 突变

次要标准

血清红细胞生成素水平低于正常

注：诊断要求符合上述 3 条主要标准，或者符合主要标准的前 2 条 + 次要标准。绝对红细胞持续增多病例中：男性 HGB > 185 g/L（HCT 55.5%）、女性 HGB > 165 g/L（HCT 49.5%），如果第 3 条主要标准和次要标准都符合，第 2 条标准（骨髓活检）可以不作要求。不过，最初的骨髓纤维化（高达 20% 患者）只有通过骨髓活检诊断；若这一检查阳性可以预测患者可能快速进展为明显的骨髓纤维化，即真性红细胞增多症伴骨髓纤维化

表 5-7　反应性红细胞增多症常见原因

先天性

　突变型高氧亲和血红蛋白

　先天性低 2，3- 二磷酸甘油酸

　缺氧检测中的突变缺陷

获得性

　低氧血症，如高海拔、紫绀型先天性心脏病；慢性肺疾病，吸烟；阻塞性睡眠呼吸暂停

　肾病，如肾肿瘤、囊肿、弥漫性实质性病变、肾积水肾动脉狭窄、肾移植

　内分泌疾病，如肾上腺肿瘤

　肝病，如肝癌、肝硬化、肝炎

　其他肿瘤，如小脑血管母细胞瘤、子宫肌瘤、肺癌

　药物，如雄激素

表 5-8　原发性骨髓纤维化前期（PrePMF）诊断标准（WHO，2016）

主要标准

　　巨核细胞增生和异型性，网状纤维化≤ 1 级，与年龄不符的骨髓细胞量增多，粒系增生活跃，
　　　红系生成减少（常见）

　　不符合 BCR-ABL1 阳性 CML、PV、ET、MDS 或其他髓系肿瘤的 WHO 标准

　　存在 JAK2、CALR 或 MPL 突变；或者无这些突变时，需有另一个克隆性标记物[①]或无
　　　较轻的反应性骨髓网状纤维化[②]

次要标准

　　连续 2 次检查证实，至少存在以下几项中的一项：①贫血（不是其他疾病造成）；②白细
　　　胞≥ 11×10^9/L；③脾大；④乳酸脱氢酶（LDH）升高

注：诊断需要满足上述 3 条主要标准 + 至少 1 条次要标准

[①]在没有 3 个主要克隆性突变的情况下，检测最常见的伴随突变（如 ASXL1、EZH2、TET2、IDH1/IDH2、SRSF2、SF3B1）有助于确定疾病的克隆性质。[②]轻微（1 级）网状纤维化继发于感染、自身免疫性疾病或其他慢性炎症、毛细胞白血病或其他淋系肿瘤、转移性恶性肿瘤或中毒性（慢性）骨髓病变

表 5-9　原发性骨髓纤维化、纤维化期诊断标准

主要标准

　1．巨核细胞增生和异型性，网状纤维和（或）胶原纤维 2 级或 3 级

　2．不符合 BCR-ABL1 阳性 CML、PV、ET、MDS 或其他髓系肿瘤的 WHO 标准

　3．存在 JAK2、CALR 或 MPL 突变；或者无这些突变时，存在其他克隆标记[①]或无反应
　　　性骨髓纤维化[②]

次要标准

　　连续 2 次检查证实，至少存在以下几项中的一项：①贫血；②白细胞≥ 11×10^9/L；③脾
　　　大；④ LDH 升高；⑤外周血出现幼红幼粒细胞

注：诊断 PMF，纤维化期需要满足上述 3 条主要标准 + 至少 1 条次要标准

[①]在没有 3 个主要克隆性突变的情况下，检测最常见的伴随突变（如 ASXL1、EZH2、TET2、IDH1/IDH2、SRSF2、SF3B1）有助于确定疾病的克隆性质。[②]轻微（1 级）网状纤维化继发于感染、自身免疫性疾病或其他慢性炎症、毛细胞白血病或其他淋系肿瘤、转移性恶性肿瘤或中毒性（慢性）骨髓病变

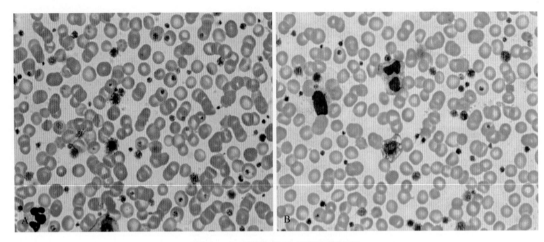

图 5-11　原发性血小板增多症

血涂片可见血小板增多，易见大血小板和巨大血小板（血小板计数：952×10⁹/L）

表 5-10　特发性血小板增多症（ET）诊断标准（WHO，2016）

主要标准

1. 血小板计数 ≥ 450×10⁹/L

2. 骨髓活检显示巨核细胞增殖为主，伴有体积增大，多分叶核的成熟巨核细胞增多；无中性粒细胞核左移以及红系增多的表现；很少见网状纤维轻度增加（1 级）

3. 不符合 *BCR-ABL1* 阳性 CML、PV、PMF、MDS 或其他髓系肿瘤的 WHO 标准

4. 存在 *JAK2 V617F* 或 *CALR*、*MPL* 突变

次要标准

存在克隆性标记物或无反应性血小板增多的证据

注：诊断需要满足 4 条主要标准，或前 3 条主要标准 + 次要标准

表 5-11　反应性血小板增多症常见原因

铁缺乏

溶血性贫血

脾切除术后

癌症

炎症反应，如结缔组织病、脑动脉炎、炎症性肠病、慢性肺炎

药物作用，如细胞因子、生长因子、长春新碱、全反式维甲酸

急性失血

急性感染或炎症

反弹性血小板升高

三、骨髓增生异常综合征

骨髓增生异常综合征（myelodysplastic syndromes，MDS）是一组以无效造血、细胞发育异常和外周血细胞减少为特征的克隆性髓系肿瘤。临床上既可呈现迁延多年的慢性病程，也可进展为白血病阶段。血象呈全血细胞减少，一系或多系血细胞减少，血细胞减少的定义为血红蛋白 < 100 g/L，血小板计数 $< 100 \times 10^9$/L，中性粒细胞绝对计数 $< 1.8 \times 10^9$/L；极少情况下，可见轻度贫血或血小板减少；外周血单核细胞 $< 1 \times 10^9$/L。骨髓象突出特点为异常造血导致无效血细胞生成，各系均可表现病态造血及原始细胞增多，且任一造血系列中病态造血细胞 $\geqslant 10\%$，但不足以诊断为白血病。

血细胞减少是 MDS 分类和诊断之前的"必要条件"。首先，诊断的最大难点是区别 MDS 与反应性原因引起的血细胞减少和病态造血，尤其是在轻度或仅有一系病态造血时，需要积极排查反应性原因所致的病态造血的可能。其次，外周血和骨髓涂片中原始（粒）细胞百分比，对于定义或分类 MDS 起关键作用。临床高度疑似 MDS 者，应制备良好的血涂片以仔细寻找原始细胞及幼稚细胞，如有发现，可为临床提供较好的诊断依据。最后，细胞遗传学异常主要与疾病的预后相关 [仅 MDS 伴孤立 del（5q）这一亚型是以细胞遗传学异常定义]。因此，对于新诊断的 MDS 患者，骨髓染色体核型分析是一个重要的检查。

2016 年 WHO 对 MDS 的分类修订变化较大（表 5-12），主要依据病态造血程度和原始细胞比例为基础，增加了细胞遗传学信息，同时疾病的名称也有相应变化。2016 年更新的分类中，对红系为主的髓系肿瘤（红系前体细胞，即有核红细胞占骨髓有核细胞 $\geqslant 50\%$）的诊断做了重大改变，主要表现在所有髓系肿瘤在计算原始细胞百分比时的分母，都是骨髓有核细胞（ANC），而不再是非红系细胞（NEC）。这就使得过去诊断为急性红白血病的病例，其中一部分患者由于原始细胞计数 $<20\%$，被归类为 MDS 伴原始细胞增多（MDS-EB）或 MDS 伴单系或多系发育异常，另外一部分患者若具有 MDS 相关改变，诊断为 AML 伴骨髓增生异常相关改变，若无 MDS 相关改变，诊断为 AML、NOS（AML，非特指型）。

表 5-12　MDS 分类及诊断标准 (WHO, 2016)

名称	病态造血	细胞减少	环形铁粒幼细胞 (%)	骨髓和外周血原始细胞 (%)	常规核型
MDS 伴单系或多系发育异常					
MDS 伴单系病态造血 (MDS-SLD)	1	1 或 2	<15% 或 <5%①	外周血 <1%, 骨髓 <5%, 无 Auer 小体	任何核型, 但不符合伴孤立 del (5q) MDS 标准
MDS 伴多系病态造血 (MDS-MLD)	2 或 3	1~3	<15% 或 <5%①	外周血 <1%, 骨髓 <5%, 无 Auer 小体	任何核型, 但不符合伴孤立 del (5q) MDS 标准
MDS 伴环形铁粒幼细胞增多 (MDS-RS)					
MDS-RS-SLD	1	1 或 2	≥ 15% 或 ≥ 5%①	外周血 <1%, 骨髓 <5%, 无 Auer 小体	任何核型, 但不符合伴孤立 del (5q) MDS 标准
MDS-RS-MLD	2 或 3	1~3	≥ 15% 或 ≥ 5%①	外周血 <1%, 骨髓 <5%, 无 Auer 小体	任何核型, 但不符合伴孤立 del (5q) MDS 标准
MDS 伴孤立 del (5q)	1~3	1 或 2	任何比例	外周血 <1%, 骨髓 <5%, 无 Auer 小体	仅有 del (5q), 可以伴有 1 个其他异常 [-7 或 del (7q) 除外]
MDS 伴原始细胞增多 (MDS-EB)					
MDS-EB-1	0~3	1~3	任何比例	外周血 2%~4% 或骨髓 5%~9%, 无 Auer 小体	任何核型
MDS-EB-2	0~3	1~3	任何比例	外周血 5%~19% 或骨髓 10%~19%, 有 Auer 小体	任何核型
MDS, 不能分类型 (MDS-U)					
血中有 1% 的原始细胞	1~3	1~3	任何比例	外周血 <1%②, 骨髓 <5%, 无 Auer 小体	任何核型②
单系病态造血并全血细胞减少	1	3	任何比例	外周血 <1%, 骨髓 <5%, 无 Auer 小体	任何核型
根据定义的细胞遗传学异常	0	1~3	<15%③	外周血 <1%, 骨髓 <5%, 无 Auer 小体	有定义 MDS 的核型异常
儿童难治性血细胞减少症	1~3	1~3	无	外周血 <2%, 骨髓 <5%	任何核型

①如果存在 SF3B1 突变; ②外周血 1% 的原始细胞必须在两次不同情况检查; ③若环形铁粒幼细胞 ≥ 15% 并有红系明显的病态造血, 则归类为 MDS-RS-SLD

病例 19

患者，女性，16 岁。面色苍白，月经量过多持续 2～3 年。实验室检查三系减低，临床最终诊断为 MDS。

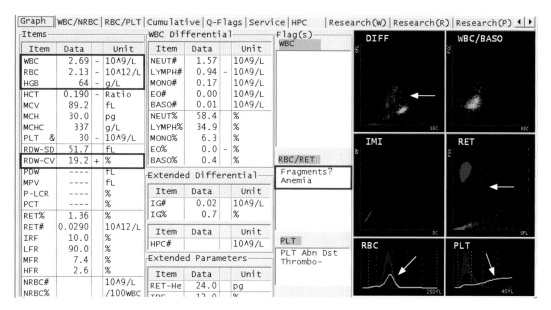

MDS 患者血样本 XE-5000 仪器检测结果

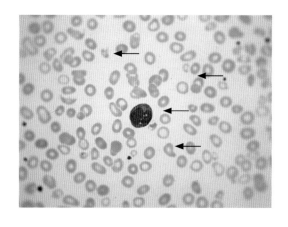

- ◆ **仪器提示**　WBC $2.69 \times 10^9/L$，RBC $2.13 \times 10^{12}/L$，HGB 64 g/L，RDW 19.2%，PLT & $30 \times 10^9/L$。红细胞报警提示有"碎片？"和"贫血"；血小板报警提示"血小板直方图异常""血小板减少"。

- ◆ **图形分析**　在 RET 散点图上，"成熟红细胞区域"散点向下延伸（箭头所指）。PLT-O 散点图上，血小板散点稀少（箭头所指）；血小板直方图显示其尾部明显抬高（箭头所指）。

- ◆ **血涂片镜检**　可见少量幼稚粒细胞（箭头所指），红细胞形态不规则，易见红细胞细胞碎片（箭头所指）。

病例 20

　　患者，男性，20 岁。于 1 年前因面色苍白、乏力，伴皮肤出血就诊。血常规提示三系均明显减低，查骨髓细胞形态及活检提示 MDS。

Para.	Flag	Result	Unit	Para.	Flag	Result	Unit
WBC	& L	2.15	10^9/L	RDW-CV		13.9	%
Neu#	R L	1.21	10^9/L	RDW-SD		44.6	fL
Lym#		****	10^9/L	PLT	& R L	17	10^9/L
Mon#		****	10^9/L	MPV		****	fL
Eos#	R L	0.00	10^9/L	PDW		****	
Bas#	R	0.01	10^9/L	PCT		****	%
Neu%	R	56.1	%	P-LCC		****	10^9/L
Lym%		****	%	P-LCR		****	%
Mon%		****	%	RET#		0.0331	10^12/L
Eos%	R L	0.2	%	RET%		1.57	%
Bas%	R	0.5	%	IRF	H	32.7	%
RBC	L	2.11	10^12/L	LFR	L	67.3	%
HGB	L	6.1	g/dL	MFR	H	20.1	%
HCT	L	0.197		HFR	H	12.6	%
MCV		93.2	fL	NRBC#		0.621	10^9/L
MCH		29.1	pg	NRBC%		28.90	/100WBC
MCHC	L	31.2	g/dL				

WBC Message
WBC Scattergram Abn.
Abn. Lymph/blast?
Immature Gran?
NRBC Present
Leucopenia
Pancytopenia

RBC Message
Anemia

PLT Message
PLT Histogram Abn.
Thrombopenia

结果说明

- 仪器显示 WBC 结果给出 "&" 符号，提示 WBC 结果已通过修正，避免了有核红细胞的干扰；仪器检测结果提示三系减少，同时给出了 "白细胞散点图异常" "血小板减少" "贫血" 等 Message 报警提示。

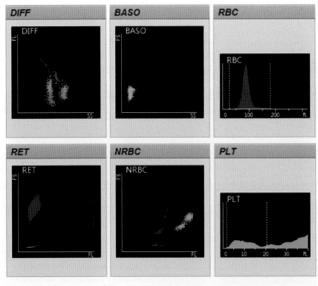

- 仪器 DIFF 散点图明显异常，Lym 和 Mon 区域不分类（箭头所指），NRBC 散点图中 NRBC 敏感区域出现大量的杂点（箭头所指），提示样本中可能存在有核红细胞。

MDS 患者血样本 BC-6800 仪器检测结果

人工镜检信息

白细胞分类	(n=200)
晚幼粒细胞	1%
中性杆状核粒细胞	2%
中性分叶核粒细胞	57%
淋巴细胞	37%
单核细胞	3%
嗜酸性粒细胞	0
嗜碱性粒细胞	0
有核红细胞	29/100 WBC
血涂片镜检分析	镜下可见红细胞数量减少，细胞大小不一，多见有核红细胞，以晚幼红细胞为主；偶见少量幼稚粒细胞；血小板镜少见，形态无明显异常

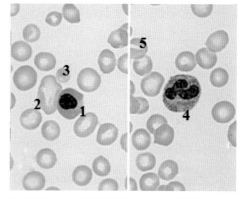

镜下观察：1. 有核红细胞；2. 大红细胞；3. 小红细胞；4. 中性粒细胞；5. 口形红细胞

四、骨髓增生异常综合征／骨髓增殖性肿瘤

骨髓增生异常综合征／骨髓增殖性肿瘤（myelodysplastic/myeloproliferative neoplasms，MDS/MPN）是一组临床、实验室和形态特征既有骨髓增生异常综合征（MDS）又有骨髓增殖性肿瘤（MPN）双重特征的髓系肿瘤，表现为骨髓有核细胞过度增殖、有效造血，导致外周血细胞一系或一系以上增多；同时又有形态或功能上的发育异常、无效造血，导致外周血细胞一系或一系以上减少。WHO 对 MDS/MPN 的分类，见表 5-13。

1. 慢性粒－单核细胞白血病　慢性粒－单核细胞白血病（chronic myelomono-cytic leukemia，CMML）（图 5-12），以 65～75 岁老年男性为主要发病人群。常见的临床表现有体重减轻、发热、疲劳和盗汗，约 50% 的患者有肝大。约 50% 的患者呈现白细胞升高，其余为白细胞减少或正常。CMML 诊断标准，见表 5-14。反应性单核细胞增多症与 CMML 类似，需进行排除诊断。CMML 通常是以成熟的单核细胞为主，可出现颗粒、染色质异常等病态造血的表现。中性粒细胞和血小板亦可见发育异常。

2. 不典型慢性粒细胞白血病　不典型慢性粒细胞白血病（atypical chronic myeloid leukemia，BCR-ABL1 阴性 aCML）（图 5-13），是一种罕见疾病，主要发生在老年男性，与 CML 某些特征相似，如脾大、贫血和白细胞增多伴左移，但 BCR-ABL1 融合基因阴性。该病主要特征是中性粒细胞及前体细胞增多，伴细胞发育异常，表现为核染色质聚集异常；红细胞和血小板也可见发育异常。另外，aCML 与一种类似中性粒细胞增多为特征的慢性中性粒细胞白血病（CNL）目前较容易鉴别。CNL 与 CSF3R 突变显著相关，而在 aCML 中这一突变少见（＜0%）。相反，1/3 的 aCML

表 5-13　MDS/MPN 类型（WHO，2016）

慢性粒 – 单核细胞白血病（CMML）

不典型慢性粒细胞白血病（aCML），BCR-ABL1 阴性

幼年型粒单细胞白血病（JMML）

骨髓增生异常 / 骨髓增殖性肿瘤（MDS/MPN）伴环形铁粒幼细胞和血小板增多（MDS-MPN-RS-T）

骨髓增生异常骨髓增殖性肿瘤（MDS/MPN），不能分类（MDS-MPN，U）

表 5-14　慢性粒 – 单核细胞白血病（CMML）诊断标准

外周血单核细胞绝对值持续 ≥ $1×10^9$/L，单核细胞比例 ≥ 10%

不符合 *BCR-ABL1* 阳性 CML、PMF、PV 或 ET 的 WHO 诊断标准[①]

无 *PDGFRA*、*PDGFRB* 或 *FGFR1* 基因重排，或 *PCM1-JAK2*（在嗜酸性粒细胞增多病例中应排除）

外周血和骨髓原始细胞比例 < 20%[②]

≥ 1 系髓系病态造血。若不存在或存在轻微髓系病态造血，诊断 CMML 需符合以下标准

造血细胞存在获得性克隆性细胞遗传学或分子学异常[③]，或

单核细胞绝对值持续 ≥ $1×10^9$/L 3 个月以上，并排除其他原因所致的单核细胞增多

[①]MPN 病例中伴有单核细胞增多，或者病程中出现单核细胞增多，类似 CMML。在这些少数病例中，由于既往有除外 CMML，诊断 MPN 的病史，且鉴于骨髓中存在 MPN 特征和（或）MPN 相关的基因突变（*JAK2*、*CALR* 或 *MPL*）倾向于诊断 MPN 伴单核细胞增多，而不是 CMML。[②]原始细胞及原始细胞等同意义的细胞（包括原粒、原单、幼单为单核细胞前体）一并计入原始细胞中。幼单核细胞胞质丰富，呈浅灰色或稍嗜碱性，伴有少许零星、纤细的淡紫色颗粒，核染色质细致、点状，有或无明显的核仁，轻微的核折叠或褶皱。外周血和骨髓可以出现的异常单核细胞，则不能计数为原始细胞的等同意义细胞。[③]检出与 CMML 相关的基因突变（如 *TET2*、*SRSF2*、*ASXL1*、*SETBP1*），可用于支持 CMML 诊断。需要注意的是，这些突变可以是与年龄相关或存在亚克隆，在解释这些遗传学结果时需要谨慎

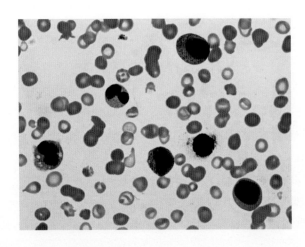

图 5-12　慢性粒 – 单核细胞白血病

血涂片中可见原始及幼稚粒细胞，单核细胞比例增高，占 26.2%。血常规：WBC 17.01 $×10^9$/L，M# 5.73$×10^9$/L，HGB 49 g/L，PLT 6$×10^9$/L

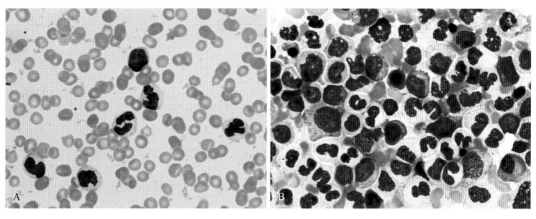

图 5-13　不典型慢性粒细胞白血病

A. 血涂片；B. 骨髓涂片可见晚幼及以下阶段粒细胞染色质异常聚集成块，并可见 Pelger-Huët 畸形。
白细胞：21.3　HB 83　PLT 35　N% 57%，L 31.4% M% 9.7

患者与 *SETBP1* 和（或）*ETNK1* 突变有关，但通常缺乏 MPN 相关驱动型基因（*JAK2*，*CALR*，*MPL*）的突变。WHO 对不典型慢性粒细胞白血病的诊断标准，见表 5-15。

3. MDS/MPN 伴环形铁粒幼细胞和血小板增多　MDS-MPN 伴环形铁粒幼细胞和血小板增多（MDS/MPN with ring sideroblasts and thrombocytosis，MDS-MPN-RS-T），为 2008 版 WHO 临时病种，称为 RARS-T，目前，该病中已为正式定义的新种类型。在 MDS/MPN-RS-T 中，*SF3B1* 常与 *JAK2* V617F 共突变，或较少与 *CALR* 或 *MPL* 基因共突变（< 10%）。诊断标准见表 5-16。

表 5-15　不典型慢性粒细胞白血病（aCML）诊断标准

外周血白细胞增高，中性粒细胞及其前体细胞增多（早幼粒细胞，中幼粒细胞，晚幼粒细胞 ≥ 10% 白细胞）

粒细胞发育异常，包括染色质聚集异常

无或轻度嗜碱性粒细胞绝对数增多；嗜碱性粒细胞比例 < 2%

无或轻度单核细胞绝对数增多；单核细胞比例 < 10%

骨髓增生明显活跃，粒细胞增殖和病态造血，伴或不伴红系及巨核细胞病态造血

外周血和骨髓原始细胞比例 < 20%

无 PDGFRA、PDGFRB 或 FGFR1 重排，或 PCM1-JAK2 融合的证据

不符合 CML，PMF，PV 或 ET 的 WHO 诊断标准[①]

[①] MPN 病例中，尤其是加速期和（或）真性红细胞增多症后或特发性血小板增多症后骨髓纤维化期，如中性粒细胞增多，可与 aCML 类似。MPN 既往史，骨髓表现 MPN 特征和（或）MPN 相关基因（JAK2，CALR 或 MPL）突变者，可以排除 aCML 的诊断；相反，存在 *SETBP1* 和（或）*ETNK1* 突变者，则支持 aCML 的诊断。aCML 少见 *CSF3R* 突变，若存在时，应及时复核形态学，以排除 CNL 或其他髓系肿瘤

表 5-16   MDS/MPN 的诊断标准（WHO，2016）

贫血相关的红系发育异常伴 / 不伴多系发育异常，环形铁粒幼细胞 ≥ 15%[①]，外周血原始细
  胞 ≥ 1%，骨髓原始细胞 <5%

血小板持续增高 ≥ 450×10^9/L

存在 SF3B1 突变或无 SF3B1 突变的情况下，无近期细胞毒性或生长因子治疗的病史，可以
  解释 MDS/MPN 的特征[②]

无 BCR-ABL1 融合基因，无 PDGFRA、DGFRB 或 FGFR1 重排；或 PCM1-JAK2；无
  (3；3) (q21；q26)，inv (3) (q21q26) 或 del (5q)[③]

无 MPN、MDS (MDS-RS 除外) 或其他 MDS/MPN 的病史

[①]即使检测到 *SF3B1* 突变，也需要环形铁粒幼细胞 ≥ 15%；[②] MDS/MPN-RS-T 的诊断必须有 *SF3B1*
突变以及 *JAK2 V617F*、*CALR* 或 *MPL* 突变；[③]某些病例需满足 MDS 无 del (5q) 或最低嗜碱性粒细胞
的诊断标准，嗜碱性粒细胞通常占白细胞 2%

五、淋巴组织肿瘤

淋巴组织肿瘤来源于正常情况下发育为 T 淋巴细胞（细胞毒性 T 细胞、辅助性 T
细胞或调节性 T 细胞）或 B 淋巴细胞（淋巴细胞或浆细胞）。一般情况下，淋巴组织
肿瘤分为淋巴前体细胞（如急性淋巴细胞白血病 / 淋巴瘤）、成熟淋巴细胞和浆细胞所
衍生的肿瘤。根据它们是由 B 或 T 细胞衍生，进一步对这些肿瘤进行分类。WHO 对
淋巴组织肿瘤推荐的诊断模式为细胞形态学 + 免疫分型（免疫组化 / 流式细胞术）+
细胞遗传学（FISH、PCR、基因芯片），结合临床特征。细胞形态学检查是基础，外
周血中易发现异常淋巴细胞，并且其数量及形态比骨髓涂片典型。因此，对于这一部
分疾病的诊断，血涂片检查的意义在于结合临床特征，做出提示性或倾向性诊断。

（一）急性淋巴细胞白血病 / 淋巴瘤

急性淋巴细胞白血病 / 淋巴瘤 (acute lymphoblastic leukemia/lymphoma,
ALL) 是一种起源于原始及幼稚 B 系和 T 系淋巴细胞肿瘤。ALL 发病于任何年龄，最
常见于儿童和青少年。以组织肿块为表现，尤其是纵隔肿物，此时诊断为淋巴母细胞
淋巴瘤，亦可以急性白血病为表现。多数患者通常表现为血细胞减少，伴有发热、贫血、
出血。淋巴结肿大为其显著特征，其次为肝、脾大。在儿童中，骨痛可能是一种特征
表现。部分患者常有中枢神经系统症状如头痛、头晕、恶心、呕吐、视力障碍甚至昏
迷，脑脊液中可见数量不等的白血病细胞。急性淋巴细胞白血病 / 淋巴瘤的各种亚型
依据免疫表型和细胞遗传学定义，但外周血肿瘤细胞的形态特点基本相似，且很难与
AML-M0 的原始细胞鉴别，常不能通过形态学来预测细胞免疫表型。因此，原始淋巴
细胞白血病 / 淋巴瘤的形态学评估必须结合免疫表型和细胞遗传学以确定疾病的分类。
2016 年 WHO 原始淋巴细胞白血病 / 淋巴瘤分类见表 5-17。

表 5-17　原始淋巴细胞白血病 / 淋巴瘤类型（WHO，2016）

原始 B 淋巴细胞白血病 / 淋巴瘤

原始 B 淋巴细胞白血病 / 淋巴瘤，非特定类型（NOS）

原始 B 淋巴细胞白血病 / 淋巴瘤伴重现性遗传学异常

原始 B 淋巴细胞白血病 / 淋巴瘤伴 t（9；22）（q34.1；q11.2）；BCR-ABL1

原始 B 淋巴细胞白血病 / 淋巴瘤伴 t（v；11q23.3）；KMT2A 重排 [*]

原始 B 淋巴细胞白血病 / 淋巴瘤伴 t（12；21）（p13.2；q22.1）；ETV6-RUNX1

原始 B 淋巴细胞白血病 / 淋巴瘤伴超二倍体

原始 B 淋巴细胞白血病 / 淋巴瘤伴低二倍体

原始 B 淋巴细胞白血病 / 淋巴瘤伴 t（5；14）（q31.1；q32.3）；IL3-IGH

原始 B 淋巴细胞白血病 / 淋巴瘤伴 t（1；19）（q23；p13.3）；TCF3-PBX1

暂定类型：原始 B 淋巴细胞白血病 / 淋巴瘤，BCR-ABL1 [**]

暂定类型：原始 B 淋巴细胞白血病 / 淋巴瘤伴 iAMP21 [**]

原始 T 淋巴细胞病 / 淋巴瘤

暂定类型：早 T 前体原始淋巴细胞白血病 [**]

暂定类型：原始 NK 淋巴细胞白血病 / 淋巴瘤 [**]

[*] 为基因有变化的病种；[**] 新增暂定病种

　　典型的原始、幼稚淋巴细胞通常呈中等大小，胞核不规则，呈圆形、椭圆形；染色质细致，无核仁；胞质量少（图 5-14）。在儿童患者的一些病例中，可见原始、幼稚淋巴细胞胞质量丰富，弱嗜碱性，含有颗粒。通常情况下，原始及幼稚淋巴细胞胞质内无颗粒，但发现部分原始及幼稚淋巴细胞可见少许粗大的嗜天青颗粒，为颗粒型急性淋巴细胞白血病（图 5-15）。还有某些病例原始、幼稚淋巴细胞胞质中可见空泡。核形不规则、扭曲，常见于 T 淋巴细胞增殖，但并非特异性。一些病例还可见突出的核仁。Auer 小体是髓系肿瘤的诊断标志，一般不存在于淋系中。

　　FAB 分型将 ALL 分为 L1、L2 和 L3 三型。① L1 型：原始淋巴细胞形态较均一，胞体较小；胞核较大，核形规则，呈圆形或椭圆形，核染色质较粗糙，核仁不清楚；胞质量少，轻或中度嗜碱性。② L2 型：原始淋巴细胞形态不均一，大小不等，以大细胞为主；核形不规则，核立体感强，核染色质细致，排列较紧密，核仁可见，常为 1 个；胞质少或稍多，嗜碱性不一。③ L3 型：原始淋巴细胞形态较均一，胞体较大；胞核较大呈圆形或椭圆形，核染色质呈均匀点状，核仁明显，多为 1 个或多个；胞质量丰富呈深蓝色，常见较多空泡，胞核上可见穿凿性空泡。值得注意的是目前 WHO 只有原始淋巴母细胞淋巴瘤 / 白血病，而无 ALL-L3 的诊断，ALL-L3 中有一部分为 Burkitt 淋巴瘤，另一部分为急性淋巴细胞白血病。且 Burkitt 淋巴瘤需要临床，病理，免疫分型，染色体及基因综合诊断。

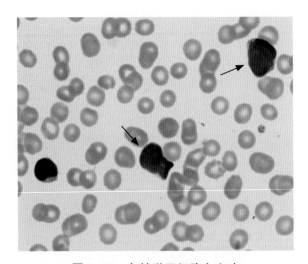

图 5-14　急性淋巴细胞白血病

血涂片可见原始、幼稚淋巴细胞（箭头所指），还有一个成熟淋巴细胞

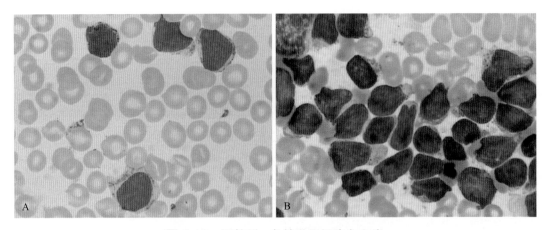

图 5-15　颗粒型 - 急性淋巴细胞白血病

A. 血涂片；B. 骨髓涂片可见原始及幼稚淋巴细胞，胞质中含有粗大的紫红色颗粒

病例 21

患者，女性，32 岁。高热、咽痛、乏力 3 个月。查体发现腋下摸到可移动淋巴结 3 个，肝、脾大。经骨髓穿刺和流式细胞术检查，最终确诊为急性淋巴细胞白血病（ALL-L2）。

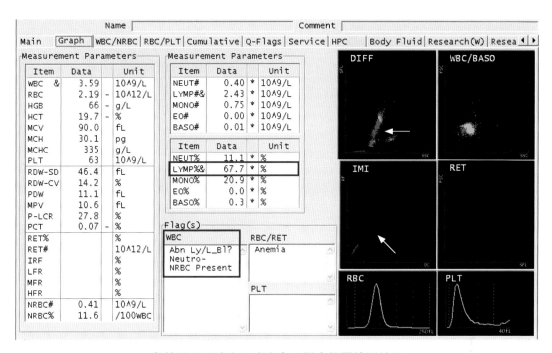

急性淋巴细胞白血病患者血样本仪器检测结果

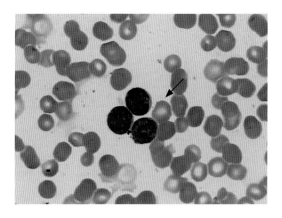

◆ **仪器提示**　WBC $3.59 \times 10^9/L$，PLT $63 \times 10^9/L$，RBC $2.19 \times 10^{12}/L$，HGB 66 g/L，NEUT% 11.1%，LYMP% 67.7%。白细胞可疑报警信息提示"异常淋巴细胞／原幼细胞出现？""有核红细胞出现？"。

◆ **图形分析**　在 DIFF 散点图上，"淋巴细胞区域"散点明显增多，并有向上扩展趋势（箭头所指）；在 IMI 散点图上，"幼稚粒细胞区域"无红色散点出现，说明没有幼稚细胞出现（箭头所指）。

◆ **血涂片镜检**　可见较多原始细胞（箭头所指）。

病例 22

患者，男性，18 岁。2 个月前无明显诱因出现活动后胸闷、干咳、胸骨疼痛，后出现恶心、呕吐入院。查体发现全身多处淋巴结肿大，肝肋下 4 cm，脾肋下 5 cm。临床最终确诊为急性淋巴细胞白血病。

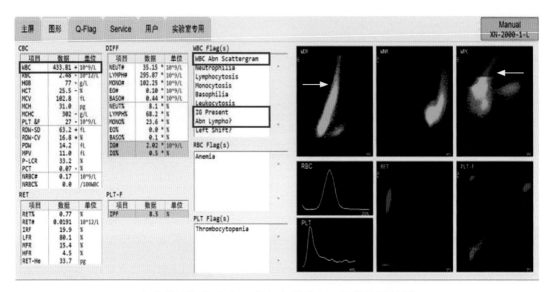

急性淋巴细胞白血病患者血样本 XN 仪器检测结果

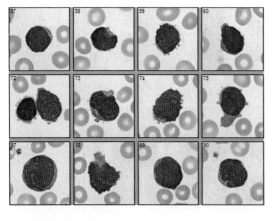

◆ **仪器提示** WBC 433.81×10^9/L，PLT 27×10^9/L，RBC 2.48×10^{12}/L，HGB 77 g/L。白细胞计数和分类做标记（*），提示结果不可信。白细胞报警信息提示"白细胞散点图异常""异常淋巴细胞？""幼稚细胞出现"。

◆ **图形分析** 在 WDF 散点图上，白细胞分类不良，淋巴细胞与单核细胞区域分类不良，并且异常增高，白细胞大量增加（箭头所指）。WPC 散点图上方存在红色散点提示淋系异常细胞存在（箭头所指）。

◆ **血涂片镜检** 血涂片可见大量原始淋巴细胞。

病例 23

临床资料：5 岁儿童，B-急性淋巴细胞白血病伴 t（12；21）转位。

仪器报警：异型淋巴细胞，原始淋巴细胞。

WBC	9.1	
UWBC	9.1	
RBC	3.01	L
HGB	9.5	cL
HCT	28.2	aL
MCV	93.5	H
MCH	31.5	
MCHC	33.7	
@LHD	3.63	
RDW	16.1	H
RDW-SD	50.31	H
@MAF	8.9	
PLT	57.3	cL
MPV	8.6	
@PCT	0.05	
@PDW	18.12	

NE	2.22	L
LY	96.06	H
MO	0.55	
EO	0.18	
BA	0.99	
NE#	0.202	cL
LY#	8.724	aH
MO#	0.050	
EO#	0.016	
BA#	0.090	
NRBC	0.09	
NRBC#	0.008	

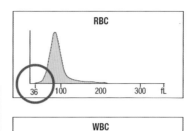
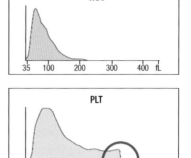

DxH800 检测结果：细胞计数结果提示大细胞性贫血伴红细胞大小不均及血小板减少。WBC 直方图异常，仅表现为单峰。红色表示客户自定义的危急值被触发。RBC 直方图左侧及 PLT 直方图右侧的轻微上升提示存在红细胞碎片，但不足以触发"红细胞碎片／小红细胞"怀疑信息。分类结果显示中性粒细胞绝对数减少，淋巴细胞增多。红色表示触发实验室自定义的危急值。

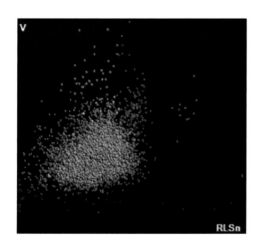
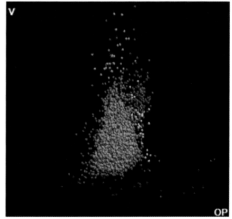

DxH800 检测结果：5PD1 散点图（光散射 vs 体积）和 5PD2 散点图（传导性 vs 体积）显示异常淋巴细胞群落。

	NE Mean	SD	LY Mean	SD	MO Mean	SD	EO Mean	SD
V	147	26.5	92	19.5 ↑	194	19.1	148	18.11
C	148	14.8	124	10.2	120	10.5	153	5.19
MALS	134	16.6	86 ↑	22.3 ↑	83	16.7	189	8.61
UMALS	133	17.9	88 ↑	26.64 ↑	90	18.46	200	9.55
LMALS	130	18.35	78 ↑	23.04 ↑	73	18.35	174	11.63
LALS	139	41.26	30	11.6	61	24.53	163	40.72
AL2	143	19.55	75 ↑	12.34 ↑	128	23.57	124	12.93

DxH800 检测结果：细胞群落参数（CPD）显示淋巴细胞体积 SD 值升高（淋巴细胞大小不均），淋巴细胞光散射均值及 SD 均升高。

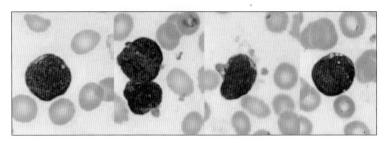

原始细胞

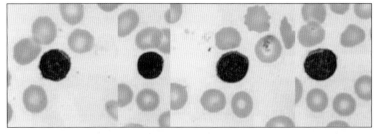

淋巴细胞

原始细胞	68
早幼粒细胞	
中幼粒细胞	
晚幼粒细胞	
杆状核粒细胞	
分叶核粒细胞	1
嗜酸性粒细胞	
嗜碱性粒细胞	
原始淋巴细胞	
淋巴细胞	31
异型淋巴细胞	
原始单核细胞	
单核细胞	
浆细胞	
有核红细胞	

血涂片结果：红细胞大小不均，异形红细胞，棘形红细胞，泪滴状细胞，椭圆红细胞，红细胞碎片；原始细胞。

病例 24

患者，男性，35 岁。半个月前无明显诱因出现发热，体温 38.5℃ 左右，伴头痛。无咳嗽、咳痰，无牙龈出血。查体发现胸骨压痛阳性。血常规提示白细胞增高。骨髓细胞学检查：原、幼淋巴细胞占 75%。诊断为急性淋巴细胞白血病。

Para.	Flag	Result	Unit		Para.	Flag	Result	Unit
WBC	H	58.65	10^9/L		RDW-CV		14.9	%
Neu#	R	2.00	10^9/L		RDW-SD		46.7	fL
Lym#		****	10^9/L		PLT	& L	11	10^9/L
Mon#		****	10^9/L		MPV		****	fL
Eos#	R L	0.00	10^9/L		PDW		****	
Bas#	H	0.23	10^9/L		PCT		****	%
Neu%	R L	3.4	%		P-LCC		****	10^9/L
Lym%		****	%		P-LCR		****	%
Mon%		****	%		RET#	L	0.0096	10^12/L
Eos%	R L	0.0	%		RET%		0.40	%
Bas%		0.4	%		IRF	H	26.4	%
RBC	L	2.37	10^12/L		LFR	L	73.6	%
HGB	L	6.7	g/dL		MFR		16.8	%
HCT	L	0.214			HFR	H	9.6	%
MCV		90.3	fL		NRBC#		0.000	10^9/L
MCH		28.2	pg		NRBC%		0.00	/100WBC
MCHC	L	31.3	g/dL					

WBC Message

WBC Scattergram Abn.
Abn. Lymph/blast?
Left Shift?
Basophilia
Leucocytosis

RBC Message

Anemia

PLT Message

Thrombopenia

结果说明

- 仪器检测 WBC 结果显著偏高，PLT 检测结果偏低，出现贫血现象，同时给出了"异常淋巴细胞／原始细胞？""白细胞散点图异常"等 Message 报警提示，淋巴及单核细胞仪器未给出分类结果

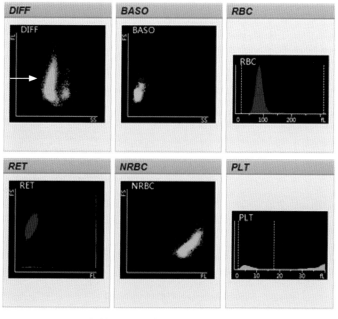

- 仪器 DIFF 散点图显著异常，部分不分类（箭头所指）

急性淋巴细胞白血病（ALL）患者血样本 BC-6800 仪器检测结果

人工镜检信息

白细胞分类	(n=200)
原始细胞	85%
中性杆状核粒细胞	0
中性分叶核粒细胞	1%
淋巴细胞	14%
单核细胞	0
嗜酸性粒细胞	0
嗜碱性粒细胞	0
血涂片镜检分析	镜下可见大量的原始细胞，原始细胞体积较小，涂抹细胞多见

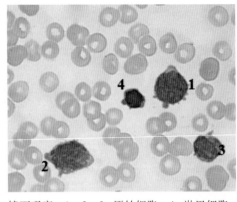

镜下观察：1、2、3.原始细胞；4.淋巴细胞

（二）成熟 B 细胞肿瘤

成熟 B 细胞肿瘤为白血病和（或）淋巴瘤的克隆性细胞，即为成熟 B 细胞非霍奇金淋巴瘤（B-NHL），具体发病机制尚不明确。但随着单克隆抗体和免疫组化技术的广泛应用，近年来已经能够辨别不同分化阶段的 B 细胞及前体细胞。目前已知各亚型 B-NHL 可源于成熟 B 淋巴细胞发育的任何阶段，包括初始 B 细胞、生发中心 B 细胞、生发中心后记忆 B 细胞或浆细胞（图 5-16）。这些疾病具有不同的发病机制、发病形式、临床特征和自然病程，部分类型还具有独特的染色体和基因异常，与疾病的发生发展、治疗和预后密切相关。因此，每一种成熟 B 细胞肿瘤都是独立的疾病类型。而每一类型又以独特、异常形态为特征。2016 年 WHO 修订了成熟 B 细胞肿瘤的分类（表 5-18）。本节主要介绍外周血中常见的成熟 B 细胞肿瘤，并附加临床案例分析。

1.慢性淋巴细胞白血病（chronic lymphocytic leukemia，CLL） 是慢性淋巴细胞增殖性疾病中常见的一种，起源于成熟淋巴细胞，形态学、免疫学及临床特征具有高度异质性的肿瘤性疾病。其病因与病毒感染及机体免疫系统异常有关。对于中老年人，不明原因的脾大、白细胞和淋巴细胞升高，考虑 CLL 的可能性大。根据 WHO（2016）的诊断标准，CLL 无髓外组织累及，外周血单克隆 B 淋巴细胞 $\geqslant 5 \times 10^9/L$，细胞免疫表型 CD5[+] 和 CD23[+]，排除其他疾病，即可做出诊断。

CLL 患者外周血常受累，血涂片检查更容易，且比骨髓涂片更重要（图 5-17）。CLL 是以单一形态的小、圆或轻微的核形不规则的淋巴细胞为特征的克隆性增殖性肿瘤，可伴少许幼稚淋巴细胞。其形态类似于正常淋巴细胞，但也可见细胞核形不规则、核深切迹或核裂隙、核染色质不规则聚集，胞质中可见空泡等异常改变。由于其淋巴细胞较脆，易在推片时破坏，因此涂抹细胞多见，加小牛血清可减少涂抹细胞数量。有时淋巴细胞可见切迹，需与滤泡淋巴瘤鉴别，滤泡淋巴瘤免疫分型 CD10 阳性。

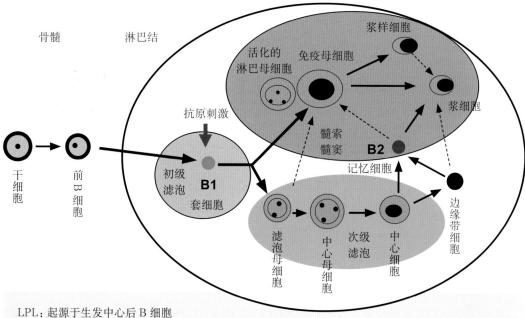

LPL：起源于生发中心后 B 细胞

MCL：起源于初始 B 细胞（约 80%），其余为抗原刺激的 B 细胞

FL：起源于生发中心中心 B 细胞

MZL：起源于正常淋巴滤泡周围的生发中心后的边缘区 B 细胞

HCL：起源于生发中心后 B 细胞

BL：起源于生发中心 B 细胞

DLBCL：起源于生发中心或生发中心后的 B 细胞

浆细胞骨髓瘤／浆细胞瘤：起源于生发中心来源的骨髓归巢性浆细胞

图 5-16　B 细胞发育转化示意图

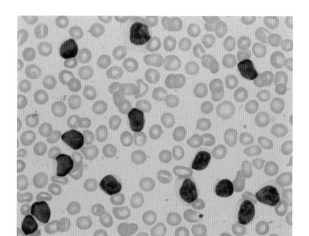

图 5-17　慢性淋巴细胞白血病

血涂片以成熟淋巴细胞增高为主，胞体较规则，核相对较大，核染色质致密浓染，胞质量较少或中等，呈淡蓝色

表 5-18　成熟 B 细胞肿瘤类型（WHO，2016）

慢性淋巴细胞白血病 / 小淋巴细胞淋巴瘤（CLL/SLL）

单克隆 B 细胞淋巴细胞增多症（MBL）

B 幼淋巴细胞白血病（B-PLL）

脾边缘带淋巴瘤（SMZL）

多毛细胞白血病（HCL）

脾 B 细胞淋巴瘤 / 白血病，不能分类型

脾弥散性红髓小 B 细胞淋巴瘤

多毛细胞白血病变异型

淋巴浆细胞淋巴瘤（LPL）

Waldenstrom 巨球蛋白血症（WM）

意义未明单克隆免疫球蛋白（丙种球蛋白）病（MGUS），IgM 型

μ 重链病

重链病

α 重链病

意义未明单克隆免疫球蛋白病（MGUS），IgG/A 型

浆细胞骨髓瘤（PCM）

骨孤立性浆细胞瘤

骨外浆细胞瘤

单克隆免疫球蛋白沉积病

结外边缘区黏膜相关淋巴组织淋巴瘤（MALT 淋巴瘤）

结内边缘区淋巴瘤

儿童结内边缘区淋巴瘤

滤泡淋巴瘤（FL）

原位滤泡肿瘤（ISFN）

十二指肠型滤泡淋巴瘤

儿童型滤泡淋巴瘤

大 B 细胞淋巴瘤伴 IRF4 重排

原发性皮肤滤泡中心淋巴瘤

套细胞淋巴瘤（MCL）

原位套细胞肿瘤（ISMCN）

弥散性大 B 细胞淋巴瘤（DLBCL），NOS

生发中心 B 细胞（GCB）型

活化 B 细胞（ABC）型

富 T 细胞 / 组织细胞大 B 细胞淋巴瘤

原发性中枢神经系统 DLBCL

原发性皮肤 DLBCL，腿型

续　表

EBV+DLBCL，NOS

EBV+ 黏膜皮肤溃疡（EBV+MCU）

慢性炎症相关 DLBCL

淋巴瘤样肉芽肿病

原发性纵隔（胸腺）大 B 细胞淋巴瘤

血管内大 B 细胞淋巴瘤

ALK+ 大 B 细胞淋巴瘤

原始浆细胞淋巴瘤

原发性渗出性淋巴瘤

HHV8+DLBCL，NOS

Burkitt 淋巴瘤

Burkitt 样淋巴瘤伴 11q 异常

高度恶性 B 细胞淋巴瘤（HGBL），伴 MYC 和 BCL2 和（或）BCL6 重排

高度恶性 B 细胞淋巴瘤（HGBL），NOS

B 细胞淋巴瘤，不能分类型（特征介于 DLBCL 和经典霍奇金淋巴瘤之间）

病例 25

　　患者，男性，60 岁。头晕，乏力 2 个月，低热 5 d 就诊，体格检查见全身淋巴结肿大。诊断为慢性淋巴细胞白血病。

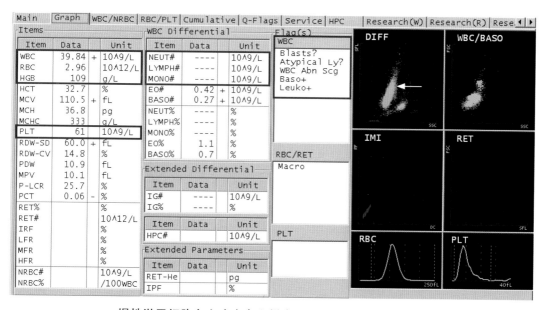

慢性淋巴细胞白血病患者血样本 XE-5000 仪器检测结果

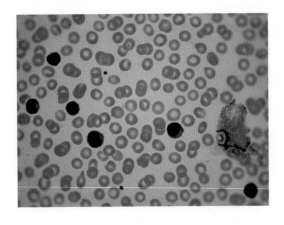

◆ **仪器提示** WBC $39.84 \times 10^9/L$，RBC $2.96 \times 10^{12}/L$，HGB 109 g/L，PLT $61 \times 10^9/L$；无 NEUT、LYMP 和 MONO 细胞的分类结果。白细胞可疑报警信息提示："原始细胞出现？""异型淋巴细胞出现？""白细胞散点图异常""白细胞总数增加""嗜碱性粒细胞增加"。

◆ **图形分析** 在 DIFF 散点图上，由于"淋巴细胞区域"与"单核细胞区域"之间界标上出现大量细胞散点，因此这 2 个细胞区域散点均呈灰色，导致仪器对这些细胞无法进行分类。

◆ **血涂片镜检** 可见大量成熟和幼稚淋巴细胞，并可见蓝细胞。

病例 26　慢性淋巴细胞白血病

仪器怀疑信息：异型淋巴细胞。

WBC	20.1	H
UWBC	20.1	H
RBC	2.74	L
HGB	10.4	L
HCT	30.9	L
MCV	112.9	aH
MCH	38.1	aH
MCHC	33.7	
@LHD	3.5	
RDW	15.7	
RDW-SD	59.9	H
@MAF	11.8	
PLT	34	aL
MPV	9.3	
@PCT	0.032	
@PDW	19.0	

NE	10.3	L
LY	87.0	H
MO	2.5	L
EO	0.1	L
BA	0.1	L
NE#	2.1	
LY#	17.4	aH
MO#	0.5	
EO#	0.0	
BA#	0.0	
NRBC	1.0	H
NRBC#	0.20	aH

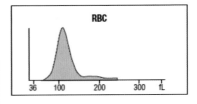

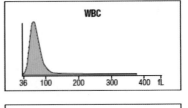

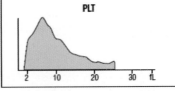

　　DxH800 检测结果：细胞计数结果显示白细胞增多，血小板减少，大红细胞性贫血及轻度红细胞大小不均（RDW-SD 升高）。血小板直方图在 20 fl 右侧出现延伸，提示可能存在巨大血小板。WBC 分类结果显示淋巴细胞绝对数升高，NRBC 的比例达 1%。

DxH800 检测结果：
与仪器信息一致，5PD1
散点图（光散射 vs 体积）
和 5PD2 散点图（传导性
vs 体积）异常，淋巴细
胞变异度升高。5PD2 散
点图上可见另一群体积
较小的淋巴细胞群落。

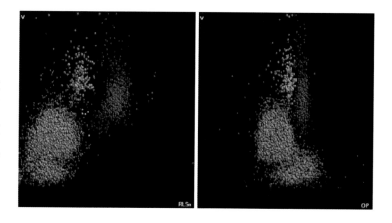

	NE		LY		MO		EO	
	Mean	SD	Mean	SD	Mean	SD	Mean	SD
V	145	23.34	85	23.49 ↑	174	20.62	145	19.89
C	152	5.63	120 ↑	18.87 ↑	131	7.01	158	5.68
MALS	138	13.80	46	16.66	87	11.41	185	12.15
UMALS	138	13.40	45	17.47	95	12.00	191	21.36
LMALS	133	16.61	40	21.65	75	14.33	174	6.25
LALS	148	33.95	26	10.51	75	23.52	176	30.85
AL2	131	14.67	60	14.71	116	10.03	121	12.77

DxH800 检测结果：淋巴细胞群落参数（CPD）异常：淋巴细胞体积 SD 值升高，
淋巴细胞传导性 SD 值升高，传导性平均值升高。

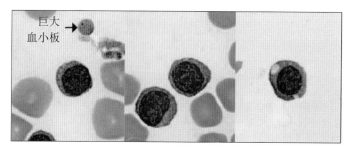

巨大血小板

淋巴细胞

原始细胞	
早幼粒细胞	
中幼粒细胞	
晚幼粒细胞	
杆状核粒细胞	0.5
分叶核粒细胞	11.5
嗜酸性粒细胞	
嗜碱性粒细胞	
原始淋巴细胞	
淋巴细胞	82
异型淋巴细胞	
原始单核细胞	
单核细胞	5
浆细胞	
有核红细胞	1

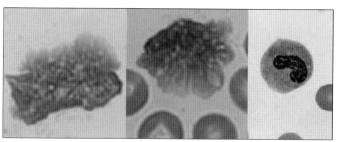

涂抹细胞　　　　　涂抹细胞　　　　杆状核粒细胞

血涂片结果：小淋巴细胞，形态学上提示 CLL 可能。涂抹细胞。

病例 27

　　患者，男性，60 岁。因"头晕、乏力，发现腹部包块 10 d 余"入院。临床最终确诊为慢性淋巴细胞白血病。

Para.	Flag	Result	Unit	Para.	Flag	Result	Unit	
WBC	H	71.41	10^9/L	RDW-CV		15.5	%	**WBC Message**
Neu#	R	5.86	10^9/L	RDW-SD		50.4	fL	WBC Scattergram Abn Abn. Lymph/blast? Lymphocytosis Leucocytosis
Lym#	R H	64.70	10^9/L	PLT		130	10^9/L	
Mon#	R	0.57	10^9/L	MPV		9.4	fL	
Eos#		0.14	10^9/L	PDW		16.2		
Bas#	H	0.14	10^9/L	PCT		0.123	%	
Neu%	R L	8.2	%	P-LCC	L	29	10^9/L	**RBC Message**
Lym%	R H	90.6	%	P-LCR		22.5	%	
Mon%	R L	0.8	%	RET#		0.0630	10^12/L	
Eos%	L	0.2	%	RET%		1.44	%	
Bas%		0.2	%	IRF		4.7	%	
RBC		4.37	10^12/L	LFR		95.3	%	
HGB		14.1	g/dL	MFR		4.2	%	
HCT		0.418		HFR		0.5	%	**PLT Message**
MCV		95.5	fL	NRBC#		0.000	10^9/L	
MCH		32.2	pg	NRBC%		0.00	/100WBC	
MCHC		33.7	g/dL					

结果说明

- 仪器检测 WBC 结果明显偏高，其中以 Lym 偏高为主，同时仪器也给出了"白细胞散点图异常""淋巴细胞增多"等 Message 报警提示。

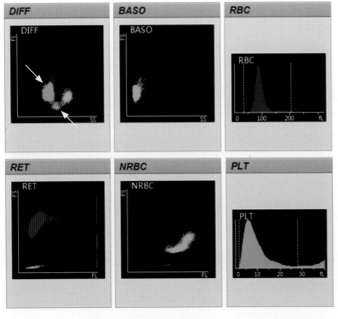

- 仪器 DIFF 散点图上 Lym 区域散点明显稠密（箭头所指），结合对应的报警，提示可能存在大量的淋巴细胞，包括异常淋巴细胞，同时 DIFF 散点图左下角出现一团异常散点（箭头所指），怀疑为涂抹细胞。

慢性淋巴细胞白血病（CLL）患者血样本 BC-6800 仪器检测结果

人工镜检信息

白细胞分类	(*n*=200)
幼淋巴细胞	6%
中性杆状核粒细胞	0
中性分叶核粒细胞	9%
淋巴细胞	83%
单核细胞	1%
嗜酸性粒细胞	1%
嗜碱性粒细胞	0
血涂片镜检分析	镜下可见大量成熟淋巴细胞，少量的幼稚淋巴细胞，并伴有大量涂抹细胞出现，40/100 WBC，红细胞和血小板形态未见明显异常

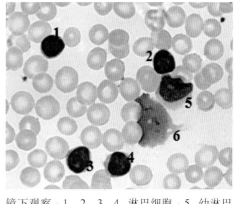

镜下观察：1、2、3、4.淋巴细胞；5.幼淋巴细胞；6.涂抹细胞

2. B 幼稚淋巴细胞白血病（B-prolymphocytic leukemia，B-PLL）　定义为外周血有超过 55% 幼稚淋巴细胞的克隆性 B 淋巴细胞增多症，是一种少见的特殊类型的淋巴细胞白血病。发病以中老年人为主，脾大是本病的特征，可伴肝大，很少有淋巴结肿大。

幼淋巴细胞形态特征：细胞中等大小，常大于 2 个红细胞或小淋巴细胞的 2 倍，胞核大，呈圆形、椭圆形或不规则形（凹陷和核裂）；胞质较丰富，灰蓝色，少数有嗜天青颗粒；最突出的形态特点是核染色质聚集，核仁大而明显，多为 1 个（图 5-18）。值得注意的是有时套细胞淋巴瘤与幼淋巴细胞白血病相似，但套细胞淋巴瘤 t（11；14）（q13；q32）及 Cyclin D1 阳性。

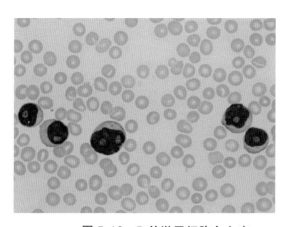

图 5-18　B 幼淋巴细胞白血病

血涂片可见幼稚淋巴细胞，其胞体大小不等，核圆形或椭圆形，染色质粗颗粒状，大而明显的核仁突出，胞质量中等，灰蓝色

3.脾边缘带淋巴瘤（splenic marginal zone lymphoma，SMZL）　是一种低度恶性 B 细胞淋巴瘤，呈惰性病程，常累及脾、骨髓和外周血。患者通常表现为脾大，但周围淋巴结肿大或结外组织浸润少见。该病主要见于 50 岁以上的成年人。SMZL 仅占淋巴瘤的 2%，但常累及外周血，使得其成为最常见的 B 细胞淋巴瘤之一。

SMZL 肿瘤细胞的形态特点：胞体小至中等大小；胞核圆形或不规则；核染色质聚集，胞质灰蓝色，边缘不整，有极性的小绒毛（图 5-19）。但多数病例很少见到明显的绒毛突起，此时形态上很难与慢性淋巴细胞白血病鉴别，需结合免疫分型；与毛细胞白血病相比，边缘带淋巴瘤细胞染色质更为聚集，胞质稍蓝，毛细胞染色质更均匀，可见扭曲，核畸形，胞质更灰。细胞化学染色酸性磷酸酶（ACP）阳性，并被酒石酸抑制。

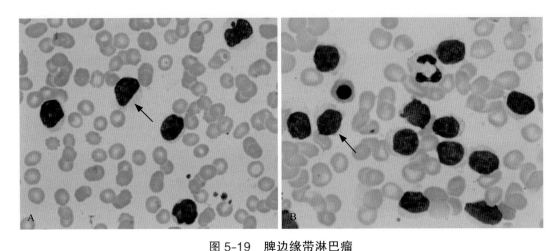

图 5-19　脾边缘带淋巴瘤
血涂片可见大量淋巴细胞，高核质比，核染色质聚集，但胞质绒毛状突起不典型

4.毛细胞白血病（hairy cell leukemia，HCL）　为少见类型的慢性淋巴细胞增殖性疾病。本病多发生于 40 岁以上的中、老年人，男性多见。起病较为缓慢，常见乏力、消瘦、感染、发热和出血倾向等症状，大多数患者伴有明显的孤立性脾大，肝和淋巴结浸润较轻，晚期可有脑膜浸润而出现神经系统的症状。

毛细胞具有特征性形态，外周血涂片形态比骨髓更典型。比正常淋巴细胞大，核的形状多变，呈圆形、卵圆形、双叶状或不规则，染色质似淋巴样或较疏松细致，胞质量丰富，呈灰蓝色，周边呈"毛发"状、"裙边"样，撕扯样或"伪足"状突（图 5-20）。细胞化学染色酸性磷酸酶（ACP）阳性，并不被酒石酸抑制。典型毛细胞表达 CD11c、CD25、CD103。ICSH 建议在第 1 次描述血涂片中的毛细胞时，应作为异常淋巴细胞计数，同时详细描述细胞形态。免疫分型后，在白细胞分类中把这类细胞可作为毛细胞计数。在临床工作中发现，并不是所有的毛细胞都有多毛的特征，还有一种少见形态的"无毛"的毛细胞白血病，此时，细胞的胞质很浑浊，不透明具有重要的提示意义（图 5-21）。

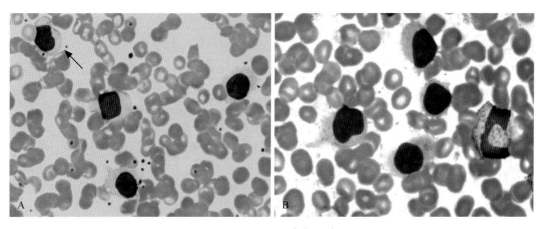

图 5-20　毛细胞白血病

A. 血涂片中可见 2 个毛细胞，该细胞胞体较正常淋巴细胞大，核圆形或椭圆形，染色质聚集呈块状，不如成熟淋巴细胞的光滑的染色质，胞质量丰富，灰蓝色，可见毛刺样突出。箭头所指为正常淋巴细胞。B. 骨髓涂片毛细胞形态如同血涂片

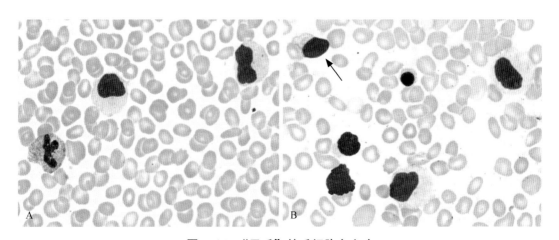

图 5-21　"无毛"的毛细胞白血病

A. 血涂片可见毛细胞胞体较正常淋巴细胞大，核圆形或不规则形，染色质聚集呈块状，不如成熟淋巴细胞的光滑的染色质，胞质量丰富，灰蓝色，无毛刺样突出。B. 骨髓涂片可见 2 个"无毛"的毛细胞、退化细胞、正常淋巴细胞（箭头所指）

5. 华氏巨球蛋白血症（Waldenstrom macroglobulinemia，WMG）　华氏巨球蛋白血症是克隆性小 B 细胞、淋浆细胞、浆细胞混合存在的 B 细胞肿瘤。本病好发于老年人。淋巴样浆细胞增殖、浸润以及高水平 IgM 引发的高黏滞综合征为主要临床特征，表现为肝、脾、淋巴结肿大、头痛、头晕、视物模糊、出血倾向等。本病多无溶骨改变，可与多发性骨髓瘤鉴别。

淋巴样浆细胞形似淋巴细胞，胞核偏位，核染色质较浓聚，胞质量较多，灰蓝色，边缘呈"伪足"状突起或呈"撕扯"状。血涂片中可出现小 B 淋巴细胞、淋浆细胞或浆细胞的一种或几种（图 5-22）。

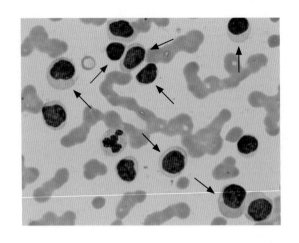

图 5-22　成熟淋巴细胞
血涂片可见大量淋巴样浆细胞（黑色箭头），并有少量成熟淋巴细胞（红色箭头）。红细胞呈缗钱状排列

6. 浆细胞骨髓瘤　浆细胞骨髓瘤（plasma cell myeloma，PCM）又称多发性骨髓瘤（multiple myeloma，MM），是恶性浆细胞病中最常见的一种。好发病年龄为50～70岁。由于骨髓瘤细胞分泌 M 蛋白，某些细胞因子（如某些白细胞介素、淋巴细胞毒素、肿瘤坏死因子等）激活破骨细胞而导致骨质破坏，表现为骨痛、溶骨性损伤甚至病理性骨折。患者可因正常免疫球蛋白含量减少、免疫功能缺陷等伴反复感染。由于异常免疫球蛋白与血浆某些凝血因子（纤维蛋白原，凝血因子Ⅱ、Ⅴ、Ⅶ等）形成复合物或附着在血小板表面，阻碍了正常的止血和凝血过程，表现为皮肤黏膜甚至组织器官出血。高黏滞综合征、肾损害等也是骨髓瘤患者常见的临床症状。

骨髓瘤细胞形态特征：在外周血中可为幼稚或成熟浆细胞；若为幼稚浆细胞，胞核呈圆形、椭圆形或不规则形，偏位；核染色质呈粗颗粒状或小块状，可见核仁；初浆区多消失；胞质嗜碱性强，呈深灰蓝色。成熟浆细胞与骨髓浆细胞相同。值得注意的是有些轻链型骨髓瘤的浆细胞很小，易误认为淋巴细胞，此种浆细胞偏位，且胞质更具有厚实感，不透明。原始浆细胞易误认为原始细胞。

如患者发病急骤，进展快，无明显骨质损害，白细胞数明显增高，血涂片可见多数原、幼浆细胞，则提示原发性浆细胞白血病的可能。如骨髓瘤细胞血涂片中骨髓瘤细胞＞20%，则称为多发性骨髓瘤伴浆细胞白血病（图 5-23）。

7. 滤泡淋巴瘤（follicular lymphoma，FL）　是滤泡的中心 B 细胞发生的淋巴瘤，可包含少量的中心母细胞，至少部分区域呈滤泡性结构，占所有 B 细胞淋巴瘤的20%～30%，成为弥漫大 B 细胞淋巴瘤（DLBCL）后第二个最常见的 B 细胞淋巴瘤。然而，FL 发病率因地域而异，西方国家更普遍，亚洲相对不常见。通常好发于成年人，中位年龄为 60 岁。该病主要累积淋巴结，患者最常见的表现是无痛性淋巴结肿大，典型表现为多部位淋巴组织侵犯。

尽管 FL 的发生率较高，40%～70%的病例有骨髓浸润，但淋巴瘤细胞在外周血中很少被检测到。如发现淋巴瘤细胞存在时，细胞形态通常较容易鉴定。淋巴瘤细胞可以由小、中等或大细胞组成，胞质极少，弱嗜碱性，核具有凹痕或深窄的裂隙，形象的描述成"石生花"样（图 5-24）。FL 显示经典的裂隙核时，形态学上需与 MCL、

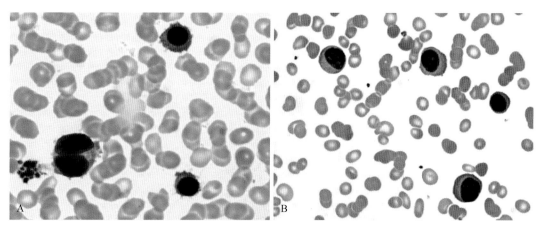

图 5-23　IgA 型多发性骨髓瘤继发浆细胞白血病

血涂片中可见原始及幼稚骨髓瘤细胞

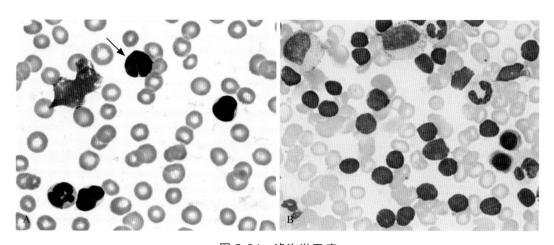

图 5-24　滤泡淋巴瘤

A. 血涂片可见三个异常淋巴细胞，箭头所指的细胞呈"石生花"样成熟淋巴细胞，部分淋巴瘤细胞胞质量极少；B. 骨髓涂片示淋巴瘤细胞比例增高，大部分细胞胞体小，核染色质细致、均匀，核圆形或不规则形，可见裂隙、凹陷、"分瓣"状，胞质量甚少

CLL 及百日咳淋巴细胞增多症鉴别。但并非所有 FL 的病例都显示突出的裂隙核，当这种不同的形态特征不存在时，鉴别诊断时包括 MCL、CLL 及边缘区淋巴瘤。

8. 套细胞淋巴瘤（mantle cell lymphoma，MCL）　是一种相对较罕见的疾病，占 B 细胞淋巴瘤的 5%～10%。好发于中老年人，中位发病年龄 60 岁，以男性居多，男女比例约为 2∶1。MCL 最常见的临床表现是淋巴结肿大，常伴随全身症状。临床上约 70% 患者在诊断时已是Ⅲ期或Ⅳ期，常伴骨髓和外周血浸润。与其他大多数小 B 细胞淋巴瘤不同的是，MCL 不是一种惰性疾病，目前治疗的中位生存期仅有 3～5 年，但是有一些患者呈惰性病程，生存期较长。

世界卫生组织（WHO）把 MCL 分为四型：经典型（中心细胞型），由小至中等大小的淋巴样细胞构成，胞体较正常淋巴细胞大，核圆形或可见切迹（裂沟），染色质粗颗粒状，部分细胞可见核仁，胞质量较少，淡蓝色。还有三种形态变异型：小细胞变异型，肿瘤细胞与正常淋巴细胞大小相似，核形轻度或中度不规则，或有切迹（裂沟），核染色质聚集成块状，胞质量很少，核仁不见，但与慢性淋巴细胞白血病难以鉴别；母细胞型变异型，肿瘤细胞胞体较正常淋巴细胞大，核圆形或椭圆形，染色质细致，似原始及幼稚淋巴细胞；单核细胞样 B 细胞变异型，肿瘤细胞胞质量丰富，淡染，类似边缘区 B 细胞淋巴瘤细胞（图 5-25）。

识别和正确诊断套细胞淋巴瘤及其变异型的重点在于该病具有侵袭性的临床过程。套细胞淋巴瘤细胞形态多样，由小至中等大小细胞组成，核形不规则的其他淋巴细胞肿瘤鉴别，包括慢性淋巴细胞白血病、脾边缘带淋巴瘤、滤泡性淋巴瘤及淋巴母细胞性白血病。然而，套细胞淋巴瘤细胞大小几乎相同，形态较一致，这一点有助于建立诊断。

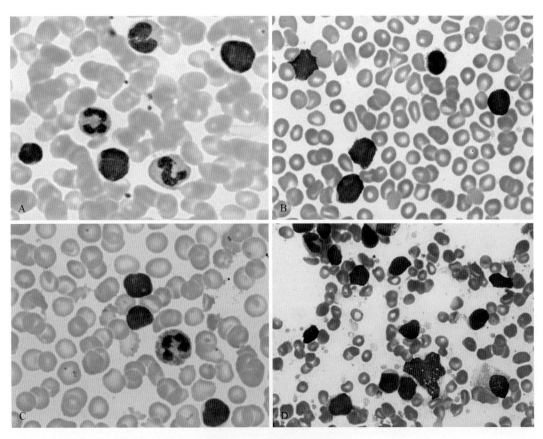

图 5-25　套细胞淋巴瘤

A、B.血涂片中心细胞型，细胞胞体较正常淋巴细胞大，核圆形或可见切迹，染色质粗颗粒状，部分细胞可见核仁，胞质量较少，淡蓝色。C.血涂片小细胞变异型：与正常淋巴细胞大小相似，与慢性淋巴细胞白血病难以鉴别。D.骨髓涂片母细胞变异型：胞体较正常淋巴细胞大，核圆形或椭圆形，染色质细致，似原始及幼稚淋巴细胞

9. 弥漫大 B 细胞淋巴瘤　是临床上最常见的大 B 细胞淋巴瘤，其也是世界上最常见的非霍奇金淋巴瘤，占淋巴瘤的 20%～30%。弥漫大 B 细胞淋巴瘤是由大 B 淋巴细胞样细胞组成，呈弥漫生长而成的肿瘤，诊断需要靠病理。该病主要见于老年人，中位发病年龄约为 70 岁，儿童和成年人也可见。其他的大 B 细胞淋巴瘤，如血管内大 B 细胞淋巴瘤和原发性纵隔（胸腺）大 B 细胞淋巴瘤。

外周血中肿瘤细胞形态特点：胞体较大，比正常淋巴细胞大 2 倍或 3 倍，胞核较大，核形呈圆形、椭圆形或不规则形，核膜厚，染色深，核染色质粗颗粒状；胞质量较多，深蓝色，可见空泡，颗粒少见；核仁易见；可有伪足突出（图 5-26）。

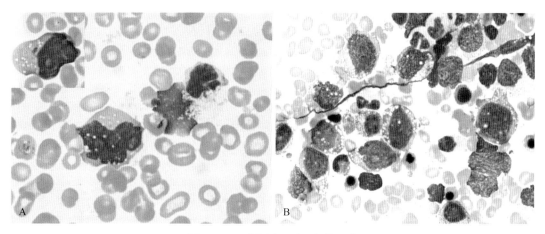

图 5-26　弥漫大 B 细胞淋巴瘤

A. 血涂片；B. 骨髓涂片可见淋巴瘤细胞胞体大，核不规则，染色质粗糙颗粒状，深紫红色，可见大而明显的核仁，胞质量中等，深灰蓝色，浆内可见空泡

大 B 细胞淋巴瘤的鉴别诊断主要包括反应性淋巴细胞增多症和幼淋巴细胞白血病（PLL）。反应性淋巴细胞可以表现出大 B 细胞淋巴瘤的一些特征，但淋巴细胞大小的异质性突出，胞质量丰富，不具备肿瘤细胞单一的形态特征。同时还要结合临床信息，多数反应性淋巴细胞增多通常与病毒感染有关，如传染性单核细胞增多症，常见于儿童和成人。相比，淋巴瘤主要见于老年人。大 B 细胞淋巴瘤的病例有时具有与 PLL 重叠的形态学特征，表现为核不规则，染色质聚集和具有多个核仁。此外，PLL 通常具有非常高的白细胞计数（$> 50 \times 10^9/L$），而大 B 细胞淋巴瘤细胞数量通常很低，很少超过 $10 \times 10^9/L$。幼淋巴细胞胞体大，具有丰富的嗜碱性细胞质，核中等大小，染色质聚集和单一突出的核仁。

10. Burkitt 淋巴瘤（Burkitt lymphoma/leukemia，BL）　目前 WHO 分类中只有原始淋巴母细胞淋巴瘤／白血病，而无 ALL-L3 的诊断，ALL-L3 中有一部分为 Burkitt 淋巴瘤，另一部分为急性淋巴细胞白血病。且 Burkitt 淋巴瘤需要临床、病理、免疫分型、染色体及基因综合诊断。BL 有三种临床变异型，包括地方型 BL、散发型

BL 和免疫缺陷相关型 BL，每种类型的临床表现、形态学和生物学行为都不同。不管是何种变异型，BL 是一种倍增时间短具有快速生长的 B 细胞淋巴瘤。患者通常表现为肿块快速生长和广泛侵袭。

外周血中肿瘤细胞形态特点：以大细胞为主，染色质呈细点状均匀一致，核形较规则，核仁明显，胞质量较多，呈深蓝色，空泡明显呈蜂窝状（不是特征形标志）（图 5-27）。

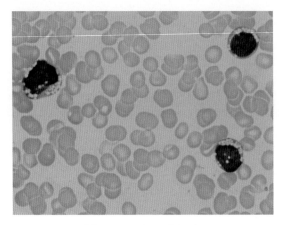

图 5-27　淋巴瘤细胞

原幼淋巴细胞大小不等，以大细胞为主，核形较规则，染色质呈均匀细点状，核仁 0~2 个，胞质量较多，深蓝色，可见较多大小不等的空泡

（三）成熟 T 和 NK 细胞肿瘤

T 细胞和 NK 细胞来自于共同的前体细胞，具有相同的免疫表型和功能特征，因此将这两类肿瘤归在一起，也正因为如此，这两类肿瘤难以鉴别。成熟 T 细胞和 NK 细胞肿瘤可出现于正常 T 或 NK 细胞发育中的任何阶段，具体的细胞发育模式图及相关肿瘤见图 5-28。这两类肿瘤并不常见，占非霍奇金淋巴瘤的 10%~12%，许多亚型在 WHO 分类中已被认可，2016 年 WHO 修订成熟 T 和 NK 细胞肿瘤做了重新分类，见表 5-19。下面介绍几种外周血中常见肿瘤细胞的类型。

1. T 幼淋巴细胞白血病（T-cell prolymphocytic leukemia，T-PLL）是一种罕见疾病，主要发生在成人。大多数患者表现为肝、脾、淋巴结肿大和皮肤病变。贫血和血小板减少最常见。由于异常 T 淋巴细胞增殖，导致白细胞计数显著增高，通常 > 100×10^9/L。

许多 T-PLL 病例与 B-PLL 形态学特征相似。外周血中以小至中等大小的成熟淋巴细胞为主，胞质突起或有空泡，无颗粒，核呈圆形、卵圆形或不规则形，核染色质聚集，可见单个突出的核仁。但有部分病例中，观察不到核仁，通常被认为是 T-PLL 的小细胞变异体。注意，这种具有不规则核形的淋巴细胞需与 Sezary 综合征和成人 T 细胞白血病／淋巴瘤区分。

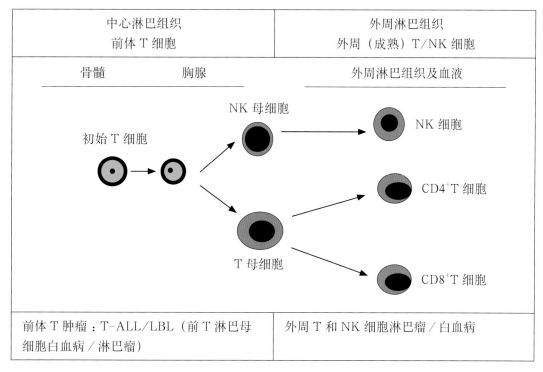

中心淋巴组织 前体 T 细胞		外周淋巴组织 外周（成熟）T/NK 细胞
骨髓　　　　　胸腺		外周淋巴组织及血液
前体 T 肿瘤：T-ALL/LBL（前 T 淋巴母 细胞白血病／淋巴瘤）		外周 T 和 NK 细胞淋巴瘤／白血病

图 5-28　T 细胞发育及相关淋巴瘤

表 5-19　成熟 T 细胞肿瘤分类（WHO，2016）

T 幼淋巴细胞白血病

T 大颗粒淋巴细胞白血病

NK 细胞慢性淋巴增殖性疾病

侵袭性 NK 细胞白血病

儿童系统性 EBV+T 细胞淋巴瘤

种痘水疱病样淋巴增殖性疾病

成人 T 细胞白血病／淋巴瘤

结外 NK/T 细胞淋巴瘤，鼻型

肠病相关 T 细胞淋巴瘤

单形性嗜上皮性肠道 T 细胞淋巴瘤

胃肠道惰性 T 细胞淋巴增殖性疾病

肝脾 T 细胞淋巴瘤

皮下脂膜炎样 T 细胞淋巴瘤

蕈样肉芽肿

Sezary 综合征

原发性皮肤 CD30+T 细胞淋巴增殖性疾病

淋巴瘤样丘疹病

原发性皮肤间变性大细胞淋巴瘤

原发性皮肤 γδ T 细胞淋巴瘤

原发性皮肤 CD8+ 侵袭性嗜表皮性细胞毒性 T 细胞淋巴瘤

原发性皮肤肢端 CD8+T 细胞淋巴瘤

原发性皮肤 CD4+ 小 / 中等大小 T 细胞淋巴增殖性疾病

外周 T 细胞淋巴瘤，非特定类型（NOS）

血管免疫母细胞 T 细胞淋巴瘤

滤泡 T 细胞淋巴瘤

结内外周 T 细胞淋巴瘤伴 TFH 表型

间变性大细胞淋巴瘤，ALK+

间变性大细胞淋巴瘤，ALK−

乳房植入物相关间变性大细胞淋巴瘤

2. T 细胞大颗粒淋巴细胞白血病（T-cell large granular lymphocytic leukemia，T-LGL）　大颗粒淋巴细胞常出现在血液中，并在许多反应性疾病中数量增多，包括病毒感染和自身免疫性疾病。然而，如果这些细胞持续并克隆增殖，则代表 T 细胞大颗粒淋巴细胞白血病。T-LGL 发生在老年人，外周血中大颗粒淋巴细胞持续增多（＞ 6 个月）为特征。患者可表现为感染、贫血相关的乏力、轻度至中度脾大和（或）肝大，部分患者出现类似风湿性关节炎的症状。多数病例呈惰性的临床过程，常有中性粒细胞减少症，还可以伴有贫血，而血小板减少不常见，高丙种球蛋白血症也很常见。

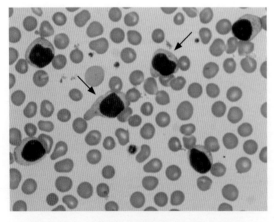

图 5-29　T 细胞大颗粒淋巴细胞白血病
血涂片大淋巴细胞胞质内可见较多紫红色颗粒，聚集在核凹陷或散在于拖尾部

白细胞计数正常或轻度增高。血涂片分类时，中性粒细胞显著减少，大颗粒淋巴细胞相对增多。这些异常细胞为中等至大的淋巴细胞，胞质丰富弱嗜碱性，含有细或粗的紫红色嗜天青颗粒，核呈圆形或轻度不规则形，核染色质聚集（图 5-29）。T-LGL 的肿瘤细胞形态特征与反应性大颗粒淋巴细胞相同，鉴别时需结合临床病史，包括淋巴细胞持续升高的时间，免疫表型和分子遗传学等。

病例 28　大颗粒淋巴细胞 -T 细胞大颗粒淋巴细胞白血病

仪器报警：异型淋巴细胞

WBC	32.582	H
UWBC	32.582	H
RBC	4.241	
HGB	12.86	
HCT	39.61	
MCV	93.40	
MCH	30.34	
MCHC	32.48	
RDW	14.63	
RDW-SD	45.94	
PLT	132.5	L
MPV	10.33	
@LHD	10.69	
@MAF	12.02	
@PCT	0.1368	
@PDW	18.01	

NE	4.70	L
LY	92.81	H
MO	2.10	L
EO	0.27	L
BA	0.12	L
NE#	1.531	L
LY#	30.239	aH
MO#	0.684	
EO#	0.088	
BA#	0.040	
NRBC	0.10	
NRBC#	0.032	H

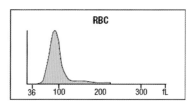
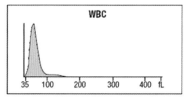
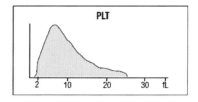

　　DxH800 检测结果：细胞计数结果显示白细胞增多，血小板减少；WBC 直方图显示单峰；PLT 直方图右侧上升，与血涂片观测到的少量大血小板一致（不足以触发巨大血小板旗标）；分类结果显示中性粒细胞减少，淋巴细胞增多，并发现 NRBC。

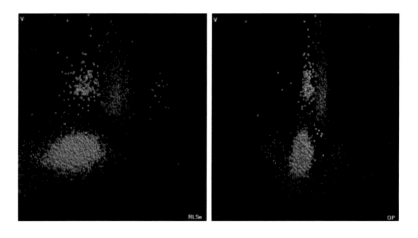

　　DxH800 检测结果：与仪器报警信息一致，5PD1 散点图（光散射 vs 体积）和 5PD2 散点图（传导性 vs 体积）显示以淋巴细胞为主的细胞群落异常。

	NE		LY		MO		EO	
	Mean	SD	Mean	SD	Mean	SD	Mean	SD
V	158	23.15	84	8.70 ↓	171	19.39	159	21.85
C	150	4.70	124 ↑	5.81	131	10.61	153	5.07
MALS	133	10.41	76	16.03	89	13.92	186	16.36
UMALS	133	11.68	80	16.43	98	13.81	195	21.65
LMALS	129	13.33	68	20.79	77	17.14	174	13.40
LALS	189	31.62	40 ↑	10.57	93	28.87	196	54.11
AL2	137	12.24	64	5.62	118	19.11	120	20.66

DxH800 检测结果：细胞群落参数（CPD）表现为淋巴细胞的传导性平均值、低角度光散射（LY LALS）平均值升高，体积 SD 值降低。

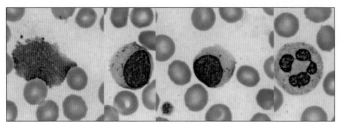

| 涂抹细胞 | 淋巴细胞 | 中性粒细胞 |

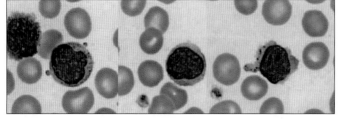

| 涂抹细胞／淋巴细胞 | 淋巴细胞 | 淋巴细胞 |

原始细胞	
早幼粒细胞	
中幼粒细胞	
晚幼粒细胞	
杆状核粒细胞	
分叶核粒细胞	5
嗜酸性粒细胞	
嗜碱性粒细胞	
原始淋巴细胞	
淋巴细胞	8
异型淋巴细胞	86
原始单核细胞	
单核细胞	1
浆细胞	
有核红细胞	

DxH800 检测结果：大部分淋巴细胞为大颗粒淋巴细胞，可见涂抹细胞及大血小板，与 LGL 淋巴瘤吻合。附加信息：免疫分型，CD45+ CD3+ CD8+ CD2+ CD5+ CD57+ TCRab；细胞遗传学分析：6 号染色体长臂缺失，del（6q）。最终诊断为 T 细胞大颗粒淋巴细胞白血病。

3. 侵袭性 NK 细胞白血病（aggressive NK-cell leukemia）　侵袭性 NK 细胞白血病是一种罕见的白血病，与 EBV 密切相关。亚洲人种最常见，患者主要是青年人和中年人，男性略高。患者通常表现出发热、全身症状和血细胞减少。肝脾大常见，伴有或不伴淋巴结肿大。

外周血象显示白细胞计数增高。白血病细胞通常具有胞质量中等、淡染或弱嗜碱性，凹陷处含有粗或细的嗜天青颗粒（类似于 NK 细胞和 T 细胞大颗粒细胞淋巴瘤），核大、不规则、折叠，核仁明显（图 5-30）。

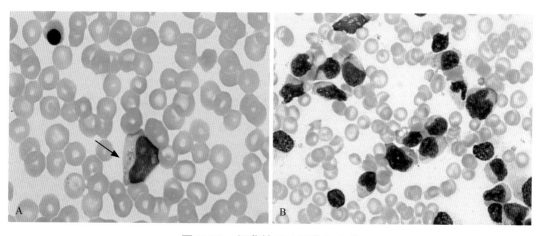

图 5-30　侵袭性 NK 细胞白血病

A. 血涂片中可见一个淋巴瘤细胞，胞质量中等，弱嗜碱性；核仁明显；凹陷处可见少许颗粒。B. 骨髓涂片中以淋巴瘤细胞为主，该细胞胞体大小不等；核圆形、椭圆形或肾形，核染色质粗颗粒状或融合，核膜稍厚，部分细胞可见核仁，1~4 个；胞质量中等，灰蓝色，凹陷处可见少许颗粒

4. 成人 T 细胞白血病／淋巴瘤（adult T-cell leukemia/lymphoma，ATL）成人 T 细胞白血病／淋巴瘤是一种与人类 T 细胞白血病病毒 1 型（HTLV-1）感染有关的淋巴细胞系统恶性克隆增殖性疾病。多见于成年人，男性略多，其发病有明显的地区性和流行性。临床表现为肝、脾、淋巴结肿大，皮肤浸润、间质性肺浸润及高钙血症。

白细胞计数正常或显著增高，红细胞正常或轻度减低。外周血主要特征是淋巴细胞增多，可见"花细胞"，其特点为瘤细胞大小不等，常有显著的胞核多形性，呈三叶草、花瓣样、菊花样、扭曲状和手套状，纵裂；胞质量中等至丰富，呈灰蓝色；核染色质明显粗糙块状，无核仁或有小核仁；偶见巨大瘤细胞（图 5-31）。

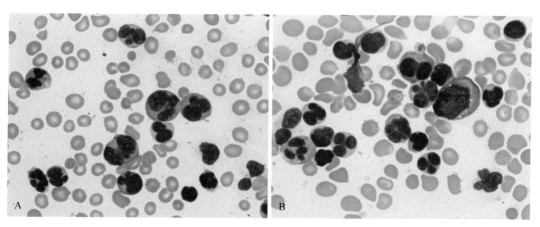

图 5-31　成人 T 细胞白血病／淋巴瘤

血涂片可见大量"花瓣样"异常淋巴细胞

5．Sezary 综合征（Sezary syndrome，SS）　Sezary 综合征是一种原发于皮肤的成熟 T 淋巴细胞淋巴瘤，临床多以全身性皮肤损害为主要临床表现，以红皮病、淋巴结肿大和外周血中肿瘤性 T 细胞为特点的"三联征"，具有高度侵袭性。

Sezary 细胞大小不一（10~20 μm），以大、小细胞混合型多见，胞体呈圆形、椭圆形；胞质量中等或较少，呈灰蓝色，偶见嗜天青颗粒；核染色质较细致，特征性表现为核扭曲折叠，呈"脑回"样（图 5-32）。

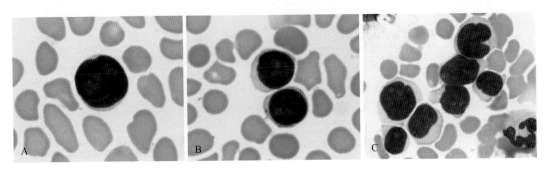

图 5-32　Sezary 综合征

血涂片（A、B、C）可见异常淋巴细胞，其大小不等，核形呈脑回状，胞质量中等或较少，呈灰蓝色

第6章

血小板形态学变化及临床意义

　　血小板（platelet）的产生依赖于骨髓造血干细胞和祖细胞向巨核系细胞定向增殖、分化、成熟，成为大的多倍体巨核细胞，最终巨核细胞胞质脱落为血小板。每个巨核细胞可产生 1000～3000 个血小板。血小板主要参与人体初期止血过程和促进凝血因子活化及血块收缩等。血小板是结构上相对简单的细胞，而仅通过光学显微镜观察其形态变化是有限的。在某些病理情况下，导致血小板数量变化（增加或减少），具有重要的临床意义。其他疾病可能表现为血小板大小或颗粒度的变化。人为因素也可造成血小板计数或形态变化的错觉。本章节从这上述几个方面介绍血小板形态变化及临床意义，并附加临床常见的案例分析。

一、正常血小板形态

　　正常血小板（normal platelet）：直径为 1.5～3 μm，呈圆形、椭圆形或略不规则形，中央分布细小的蓝紫色或红色颗粒，外周有稀少的蓝色胞质。

　　未加抗凝剂的指血或耳垂血标本，血小板在血涂片上往往聚集在一起，3～5 个成簇分布；EDTA 抗凝静脉血标本，血小板不聚集，散在分布（图 6-1，图 6-2）。

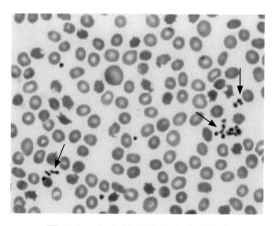

图 6-1　血小板成簇分布（指血）

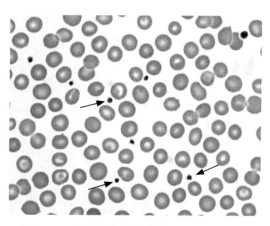

图 6-2　血小板散在分布（EDTA 抗凝血）

二、异常血小板形态

（一）血小板大小异常

1. 血小板（large platelet）和巨大血小板（giant platelet）　大血小板直径4~7μm（相当于正常大小的红细胞）。巨大血小板直径为10~20μm（比正常红细胞大），形态不一，呈圆形、椭圆形、哑铃形等，颗粒较多，呈蓝色或紫红色，大小相似，集中或弥散分布，有的巨大血小板中有许多空泡形成（图6-3，图6-4）。

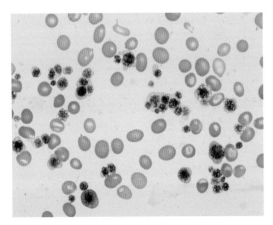

图6-3　大血小板和巨大血小板增多（MDS-RAEB）

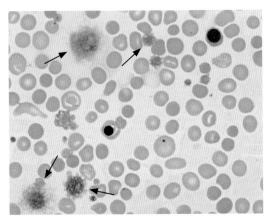

图6-4　大血小板和巨大血小板增多（原发性骨髓纤维化）

正常人大血小板数量一般＜5%。大/巨大血小板见于：①巨血小板综合征（BSS），患者血涂片中血小板数量轻度减少，伴巨大血小板，有50%~80%的直径可达2.5~8μm，其嗜天青颗粒多集中在血小板中央，形成假核状，或似淋巴细胞样，为本病的特征性形态学表现。②特发性血小板减少性紫癜（ITP），慢性型者可见异形血小板及巨大血小板等改变。③骨髓增殖性肿瘤中的原发性血小板增多症（ET）、原发性骨髓纤维化（IMF）可见巨大血小板。④ May-Hegglin异常、骨髓增生异常综合征（MDS）、Sebastian综合征、Fechtner综合征、Epstein综合征、先天性GATG-1突变等也可见巨大血小板。

病例 1

患者，女性，40岁。因心肌梗死，行PTCA支架术。近日，出现左手腕无力伴活动障碍，脑CT检查示右额叶腔隙性脑梗死。诊断为巨大血小板增多症。

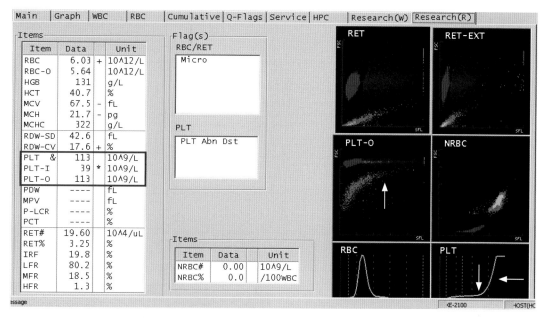

巨大血小板增多症患者血样本 XE-5000 仪器检测结果

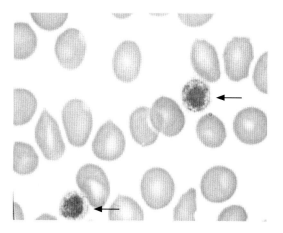

- ◆ **仪器提示**　PLT& $113×10^9/L$，标记 "&" 说明仪器自动采用的是核酸荧光染色法的 PLT-O 的结果报告，原因是电阻抗法血小板检测结果 PLT-I 小于 $50×10^9/L$ 并且有 "血小板直方图异常" 报警。
- ◆ **图形分析**　在 PLT-O 散点图上，幼稚血小板区域散点明显增加（箭头所指）；血小板直方图峰值右移，起始部分和中间部分均贴近 X 轴，而尾部明显抬高（箭头所指）。
- ◆ **血涂片镜检**　巨大血小板多见（箭头所指）。

　　2. 小血小板（small platelet）　小血小板直径<1.5 μm，颗粒少。主要见于湿疹血小板减少伴免疫缺陷综合征（Wiskott-Aldrich syndrome，WAS），这种 X 连锁隐性遗传的典型临床特征是免疫缺陷、湿疹和血小板减少 "三联征"，血小板异常表现为严重的血小板功能障碍和伴有小或极小血小板，平均血小板体积为 3.8～5.0 fl；小血小板还偶见于缺铁性贫血、再生障碍性贫血等。

　　3. 微小巨核细胞（micromegakaryocyte）　微小巨核细胞，又称淋巴样巨核细胞，胞体直径<12 μm，如淋巴细胞大小，核不分叶或双分叶，胞质弱嗜碱性。核显得 "裸露"，但在电子显微镜下可找到胞质的小边缘，胞质中可出现空泡和数量不等的颗粒，也会有一些小的细胞质突出物或空泡。血小板可在表面呈现 "出芽"。主要见于血液肿瘤。

ICSH 指南对血小板报告建议：当外周血涂片中出现原始巨核细胞、巨核细胞和微小巨核细胞时，建议在报告时加以描述。

4. 裸核巨核细胞（bare megakaryocyte）　裸核巨核细胞是指胞膜不完整，胞质无或有少许淡紫红色颗粒，胞核巨大，直径为 20～40 μm，核形不规则，核染色质呈条状或块状。

正常人外周血中无巨核细胞。裸核巨核细胞主要见于血液系统肿瘤，如慢性粒细胞白血病、慢性粒 - 单细胞白血病、MDS/MPN、骨髓纤维化、急性巨核细胞白血病等（图 6-5，图 6-6）。

（二）血小板形态异常

血小板可出现多种形态异常，如杆状、逗点状、蝌蚪状、蛇形等不规则形改变，以及畸形血小板，正常人偶见（＜2%）（图 6-7）。

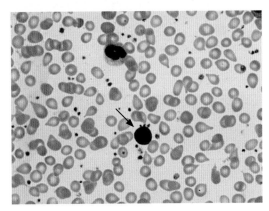

图 6-5　骨髓纤维化
血涂片中可见一个裸核巨核细胞（箭头所指）

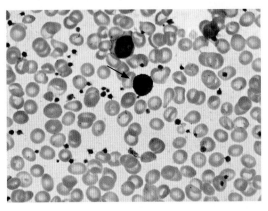

图 6-6　原发性血小板增多症（裸核巨核细胞）
血涂片中可见一个裸核巨核细胞（箭头所指）

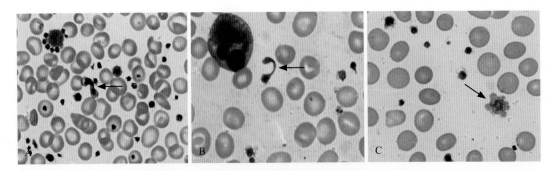

图 6-7　原发性血小板增多症（不规则血小板）
A、B、C. 血涂片可见形态不规则的血小板

（三）血小板颗粒减少（hypogranular platelets）

血小板颗粒减少是指少或无颗粒的血小板（图6-8）。见于骨髓增生异常综合征、骨髓增殖性肿瘤、白血病等。

灰色血小板是指血小板大小形态不一，瑞-吉姆萨染色后胞质呈灰白色，无嗜天青颗粒。主要见于灰色血小板综合征（gray platelet syndrome，GPS）、急性巨核细胞白血病、ARC综合征、糖蛋白Ⅵ缺乏症等。

ICSH指南推荐：如果在外周血涂片观察到少或无颗粒的血小板，建议在报告时描述。

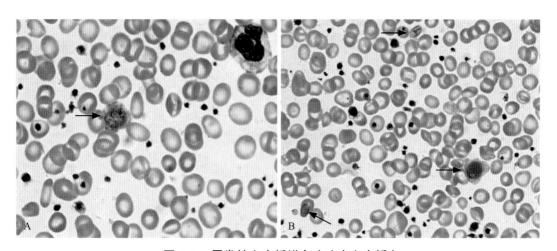

图 6-8　原发性血小板增多症（大血小板）

A、B. 血涂片可见血小板数量增多，易见大血小板及颗粒减少的血小板、大血小板（箭头所指）

（四）血小板聚集和分布异常

1. **血小板增多**　原发性血小板增多症、慢性粒细胞白血病伴血小板增多，血小板可呈大片聚集，布满整个油镜视野，还可见大血小板（图6-9）。

2. **血小板减少**　再生障碍性贫血、原发性血小板减少性紫癜因血小板数量减少，血小板聚集成团明显减少。

3. **血小板功能异常**　血小板无力症，血小板无聚集功能，散在分布，不出现聚集成堆的现象。

（五）假性血小板增多／减少

功能正常的血小板在外周血涂片上常聚集成簇或成团。在某些病理情况下，血小板聚集和分布发生变化，导致假性血小板减少。常见原因如下。

1. **抗体介导的血小板聚集**　人体内如有抗血小板抗体，可引起血小板聚集。最常见于EDTA钙离子螯合剂（图6-10），其他抗凝剂如枸橼酸钠、草酸钠、肝素亦可见血小板聚集成团。抗血小板抗体多见 IgG 型，也有 IgM 和 IgA 型。大多数抗体的最佳反应温度为室温（22℃），如将血液放置于 37℃ 的环境中，则可避免血小板发生聚集。但仍有约 20% 的抗体（多为 IgM 型）在 22℃ 和 37℃ 均可与血小板结合。

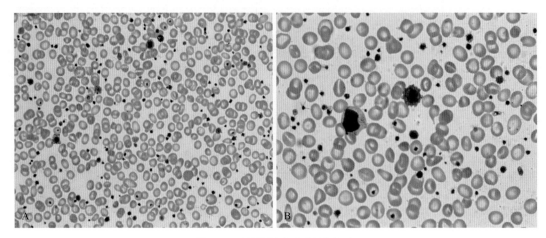

图 6-9　原发性血小板增多症

A. 血涂片可见血小板明显增多（×60）；B. 油镜（×100）可见大血小板及巨大血小板

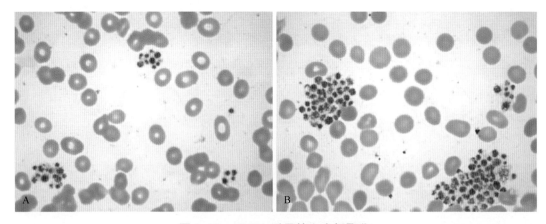

图 6-10　EDTA 诱导的血小板聚集

A、B. 血涂片中可见血小板聚集成簇，成团

病例 2　血小板聚集

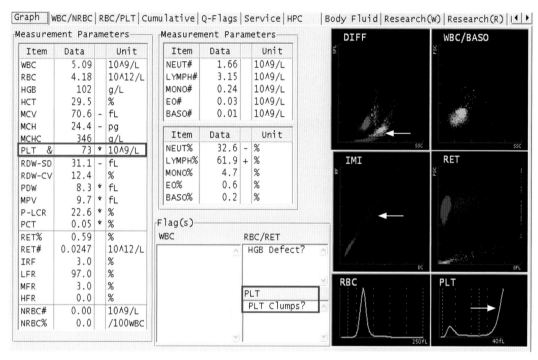

血小板聚集患者血标本 XE-5000 仪器检测结果

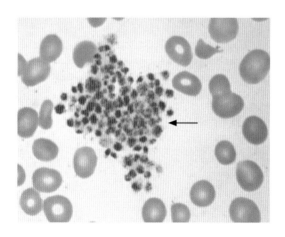

◆ **简要病史**　患者，男性，46 岁，感冒、咳嗽 1 周。血常规检查结果如仪器提示。

◆ **仪器提示**　PLT　73×10^9/L，该结果上有"可信度低"的标记符号（*）。血小板报警信息提示"血小板聚集"。

◆ **图形分析**　在 DIFF 散点图上，"影红细胞区域"与"中性分叶核细胞区域"之间出现异常散点（箭头所指）。在 IMI 散点图上，出现一蓝色细长细胞散点（箭头所指）。在 PLT 直方图上，其尾部抬高（箭头所指）。

◆ **血涂片镜检**　在血涂片边缘及尾部时发现有血小板聚集出现（箭头所指）。

2. 血小板"卫星"现象（platelet satellitism）　血小板"卫星"现象是指多数血小板围绕在中性粒细胞（偶见单核细胞）周围的现象（图 6-11），见于使用 EDTA 盐抗凝制备血涂片中，原因在于 EDTA 抗凝标本中二价阳离子的螯合作用导致血小板黏附分子表位及白细胞表面新的抗原表位暴露，并被抗血小板抗体识别，出现血小板"卫星"现象。血小板卫星现象见于妊娠、自身免疫性疾病、Behcet 病及血栓栓塞等疾病。

　　采用 EDTA 盐作为抗凝剂的全血标本在全自动血细胞分析仪上检测时，常因发生血小板聚集或血小板卫星现象而导致假性血小板减少，甚至被诊为 EDTA 依赖的假性血小板减少症（PTCT），这种情况下仪器计数血小板数量不准确，可换用枸橼酸钠抗凝剂或采指血制备新鲜血涂片再计数血小板。因此，这种 EDTA 依赖性血小板减少症应该受到广泛重视。

　　假性血小板减少的原因还包括样本抗凝不足、标本中有小凝块或染色血涂片上出现纤维蛋白丝、血小板凝块、体内有抗磷脂抗体、应用 GPIIb/ IIIa 拮抗剂等（图 6-12）。假性血小板减少并无临床意义，关键是要尽早的与其他原因引起的血小板减少疾病鉴别。

　　假性血小板增多常见于严重的小红细胞增多症、冷球蛋白血症和白细胞碎片等。

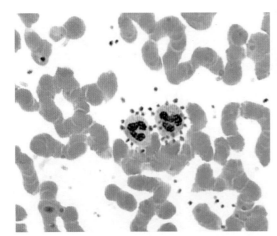

图 6-11　血涂片中可见血小板"卫星"现象

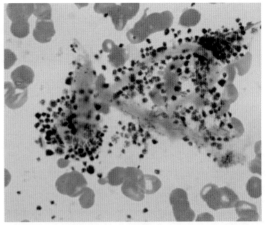

图 6-12　因抽血不当，血液中血小板被激活，聚集成团，包裹在纤维丝中

病例 3 EDTA 诱导的血小板卫星现象伴中性粒细胞聚集

EDTA 管

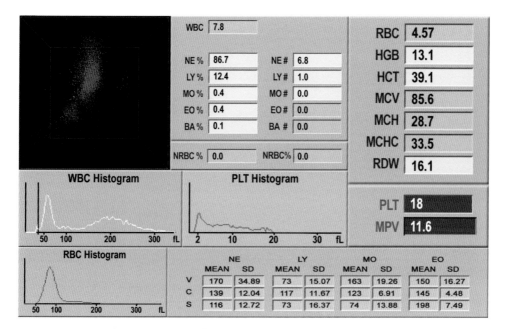

EDTA 诱导的血小板卫星现象伴中性粒细胞聚集样本 LH780 仪器检测结果

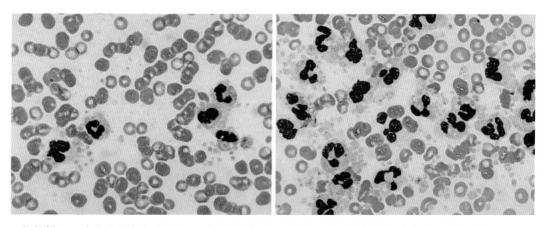

◆ **仪器提示** 有未成熟粒细胞 NE1,有成熟粒细胞 NE2。血小板见巨大血小板。红细胞无。

◆ **图形分析** 中性粒细胞轻度增多。V/S 散点图因中性粒细胞群上移和变宽而发生异常。这种图形常见于有未成熟粒细胞时。中性粒细胞体积均值和 SD 增加证实需要涂片复查中性粒细胞形态。血小板数量少且直方图异常。涂片复检血小板数量。

◆ **血涂片镜检** 一个中性粒细胞被无颗粒的血小板围绕着(血小板卫星现象);几个中性粒细胞被无颗粒的血小板围绕着(血小板卫星现象);有一堆中性粒细胞,是由于 EDTA 引起的白细胞聚集。

◆ **结论** 上述分析与枸橼酸钠抗凝结果证实,该患者为 EDTA 诱导的假性血小板减少和白细胞减少。假性血小板减少还偶见于枸橼酸钠抗凝标本。要得出正确结果,必须采血后立即进行分析或用肝素 / 戊二醛来防止血小板聚集。

枸橼酸管

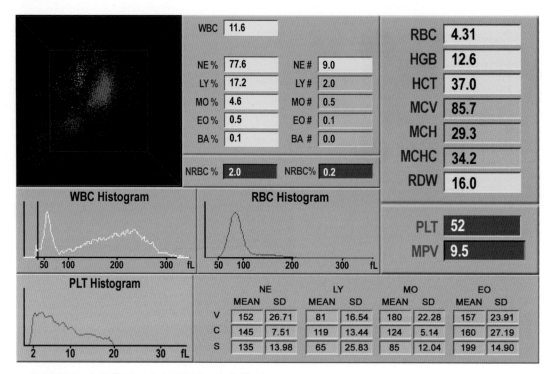

- ◆ **仪器提示** 白细胞无，血小板聚集，红细胞无。
- ◆ **图形分析** 中性粒细胞增多。同 EDTA 标本比，枸橼酸管的 VCS 散点图上位于中性粒细胞群顶部的中性粒细胞数量有所下降。这一点也体现在中性粒细胞的体积和 SD 降低。这表明白细胞聚集是由于 EDTA 引起，枸橼酸钠无此作用。白细胞的细胞群落研究数据显示枸橼酸钠管的中性粒细胞的体积均值和 SD 都降低，是由于不存在聚集的中性粒细胞。在这个罕见的病例中，EDTA 管的中性粒细胞的体积均值和 SD 都升高，是由聚集的中性粒细胞引起的。"血小板减少"，血小板直方图和计数结果均高于 EDTA 抗凝管。通常情况下，许多假性血小板减少病例的血小板聚集在枸橼酸管中会减少，但也有持续存在的情况。
- ◆ **结论** 采用枸橼酸管后可纠正白细胞聚集，血小板卫星现象可部分纠正。

（六）血小板人为"假象"

如涂片制备不当，在某些区域可形成血小板聚集成团，而其他区域显示血小板减少或缺如。静脉穿刺方法错误，使血液中的血小板在与抗凝剂混合前已被活化，这些血小板凝块一般位于涂片较薄的边缘。观察血涂片时，偶见血小板附着在红细胞上，会被错误的认为是红细胞内容物（如 H-J 小体）或寄生虫，鉴别依据是血小板周围可见晕轮，确定血小板位于红细胞表面上并可观察到正常血小板的特征。

三、血小板相关疾病

（一）遗传性血小板减少性疾病（表 6-1）

表 6-1　遗传性血小板减少性疾病

疾　病	血小板形态
巨血小板综合征（Bernard-Soulier syndrome）	巨大血小板
灰色血小板综合征（gray platelet syndrome）	大，无颗粒血小板
May-Hegglin 异常	大血小板，白细胞包涵体
Epstein 综合征	大血小板
Fechtner 综合征	大血小板，白细胞包涵体
Sebastian 综合征	大血小板，白细胞包涵体
Wiskott-Aldrich 综合征	极小血小板

1. 巨血小板综合征（Bernard-Soulier syndrome，BSS）　为常染色体隐性遗传性疾病。由于患者基因缺陷，导致血小板膜上 GP1b-IX 分子数量减少、缺乏或分子结构异常。会产生严重的溶血表现。该病的主要特点是血小板减少，血片中可见大血小板和巨大血小板。

2. 灰色血小板综合征（gray platelet syndrome，GPS）　为常染色体隐性或显性遗传病，贮存池病的一种类型，其特点为 α 颗粒缺陷，形态学显示以大血小板，灰色血小板为主，瑞 - 吉染色后胞质呈灰白色粒缺陷。

3. May-Hegglin 异常　为常染色体显性遗传病,是大血小板减少症家族成员之一，染色体 22q12-13 上的 MYH9 基因突变引起。其表现为不同程度的血小板减少，巨大血小板和白细胞中可见 Döhle 小体样的包涵物。其他 MYH9 相关的巨血小板减少症还有 Epstein 综合征、Fechtner 综合征、Sebastian 综合征。总之，如果发现血小板减少伴巨大血小板，应注意寻找 May-Hegglin 异常。

4. Wiskott-Aldrich 综合征　是以 X 连锁隐性遗传的免疫缺陷病，以湿疹、机会性感染和血小板减少的三联征表现，而极小的血小板是特征性表现。

（二）其他血小板异常疾病

1. 原发性血小板减少性紫癜（idiopathic thrombocytopenic purpura，ITP）又称免疫性血小板减少性紫癜，在骨髓发挥正常功能的情况下，由外周免疫介导的血小板破坏引起的血小板减少，可见胞体大而形态异常的血小板。

2. 骨髓增生异常综合征（MDS）　可见大或无颗粒血小板，在诊断上作为巨核细胞发育不良的指征；MDS-5q-，血小板计数正常至增多。

3. 血小板增多症　是以循环中血小板数量异常增多为主要表现的一组疾病。血小板增多症包括骨髓增殖性疾病和继发性血小板增多两类。原发性血小板增多症、慢性粒细胞白血病、真性红细胞增多症等骨髓增殖性疾病为造血干细胞克隆性疾病，在疾病发生和发展过程中均可出现或伴有血小板增多，并常见血小板形态及功能异常。

第 7 章

寄生虫或其他病原体引起的血细胞形态变化

某些感染性疾病患者外周血细胞可见特殊形态学改变，检验人员需对这些血细胞形态变化熟练掌握，这样有助于临床做出可能被忽视的诊断。本章节主要对常见的寄生虫感染引起的外周血细胞形态变化进行介绍，主要有疟疾、丝虫病、锥虫病、巴贝西虫病、附红细胞体病等。

一、疟原虫

疟原虫（plasmodium）是疟疾的病原体。通过按蚊传播。人是疟原虫发育的中间宿主。寄生在人体的疟原虫有间日疟原虫（plasmodium vivax）、三日疟原虫（plasmodium malariae）、恶性疟原虫（plasmodium falciparum）和卵形疟原虫（plasmodium ovale）四种，我国以间日疟和恶性疟较为常见，其他两种极少见。

疟原虫的增殖过程包括人体内无性的裂体增殖和蚊体内有性的孢子增殖两个阶段。在人体内疟原虫的增殖发育，依次经历红细胞外期（肝细胞期）和红细胞期。四种疟原虫的形态特征及鉴别要点见表 7-1 和图 7-1 至图 7-5。

外周血疟原虫检查是目前疟疾确诊的重要依据。各种疟原虫裂体增殖时间各异，疟疾临床发作的周期也不同，通常间日疟和卵形疟隔日发作 1 次，三日疟隔 3 d 发作 1 次，恶性疟发作周期不规律。因此，注意检查疟原虫的采血时间，一般间日疟和三日疟以发作后数小时至 10 余小时采血较好，恶性疟则以发作开始时采血为宜。同时，血涂片查找疟原虫应薄血膜涂片和厚血膜涂片结合，以提高疟原虫的检出率，并需多次查找，以免漏检。必要时可进行骨髓涂片查找疟原虫，通常检出率比血涂片高。

表 7-1　四种疟原虫的形态特征及鉴别要点

	间日疟	恶性疟	三日疟	卵形疟
环状体（小滋养体）	环较大，约为红细胞直径的1/3；多为1个核，偶有2个；胞质淡蓝色；红细胞内多含1个原虫，偶有2个	环较小且纤细，约为红细胞直径的1/5，1个核，也常见2个；胞可含2个以上原虫，虫体常位于红细胞边缘	环较粗大，约为红细胞直径的1/3，1个核；胞质深蓝色；红细胞很少含有2个	与三日疟相似
滋养体	虫体由小渐大，活动显著，可见伪足伸出，故虫体形状不规则；空泡明显；疟色素呈黄棕色，烟丝状	虫体小而实，不活动，疟色素集一团。呈黑褐色	虫体小，呈圆形或带状，空泡小或无，亦可呈大环状，中间可见大空泡，不活动；疟色素呈棕黑色，颗粒状，多分布于虫体的边缘	虫体呈圆形，似三日疟，较大；疟色素似间日疟但较细小
裂殖体前期	核开始分裂成2~4个时虫体仍活动，核愈多则虫体渐呈圆形，疟色素开始集中	虫体仍似大滋养体，但核分裂成多个	虫体呈圆形或宽带状，核分裂成多个，疟色素集中较迟	虫体呈圆或卵圆形，不活动，核分裂成多个；疟色素数量较少
成熟裂殖体	裂殖子为12~24个，通常16个，排列不规则；疟色素集中成堆，虫体占满胀大了的红细胞	裂殖子为8~36个，通常18~24个，排列不规则；疟色素黄褐色而集中成一团，虫体占红细胞体积的2/3至3/4	裂殖子为6~12个，通常8个，排成一环；疟色素多集中在中央，虫体占满整个不胀大的红细胞	裂殖子为6~12个，通常8个，排成一环状，疟色素集中在中央或一侧
配子体　雄	圆形，略大于正常红细胞，胞质呈蓝色而略带红色，核疏松，淡红色，常位于中央，疟色素分散	呈两端钝圆的腊肠形，胞质略带红色，核疏松，位于中央，疟色素黄棕色，位于中央，核周围较多	呈圆形，略小于正常红细胞，胞质蓝色，核疏松，淡红色，位于中央；疟色素多而分散	似三日疟，但稍大；似间日疟
配子体　雌	圆形占满胀大的红细胞，胞质蓝色；核结实，较小，深红色，偏于一侧；疟色素分散	呈两端较尖的新月形，核结实，较小，深红色位于中央，色素深褐色；色素多而分散	圆形，如正常红细胞大小，胞质深蓝色；核结实，偏于一侧；疟色素多而分散	似三日疟，但稍大；似间日疟
被寄生红细胞的变化	红细胞胀大，色淡，常呈长圆形或多边形；滋养体期开始出现鲜红色的薛氏点	大小正常或略缩小变形；偶有几颗粗大紫褐色的茂氏点	大小正常，有时缩小；偶可见西门点	略胀大，色淡，部分红细胞变长卵形，边缘呈锯齿状；薛氏点较间日疟的粗大，环状体期即可出现

引自：丛玉隆，乐家新，袁家颖. 2011. 实用血细胞分析技术与临床. 北京：人民军医出版社.

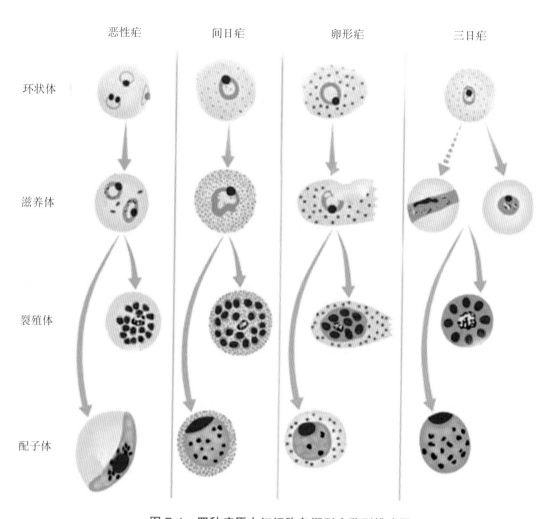

图 7-1　四种疟原虫红细胞各期形态鉴别模式图

1. 恶性疟原虫（图 7-2）

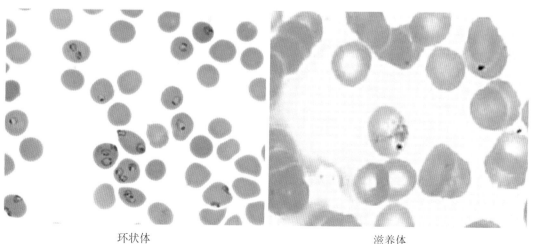

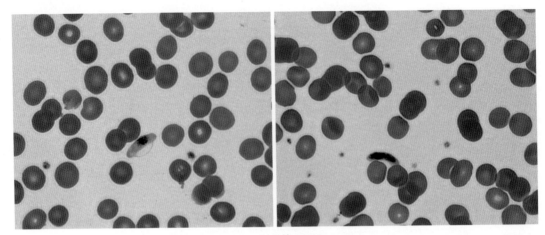

配子体

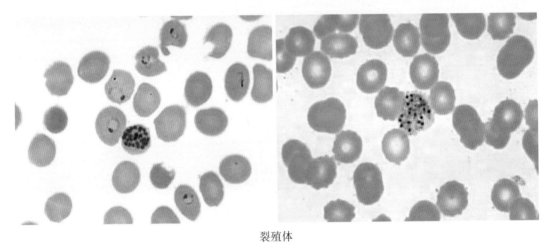

裂殖体

图 7-2　恶性疟原虫

2. 间日疟原虫（图 7-3）

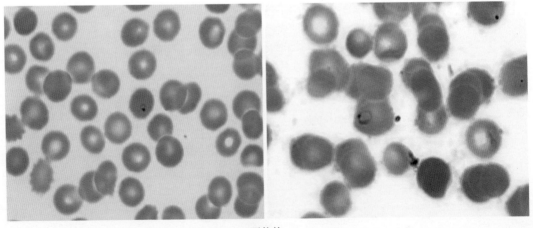

环状体

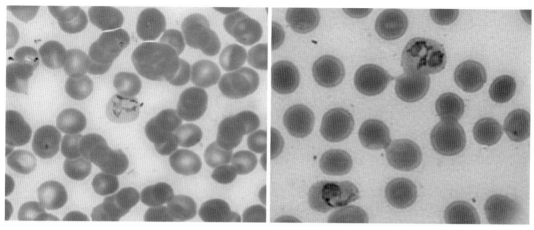

滋养体

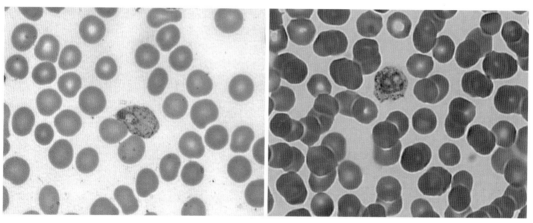

配子体

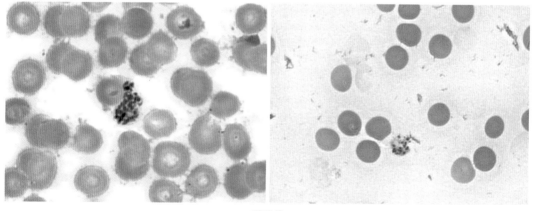

裂殖体

图 7-3　间日疟原虫

3．三日疟原虫（图 7-4）

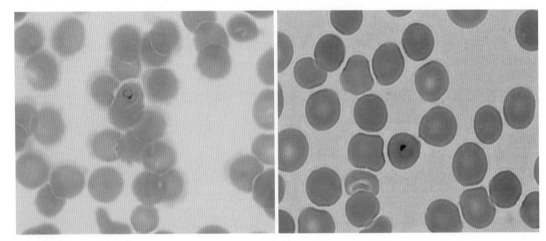

环状体

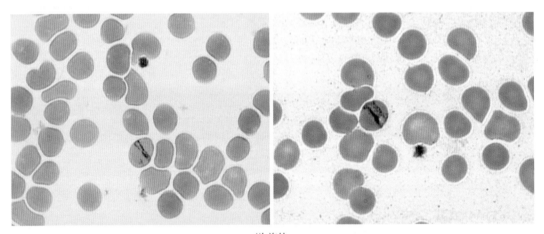

滋养体

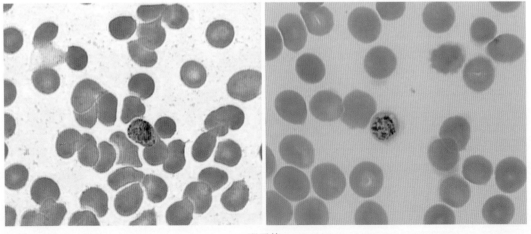

配子体

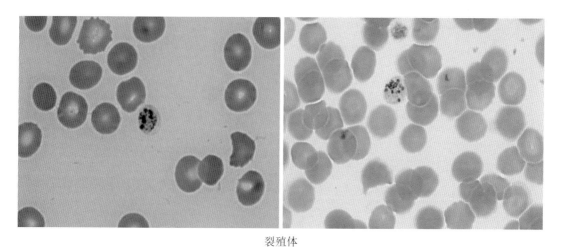

裂殖体

图 7-4　三日疟原虫

4. 卵形疟原虫（图 7-5）

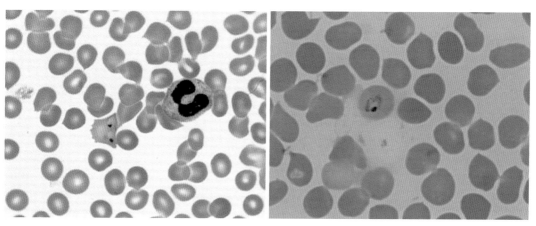

环状体

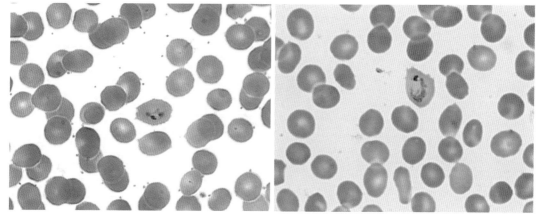

滋养体

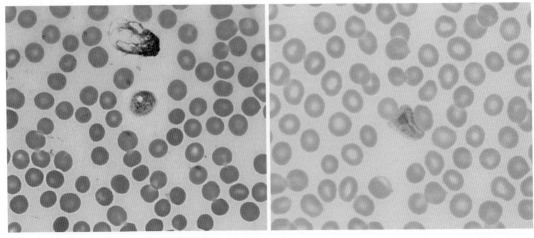

配子体

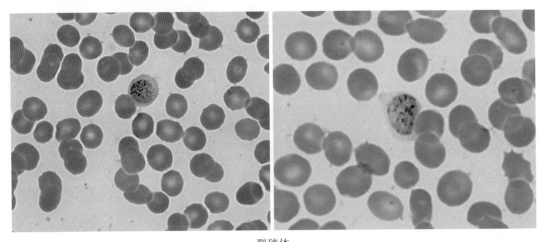

裂殖体

图 7-5　卵形疟原虫

病例 1

患者，男性，34 岁。5 d 前无诱因发热，体温最高达 40℃。患者 12 d 前从非洲尼日利亚返回北京，在当地野外工作 3 个月，当时无发热。确诊为疟原虫感染。

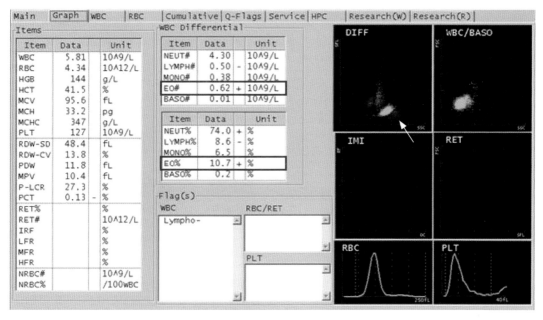

疟原虫感染患者血样本 XE-2100 仪器检测结果

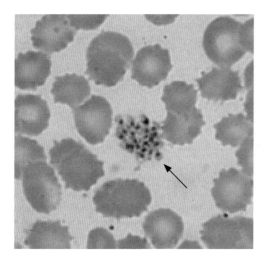

◆ **仪器提示**　WBC 5.81×10^9/L，EO# 0.62×10^9/L，EO% 10.7% ；无白细胞可疑报警信息。

◆ **图形分析**　在 DIFF 散点图上，嗜酸性粒细胞区的红色散点明显增多，密度增大，而且中心位置向中性粒细胞方向偏移（箭头所指）。

◆ **血涂片镜检**　复查未见嗜酸性粒细胞增多，但找到疟原虫（箭头所指）。疟原虫感染的红细胞破碎后被中性粒细胞吞噬，这类中性粒细胞的内容物的复杂程度增加，被仪器当作嗜酸性粒细胞计数，造成嗜酸性粒细胞假性增高。

病例 2

　　患者，男性，35 岁。从非洲度假回来后出现发热，尿几乎为黑色。最终诊断为疟原虫感染。

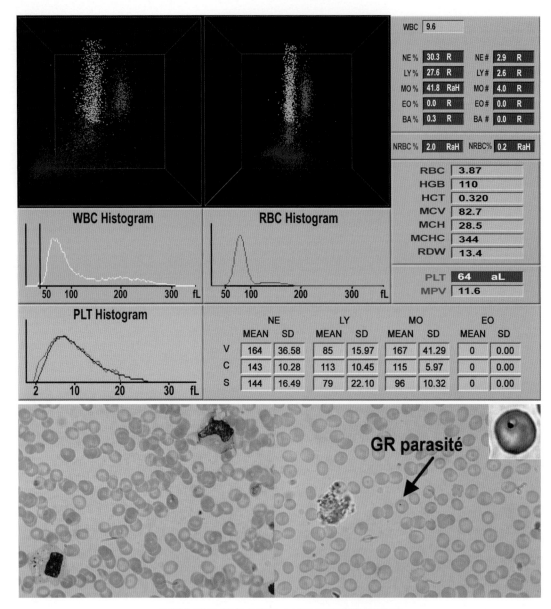

疟原虫感染患者血样本 LH780 仪器检测结果

- ◆ **仪器提示**：白细胞见未成熟粒细胞NE1，未成熟粒细胞NE2。原始单核细胞,确认分类结果血小板无。红细胞无。
- ◆ **图形分析**：V/S散点图显示出在淋巴细胞群和单核细胞群中有异常的大单核细胞，这点也体现在单核细胞体积均值和SD的变化上。V/C散点图显示的异常情况与V/S图一致。红细胞、血小板直方图均无明显异常。CBC结果显示贫血伴血小板减少、单核细胞绝对值增多和嗜碱性粒细胞减少。
- ◆ **血涂片镜检**：一个单核细胞有组织细胞样变化和一个吞噬寄生虫后含包涵体的组织样细胞；一个典型恶性疟原虫环状体感染的红细胞。
- ◆ **结论**：寄生虫量很少，只有0.30/100；嗜酸性粒细胞减少（EO#：0.0）、血小板减少（$64 \times 10^9/L$）和典型的恶性疟原虫环状体提示临床诊断为疟疾。

病例 3　疟原虫感染

Para.	Flag	Result	Unit	Para.	Flag	Result	Unit
WBC		4.33	10^9/L	RDW-CV		13.9	%
Neu#	R	3.18	10^9/L	RDW-SD		42.2	fL
Lym#	R	0.86	10^9/L	PLT		161	10^9/L
Mon#	R	0.15	10^9/L	MPV		9.0	fL
Eos#	R	0.12	10^9/L	PDW		16.1	
Bas#		0.02	10^9/L	PCT		0.145	%
Neu%	R H	73.3	%	P-LCC		32	10^9/L
Lym%	R L	19.7	%	P-LCR		19.7	%
Mon%	R	3.5	%	RET#		0.0423	10^12/L
Eos%	R	2.9	%	RET%		0.90	%
Bas%		0.6	%	IRF		3.1	%
RBC		4.68	10^12/L	LFR		96.9	%
HGB		13.6	g/dL	MFR		2.8	%
HCT		0.405		HFR		0.3	%
MCV		86.4	fL	NRBC#		0.000	10^9/L
MCH		29.1	pg	NRBC%		0.00	/100WBC
MCHC		33.7	g/dL				

WBC Message

Left Shift?

RBC Message

Infected RBC?

PLT Message

结果说明

- 仪器给出了"感染性红细胞"的 Message 报警提示，此样本可能出现疟原虫感染，同时 Neu% 等分类参数前有"R"flag 标记，提示分类参数可能受异常细胞干扰，建议复查。

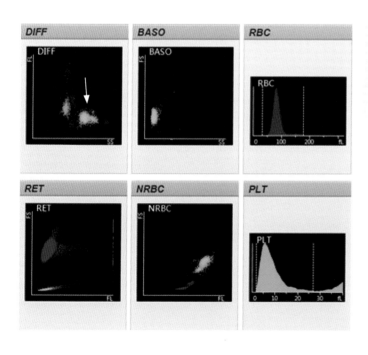

- 仪器 DIFF 散点图出现明显异常，Neu 和 Eos 之间散点明显增多（箭头所指）。

BC-6800 研究参数及三维图

○ RUO Para.			
Para.	Flag	Result	Unit
* IMG#	R	0.00	10^9/L
* IMG%	R	0.1	%
* HFC#	R	0.03	10^9/L
* HFC%	R	0.7	%
* RBC-O		5.53	10^12/L
* PLT-O		142	10^9/L
* PLT-I		161	10^9/L
* WBC-R		5.26	10^9/L
* WBC-D		5.08	10^9/L
* WBC-B		4.33	10^9/L
* WBC-N		4.08	10^9/L
* PDW-SD		10.2	fL
* InR#		0.95	10^9/L
* InR‰		0.20	‰

*For research use only, not for diagnostic use.

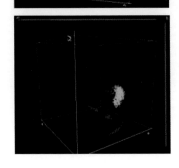

- 在研究参数界面上，给出了"InR# 0.95×10⁹/L"和"InR‰ 0.20‰"结果，表示感染性红细胞在该样本中存在一定的数量，怀疑为疟原虫感染。

疟原虫感染患者血样本 BC-6800 仪器检测结果

人工镜检信息

白细胞分类	(n=200)
中性杆状核粒细胞	1%
中性分叶核粒细胞	68.5%
淋巴细胞	23.5%
单核细胞	4%
嗜酸性粒细胞	2%
嗜碱性粒细胞	1%
血涂片镜检分析	镜下可见红细胞内出现明显的疟原虫环状体、配子体、裂殖体等

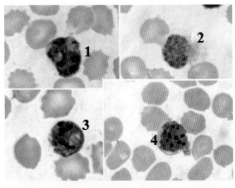

镜下观察：1.疟原虫配子体；2、3、4.疟原虫裂殖体

二、丝虫

　　丝虫（*filariasis*）病，又名血丝虫病，为一种通过蚊媒传播的寄生虫病。蚊子为其中间宿主，人为终末宿主。人与人之间无传染性。目前已知寄生在人体的丝虫有 8 种，我国仅有班氏丝虫和马来丝虫。微丝蚴（*microfilariasis*）为丝虫的幼虫。成虫寄生于人体的淋巴系统。马来丝虫多寄生在上下肢浅部淋巴系统，尤以下肢多见。班氏丝虫除浅部淋巴系统外，还多寄生于深部淋巴系统中，主要见于下肢、阴囊、腹股沟、肾盂等部位。丝虫会严重破坏人体的淋巴系统，使其反复发生炎症，急性期主要表现为淋巴结炎和淋巴管炎，出现"离心性淋巴管炎"和"丹毒样性皮炎"。慢性期出现淋巴管阻塞症状，导致患者淋巴结肿大、淋巴结曲张、下肢严重肿胀。晚期则出现下肢"象皮肿"。还可发生阴囊肿大、鞘膜腔积液、乳糜尿等。

　　外周血微丝蚴检查为丝虫病诊断的主要方法。还可以从皮肤组织、鞘膜积液、淋巴管及乳糜尿液查找微丝蚴。由于微丝蚴在外周血中具有夜现周期性，需掌握好采血时间。

　　班氏微丝蚴和马来微丝蚴的形态特征及鉴别要点，见表 7-2 及图 7-6。

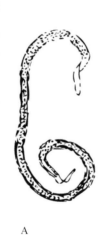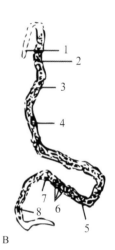

图 7-6　班氏微丝蚴与马来微丝蚴的形态特征
A. 班氏微丝蚴；B. 马来微丝蚴。1. 鞘膜；2. 体核；3. 神经环；4. 排泄孔；5. G1 细胞；6. G2-4 细胞；7. 肛孔；8. 尾核（摘自：王淑娟. 临床检验学.）

表 7-2　班氏微丝蚴与马来微丝蚴的形态特征及鉴别要点

	班氏微丝蚴	马来微丝蚴
检出部位	外周血、鞘膜腔积液等	外周血
虫体长度	(244～296) μm × (5.3～7.0) μm	(177～230) μm × (5～6) μm
外形、体态	曲线柔和平滑、弯曲大而少	卷曲、曲线较生硬、不规则
头隙	较短、与身体宽度相等或仅为身体宽度的 1/2	较长，约为身体宽度 2 倍
体核	圆形，排列疏松，清晰可数	卵圆形，排列拥挤，彼此重叠
排泄孔	较小，不显著	较大
排泄细胞	较小，距排泄孔较近	较大，距排泄孔较远
尾核	无尾核	1～2 个尾核，位于尾部末端
采血时间	夜间 10 时至凌晨 2 时	夜间 8 时至凌晨 4 时

三、巴贝西虫

巴贝西虫（Babesia）病是一种由寄生于红细胞内的巴贝西虫经硬蜱叮咬传播的人兽共患病，可经胎盘、围生期和输血途径致人与人之间传播。巴贝西虫病呈世界性分布，主要发生在美国、欧洲的一些国家。免疫功能低下者，如脾切除、恶性肿瘤、移植及人类免疫缺陷病毒感染等，是感染巴贝西虫的高危人群。其次，在蜱生长密度高发区域捕猎、户外露营、徒步旅行及在疫区居住或工作的人，该病感染尤为突出。

目前已有 100 多种巴贝西虫，临床报道能感染人的巴贝西虫包括田鼠巴贝西虫（*B. microti*）、分歧巴贝西虫（*B. divergens*）、牛巴贝西虫（*B. bovis*）、马巴贝西虫（*B. caballi*）、犬巴贝西虫（*B. vogeli*）、猎户巴贝西虫（*B. venatorum*，EU1-3）等，其中田鼠巴贝西虫和分歧巴贝西虫可致几乎所有人类患病。另外，美国加利福尼亚报道并命名为 CA1～CA4 新种，杜氏巴贝西虫（*B.duncani*）包括 WA1-3 和 CA5、6，温和型或强烈型，类似分歧巴贝西虫的新种 MO1；韩国报道类似于绵羊巴贝西虫（*B. ovine*）的 KO1；目前仍有一些新种尚无明确的命名和分类，统称为 *B. unidentified*。

各年龄段（包括儿童）均可感染，临床上多数发病是在 40～60 岁。该病潜伏期一般为 1～3 周，有的可达 6 周。患者临床表现轻重不一，从无症状或亚临床表现到急性暴发性感染，甚至导致特殊人群死亡。病情轻重与是否脾切除及不同的巴贝西虫感染有关。

薄血膜涂片法是检测巴贝西虫的首选方法，尤其是处于感染的急性期。而在慢性期、亚临床表现，显微镜检查手段已不适用，采用以核酸扩增为基础的分子生物学方法，可为临床提供快速、高效的诊断。对于免疫功能不全者，必须连续做血涂片检查，方可降低漏诊率。

巴贝西虫血涂片形态特点：经瑞 - 吉姆萨染色后，虫体可见于红细胞内和细胞间，其大小与血小板类似，为 1～5 μm；呈圆形、椭圆形、梨形、环形、"变形虫样"或其他形式的滋养体，有时在同一个红细胞中均可以发现；胞质呈淡蓝色。有一种较为罕见的结构，即"马耳他十字"型（*maltese cross*）是由巴贝西虫的裂殖子形成的四联型，具有诊断价值。但不同种属、不同发育阶段虫体形态和大小有差异。该虫体如呈环形，与疟原虫环状体相似，但巴贝西虫缺乏疟色素，可出现在红细胞外，这是两者的主要鉴别点。图 7-7 是摘自国内外文献报道的巴贝西虫的各种形态。

四、锥虫

锥虫（*trypanosomes*）病是由锥虫感染所致的原虫感染性疾病（图 7-8）。锥虫病有两种，即非洲锥虫病和美洲锥虫病。非洲锥虫病由冈比亚锥虫（*Trypanosomes gambiense*）和罗得西亚锥虫（*Trypanosomes rhodesiense*）（图 7-9）引起，前者分布于非洲西部和中部，主要传染源是人，传播媒介为须舌蝇；后者分布于非洲东部，动物和人均为传染源，传播媒介为刺舌蝇。非洲锥虫病以神经系统病变为主，又称睡

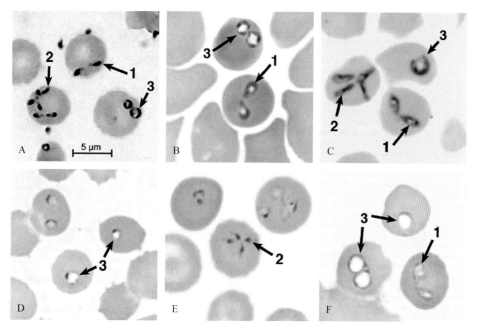

图 7-7　巴贝西虫的各种形态

A. 分歧巴贝西虫（*B. divergens*）；B. 猎户巴贝西虫（*B. venatorum*）；C. 类似分歧巴贝西虫，肯塔基州（*B. divergens-like, Kentucky*）；D. 田鼠巴贝西虫（*B. microti*）；E. 杜氏巴贝西虫（*B. duncani*）；F. KO1 株，韩国（*KO1, Korea.*）

1. 成对梨形；2. 四联形（"马耳他十字"型）；3. 环形

［图片摘自：Gray J, Zintl A, Hildebrandt A, et al. Zoonotic babesiosis: Overview of the disease and novel aspects of pathogen identity. Ticks Tick-Borne Dis, 2010,1(1): 3-10.]

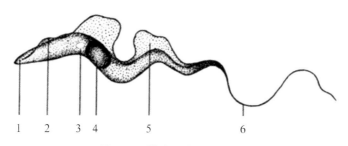

图 7-8　锥虫形态模式

1. 动基体；2. 鞭毛；3. 空泡；4. 核；5. 波动膜；6. 游离鞭毛

眠病。美洲锥虫由枯氏锥虫（*Trypanosomes cruzi*）（图 7-10）引起，又称克氏锥虫，急性期以发热、全身淋巴结肿大及心脏扩大为主要特征（表 7-3）。

　　诊断锥虫病主要依据血涂片或体液中查找到锥虫，尤其是在急性感染期，阳性率较高。在姬姆萨或瑞氏染色的血涂片中，虫体胞质呈淡蓝色，核居中，呈红色或红紫色。动基体为深红色，点状。波动膜为淡蓝色。在慢性感染期，血清学检查也具有一定诊断价值，如酶联免疫吸附试验、间接免疫荧光试验、间接血凝试验。近年来，分子生物学 PCR 及 DNA 探针技术应用于锥虫病诊断。

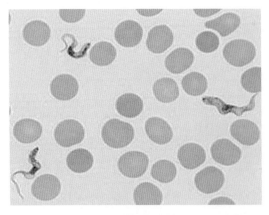

图 7-9　冈比亚锥虫或罗得西亚锥虫（锥鞭毛体期）

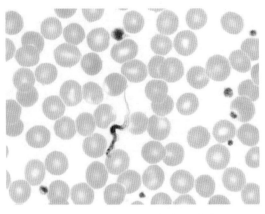

图 7-10　枯氏锥虫（锥鞭毛体期）

表 7-3　布氏锥虫与枯氏锥虫形态特点及鉴别要点

	布氏锥虫	枯氏锥虫
病原体分布	非洲西部和中部	南美和中美
所致疾病	非洲锥虫病，又称睡眠病（sleeping sickness）	美洲锥虫病，又称恰加斯病（Chagas disease）
感染人体的病原体	西非的冈比亚锥虫、东非的罗得西亚锥虫	枯氏锥虫
传播媒介	舌蝇	锥蝽
虫体外形	粗壮，多个弯曲	纤细，弯曲较少，如新月状、C 字形
核	圆形或椭圆形	细长粗线状

五、附红细胞体病

　　附红细胞体病（eperythrozoonosis）简称附红体病，是多种动物共患的一种散发的热性、溶血性传染病，其临床特征呈现急性黄疸性贫血和全身皮肤发红，故又称红皮病。附红细胞体常寄生于红细胞表面、血浆骨髓液中。易感染的动物有猪、绵羊、牛、犬、猫等，在不同宿主中存在不同的虫种。目前已发现附红体属 14 个种，其中主要有五种。①绵羊附红体（E. ovis）：寄生于绵羊、鹿类中；②猪附红体（E. suis）：寄生于猪；③球状附红体（E. coccoides）：④寄生于鼠类及兔类等啮齿类动物中；⑤温氏附红体（E. wenyonii）。本病感染有一定的季节性，以夏秋季为高发期，主要由吸血昆虫传播，也可经交配、注射针头、手术器械等传播。

　　血涂片中附红体形态特点：吉姆萨染液将附红体染成紫褐色，瑞氏染液将其染成紫红色，其形态为多形性，如环形、球形、盘形、哑铃形、半月形及逗号形等。一个红细胞表面可附着数量不等的虫体,可单个或成团存在,链状或鳞片状。附红体感染度:油镜下计数 100 个红细胞,有 30 个以下红细胞被寄生者定为轻度感染;30～60 个为中度感染;60 个以上为重度感染。

附红体属与疟原虫较易鉴别,但和血巴通体属两者不易区分,只能凭血片中形态及血浆与红细胞上存在比例鉴别,前者常呈环状,血浆和红细胞表面皆有分布;后者罕见环状,寄生在血浆中,极少在红细胞上。瑞氏染色血涂片附红体形态及电镜形态见图 7-11、图 7-12。

六、埃立克体与无形体病

埃立克体属是专性细胞内寄生菌,主要在白细胞的液泡中寄生,导致季节性蜱传播疾病,即埃立克体病。在美国,感染人体的埃立克体属主要包括查菲埃立克体 (*Ehrlichia chaffeensis*) 和伊氏埃立克体 (*Ehrlichia ewingii*)。另外,嗜吞噬细胞无形体 (*anaplasma phagocytophilum*,曾称为人粒细胞埃立克体,*human*

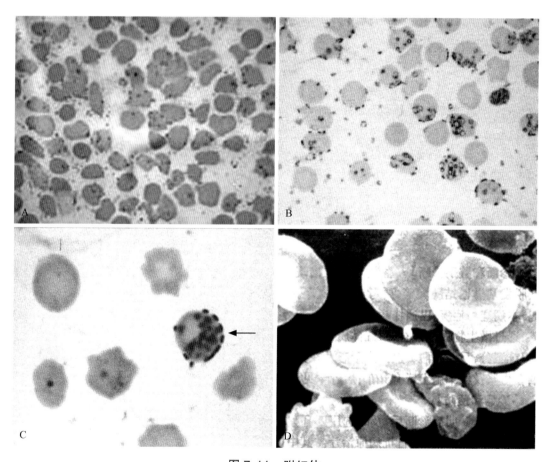

图 7-11　附红体

A、B、C. 附红体;D. 电镜下可见附红体带有纤丝,扒嵌在红细胞膜上 (×5600)

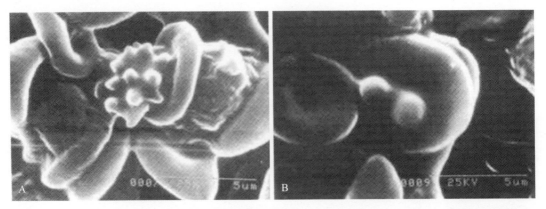

图 7-12　A. 被附红体寄生的红细胞失去原有双凹形，表面光滑的形态特点（扫描电镜血标本 ×5600）；B. 附红体寄生在红细胞表面（×5600）

granulocytic ehrlichiae)，是专性细胞内寄生菌，可与中性粒细胞和粒细胞表面的岩藻糖基化和唾液酸化折叠蛋白结合，引起人粒细胞无形体病（human granulocytic ehrlichiosis，HGE）。该病原体侵染人外周血中性粒细胞，以发热伴白细胞、血小板减少和多脏器功能损害为主要临床表现的蜱传播疾病。主要在新英格兰、美国北部和太平洋地区流行。

　　在形态学上，外周血涂片可见粒细胞胞质内有桑葚状包涵体（图 7-13），并可出现异型淋巴细胞。电镜下无形体包涵体特征（图 7-14），其他检测方法：血清学试验如急性期血清间接免疫荧光抗体（IFA）检测嗜吞噬细胞无形体 IgM、IgG 抗体，恢复期血清 IFA 检测嗜吞噬细胞无形体 IgG 抗体滴度较急性期 4 倍及以上升高；分子生物方法如全血标本 PCR 检测嗜吞噬细胞无形体特异性核酸。

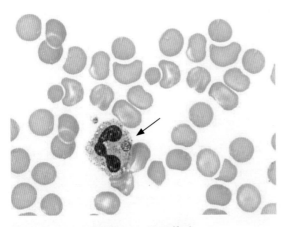

图 7-13　无形体病

　　在中性粒细胞胞质中可见特征性的包涵体，即伊氏埃里克体（E.ewingii）（图片摘自：Pereira I, George TI, Arber DA. Atlas of Peripheral Blood: The Primary Diagnostic Tool.）

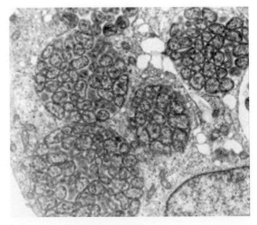

图 7-14　电镜下无形体包涵体（×21960）